Zeitgeschichte. Schicksal. Selbstbestimmung.

Gertraude Ralle

Zeitgeschichte. Schicksal. Selbstbestimmung.

Erinnerungen an ein
leidenschaftliches Leben in Ost und West

OMNINO

Impressum

Bibliografische Informationen der Deutschen Nationalbibliothek
Die Deutsche Nationalbibliothek verzeichnet diese Publikation in der Deutschen Nationalbibliografie; detaillierte bibliografische Daten sind im Internet über
http://dnb.d-nb.de abrufbar.

ISBN: 978-3-95894-082-6 (Print) / 978-3-95894-083-3 (E-Book)

Inhalt

Wie an dem Tag, der dich der Welt verliehen,
die Sonne stand zum Gruße der Planeten,
bist alsobald und fort und fort gediehen
nach dem Gesetz, wonach du angetreten.
So mußt du sein, dir kannst du nicht entfliehen,
so sagten schon Sybillen, so Propheten;
und keine Zeit und keine Macht zerstückelt
geprägte Form, die lebend sich entwickelt.

(Goethe)

Vorwort

Mir kommt es vor wie ein Sprung ins kalte Wasser: lustvoll, mutig, den Bauch voll wilder Hummeln, in der Brust die prickelnde Angst, die den Atem stocken lässt, im Kopf gleichermaßen die Vorstellung vom Risiko und der belebenden Frische und schließlich die befreiende Erleichterung, das quälende Zaudern überwunden und sich für das Wagnis entschieden zu haben.

Endlich habe ich mich zu dem Entschluss durchgerungen, das Abenteuer einer autobiografischen Rückschau zu wagen und meine Lebenserinnerungen niederzuschreiben.

Schon lange habe ich mit dieser Idee gespielt, sie mit mir herumgeschleppt. Ich habe mich vom Reiz des Vorhabens verführen lassen und bin im nächsten Augenblick vor dem eigenen Anspruch zurückgewichen. Auf unzähligen Wanderungen und in vielen schlaflosen Nächten habe ich jedes fassbare Für und Wider hin- und hergewälzt.

Was ging mir nicht alles durch den Kopf!

Wäre ich überhaupt fähig? Ich hatte mich nie mit dem Handwerk des Schreibens beschäftigt, kannte weder grundsätzliche Regeln noch gar allgemein gültige literarische Vorgaben.

Würde es gelingen, die mir wichtigen Tatsachen anschaulich und überzeugend darzustellen?

Könnte ich nachvollziehbar zum Ausdruck bringen, was mein Innerstes bewegt?

Ich hatte gerade in „Die Fehler des Kopisten“ von Botho Strauß gelesen und seine Begabung bewundert, wie er mit wenigen Worten eine Landschaft vor meinem inneren Auge hatte entstehen lassen, in der ich sogar den schwachen Lufthauch, der aus der Talsenke herauf strich, zu fühlen glaubte, die Blüten geschwängerte Luft einzuatmen schien und die in die Landschaftsmalerei eingewebten Gedanken aufnehmen konnte. Eine so intensive Bildhaftigkeit hatte ich bisher nur in der Musik erlebt. So würde ich mich nie ausdrücken können! Ich müsste schreiben wie mir der Schnabel gewachsen war. Dabei kenne ich doch die Gefahren meines vorlauten Mundwerks. Oft genug haben mir unbedachte Äußerungen die Schamröte ins Gesicht getrieben, auch wenn mir die Fähigkeit zum Rot werden fehlte.

Von mancherlei Seiten wurde geäußert, dass ich Talent zum Schreiben hätte. Beiläufige, ganz alltägliche Berichte wurden gelobt, meine Briefe als lesenswert angesehen. Gerade schrieb mein langjähriger Brieffreund, dass er alle meine Briefe aus den letzten dreißig Jahren im Zusammenhang gelesen und dabei Vergnügen und Kurzweil erlebt habe und immer wieder zu neuen Überlegungen angeregt worden sei. Ein solches Leseergebnis wäre mir durchaus der Mühe wert.

Aber wer bin ich, dass ich mir anmaße, mich zum Gegenstand allgemeinen Interesses zu machen? Meine Lebenssituation unterscheidet sich in nichts von der der meisten Menschen meiner Umgebung. Mit meinen siebenundsiebzig Jahren gehöre ich zu den privilegierten Alten, die in materieller Sicherheit leben, sich der langjährigen Friedensperiode dankbar bewusst sind, einerseits energiegeladen, neugierig und unternehmungslustig Einfluss nehmen wollen, sich sogar verantwortlich fühlen, andererseits das Ende ihrer Lebenszeit näherkommen sehen und einen Teil ihrer Ressourcen darauf verwenden müssen, um sich mit den schwindenden Kräften und Fähigkeiten zu arrangieren.

Es stimmt, ich habe viel erlebt. Allein die zahllosen Schicksale und Begegnungen während meiner ärztlichen Tätigkeit, die Erfahrungen mit der eigenen schweren Erkrankung oder die Ereignisse im Zusammenhang mit der Ausreise aus der DDR, vielleicht auch die Erschütterungen, die das Scheitern meiner Ehe begleiteten, natürlich die Erlebnisse mit den Kindern und Enkeln, das alles bildet eine reichhaltige Fundgrube, ganz zu schweigen von den alltäglichen wechselvollen Begebenheiten und Beeinflussungen, aus deren Geflecht die Erinnerungen herausragen. Doch die Vorstellung, dass meine Lebenserinnerungen als Berichterstattung gelesen werden, als eine Aneinanderreihung von Sensationen, Abenteuern oder Katastrophen, dieser Gedanke schreckte mich.

Ich möchte Zeugnis ablegen von meiner Zeit, die so schnell in Vergessenheit gerät, wie ich an mir selbst feststelle. An meinem Lebensweg möchte ich das Dilemma erkennbar werden lassen, in das wir hineingeboren werden, weil wir zwischen eigenen und fremden Bedürfnissen wählen müssen, weil wir im Gefängnis der eigenen Möglichkeiten und Grenzen festsitzen und mit dem Zeitgeist zugleich unheilvoll und heilsam verstrickt sind.

Im Geheimen bin ich überzeugt, dass ich etwas mitzuteilen habe. Vielleicht liegt das daran, dass ich selbst ganz fasziniert auf mein Leben schaue. Nicht dass es in irgendeiner Hinsicht etwas Besonderes gewesen wäre. Das nicht, aber es war so vielschichtig, so reichhaltig, so bunt. Je älter ich werde, um so erstaunter bemerke ich die lange, ereignisreiche Strecke, die ich überblicken kann, mit all den unerwarteten Verwicklungen. Schon seit geraumer Zeit nehme ich bei dem täglichen Kampf mit den eigenen Grenzen nicht nur dessen Last und Anstrengung wahr, sondern muss ihm auch Bewunderung zollen. Um Missverständnissen vorzubeugen, nicht mir gilt diese Bewunderung, sondern der Erkenntnis, dass mein Lebensmut, mein Optimismus, meine Energie und Empfänglichkeit, aber auch die Fähigkeit mich zu schützen, mein wertvollstes Kapital sind.

Ich interessiere mich sehr dafür, wie andere Menschen mit sich selbst, mit ihrem Schicksal, ihren Sehnsüchten und Wünschen fertig wurden, wie sie von ihrer Zeit geprägt wurden, gegen welche Grenzen sie anrannten und welche Wege sie fanden. Deshalb lese ich gern Biografien berühmter oder bekannter Persönlichkeiten.

Doch wer würde sich für mein Leben und Erleben interessieren?

Ich bin weder bekannt noch berühmt, noch mit besonderen Kennzeichen behaftet. Meine wohlwollende Umgebung betrachtet mich als umgänglich, unkompliziert, aufgeschlossen, auch als konfliktfreudig, was nicht mit Streitsucht oder Rechthaberei zu verwechseln sein soll. Allerdings gestehe ich, dass ich mitunter Diskussionen so anstrengend gestalte, dass schon mancher davonlief, vor allem, wenn ich mich im undurchdringlichen Dickicht meiner Argumentation verhedderte, weil ich das Thema in all seinen Dimensionen abzuhandeln versuchte. Während meine Gesprächspartner ermüden oder abschalten, empfinde ich die Atmosphäre als spannend und den sich steigernden Eifer wie bei einem spielerischen Wettkampf, bei dem ich versuche, meine Sichtweise verständlich zu machen. Es geht mir nicht darum recht zu haben. Ich möchte überzeugen, wovon ich selbst überzeugt bin. Ich fordere den Widerspruch der anderen heraus. Zustimmend nickende Gesprächspartner sind mir rasch langweilig. Durch Widerspruch gelange ich zu mehr Klarheit, auch zu neuer Argumentation. Je engagierter die Diskussion, umso mehr gewinne ich an Fahrt. Der Höhepunkt der Auseinandersetzung ist erst erreicht, wenn beim Gegenüber Anzeichen von Unmut oder gar Verstimmung bemerkbar werden. Dann kommt für mich die Stunde der Versöhnung. Ich entschärfe den Disput, interpretiere das Aufeinanderprallen der Meinungen als farbenfrohes Sammelsurium individueller Sichtweisen und werte das angeregte Gespräch als Bereicherung. Am Ende steht der Kompromiss, der die Heftigkeit der Auseinandersetzung als Maß der Tragfähigkeit der Beziehung definiert und damit alle zu Gewinnern erklärt. Meine regelmäßigen Zweifel, ob die anderen dem Resultat beipflichten können, scheinen durchaus berechtigt.

Liegen die Wurzeln meiner Schreiblust womöglich auch in diesem Spieltrieb? Ersetzt das Schreiben die Diskussion mit imaginären Partnern? Viele Fragen muss ich unbeantwortet lassen.

Doch nachdem ich den Sprung ins kalte Wasser gewagt habe, sollte ich zur Herangehensweise dieser Rückschau ein paar Erklärungen anfügen.

Mir ist bewusst, dass ich mich mit Erinnerungen, mit denen des eigenen Lebens zumal, auf ein unsicheres Terrain begebe. Zurecht weisen jüngst erschienene Bücher auf „Das trügerische Gedächtnis“ (Julia Shaw) hin, und die Neurowissenschaftlerin Hannah Monyer schreibt zusammen mit dem Philosophen Martin Grossmann ein Buch mit dem Titel „Das geniale Gedächtnis – Wie das Gehirn aus der Vergangenheit unsere Zukunft macht". Ich muss diese neuen und neuesten Erkenntnisse, die ebenso spannend wie unvollständig sind, außen vor lassen. Ganz unwissenschaftlich ist mir klar, wie eigene Gedächtnisinhalte, Familienlegenden, Zeitgeist, Fotos und andere Dokumente zu einem Bild verschmelzen, das mir als mein Leben erscheint. Schon die Einbettung der emotionalen Erinnerung in die möglicherweise zugehörige Situation ist eine vage, willkürliche Verbindung und der Prozess des Schreibens, der das Immaterielle, Ungreifbare, Unsichtbare in Worte zu fassen versucht, es also auf die Welt bringt, kann nicht ohne Verformung, ohne Umdichtung ablaufen.

Was in dieser Autobiografie Dichtung ist und was Wahrheit, bleibt offen. Es ist auch ohne Belang. Auf den folgenden Seiten soll zu lesen sein, wie ich mein Leben darstelle, wie es sich mir gezeigt hat und wie es mich geformt hat. Ich schließe ein, dass meine Erzählung Über- und Untertreibungen enthält, dass sie durch Schönfärberei oder Polemik Anpassung erfahren hat, aber ich versichere, dass ich stets meinem Vorsatz treu geblieben bin, meine Wahrheit wiederzugeben, nicht zu richten und nicht zu werten, sondern zu zeigen: So habe ich mein Leben in Erinnerung.

Klassentreffen – ein Blick auf deutsch-deutsche Zeitgeschichte

Seit der Wiedervereinigung traf sich meine Abiturientenklasse, die das Schicksal in alle Winde zerstreut hatte, im jährlichen Abstand, jeweils mehrere Tage lang und jeweils an dem Ort, an den es den einen oder die andere der Klassenkameraden hin verschlagen hatte. Das schuf beste Voraussetzungen dafür, dass die Gespräche über belanglose Smalltalks hinausgingen, mit den Jahren zunehmend intensiver wurden und so den ehemaligen Schülerbeziehungen Entwicklung und Veränderung ermöglichten.

Für jedes Klassentreffen wurde vom jeweiligen „Gastgeber" ein anspruchsvolles Kulturprogramm vorbereitet. Das brachte uns Geschichte, Kunstschätze, Sehenswürdigkeiten und das Brauchtum der verschiedenen Regionen Deutschlands auf sehr persönliche Weise nahe und lieferte gleichzeitig reichlich Gesprächsstoff für das zwanglose Miteinander.

In dieser Klasse vollzog sich im Kleinen, was im Nachwendedeutschland zu kurz gekommen war. Hier wuchs tatsächlich etwas zusammen, was zusammengehörte, nicht nur dank der gemeinsamen Wurzeln, sondern weil Interesse am anderen bestand und weil auf Vorurteile, Besserwisserei, Polemik oder gar Instrumentalisierung verzichtet wurde.

„Weißt Du noch?", das war eine der häufigsten Fragen, mit der die abgerissenen Fäden neu geknüpft wurden. Fünfunddreißig Jahre lange Lücken konnten durch eine völlig überraschte Begrüßung geebnet werden:

„Hallo, Antje, Du hast Dich ja überhaupt nicht verändert!“ In die leicht verlegene Antwort: „Ich bin Oda, die Tochter“, schob sich, mit entschuldigender Miene lächelnd, der graue Kopf der Schulfreundin. Befreiendes Gelächter rundum verjagte aufkommende Peinlichkeit und förderte den Realitätssinn. Beim gegenseitigen Betrachten verschmolzen die Gesichter der mitgebrachten Erinnerungsbilder aus den Jugendtagen allmählich mit denen der anwesenden älteren Generation. Vertraute Stimmen, Gesten und Verhaltensweisen überbrückten hier und da die Kluft zwischen Vergangenheit und Gegenwart. Von einem Jahr zum anderen rückten wir näher zusammen.

Wir stammten ausnahmslos aus Greiz, der „Perle des Vogtlandes“ und wir bildeten uns etwas darauf ein. Das kleine Residenzstädtchen bezog seine Identität einerseits aus der Tradition des alten Geschlechts der Vögte von Reuß Ältere Linie, die später als Reichsfürsten einen der kleinsten Herrschaftsbereiche im zersplitterten Deutschland regierten und andererseits aus einer aufgeklärten Bürgerschaft, deren Wohlstand einer prosperierenden Textilindustrie zu danken war. „Was Greiz gewebt, was Greiz gefärbt, das hält bis es der Enkel erbt“, war ein geflügeltes Wort, das vor allem Fleiß, Solidität, Sparsamkeit und Stolz zum Ausdruck brachte, alles Eigenschaften, die wir Greizer Bürgerkinder mit der Muttermilch aufgesaugt hatten. Auch die Zeugnisse fürstlicher Pracht und Repräsentation wurden uns als teures Erbe vermittelt. Auf Grund der vielfältigen Erbteilungen beherrschten zwei imposante Schlösser das Stadtbild, das Obere Schloss, ursprünglich als mittelalterliche Burg auf dem Schlossberg errichtet und später als wirkungsvoller Renaissancebau zum Wahrzeichen der Stadt umgebaut, und das Untere Schloss neben der Stadtkirche. Nicht weniger herrschaftlich wirkte das Sommerpalais im klassizistischen Stil, das als „Maison de belle retraite" als Lustschloss diente und eine berühmte Kupferstichsammlung und später auch die renommierte Karikaturensammlung „Satiricum" beherbergte. Es wurde von einem weiträumigen, nach englischem Vorbild gestalteten Landschaftspark umgeben. Dieser Park war längst allen Bürgern zugänglich und durch seinen prächtigen Baumbestand, den See mit seinen Schwänen und Karpfen und den gepflegten Wiesen und Wegen zu einem Stück *Guter Stube* der Greizer geworden. Schließlich bewegte das Jagdschloss im Ortsteil Waldhaus mit dem benachbarten Mausoleum die Fantasie und Gemüter der jungen Generation. Ich erschauerte regelmäßig, wenn wir beim sonntäglichen Ausflug vor der kleinen Grabkapelle standen und ich mir vorstellte, dass dort die sterblichen Überreste unserer Fürstenfamilie lagen. Zugleich konnte ich mich der Enttäuschung nicht entziehen, wenn berichtet wurde, dass die Grabstätte noch keine hundert Jahre alt war und nur die letzten drei der adligen Ahnen beherbergte. Es kam mir fast wie ein persönliches Armutszeugnis vor.

Angereichert wurde die Heimatliebe auch durch die „Sagen des Greizer Reußenlandes", die in kaum einem Bücherschrank fehlten. Uns Kindern waren sie vertraut wie Grimms Märchen, nur erzählten sie das Geheimnisvolle, Gefährliche, Märchenhafte und Abenteuerliche in einer wohl bekannten Umgebung, die durch die geschilderten Geschichten enorm aufgewertet wurde.

Neben seinen geschichtsträchtigen Kulturschätzen hatte sich Greiz auch als lebendige Theater-, Musik- und

Sportstadt einen Namen gemacht. Unvergessen sind mir meine Theaterpremiere mit „Peterchens Mondfahrt" nach dem Märchen von Gerdt von Bassewitz und mein erster Opernbesuch, bei dem mich Mozarts „Zauberflöte" völlig überwältigte. Wochenlang war ich mit dem Bühnengeschehen beschäftigt, versuchte, die schönsten Szenen zu malen und die eingängigen Papageno-Arien auf dem Klavier nachzuklimpern. Ich war überzeugt, dass es kaum bessere Theater auf der Welt geben könnte. Erst als ich die Felsenstein-Inszenierung von „Ritter Blaubart" an der Komischen Oper Berlin 1960 erlebte, stürzte ich das Greizer Theater von seinem Thron.

Es galt als selbstverständlich, dass wir Schüler in die Sinfoniekonzerte gingen, im Schulchor sangen oder im Collegium musicum mitspielten, ein Theateranrecht abonniert hatten und in sportlichen Disziplinen nationale oder gar internationale Aufmerksamkeit erzielten. Die musikalische, literarische und sportliche Erziehung ließ in der Klasse auch fünfzig Jahre nach dem Abitur noch gemeinsame Interessen lebendig werden.

Ohne die genannten reichhaltigen Programme hätten sich unsere Klassentreffen sicher nicht zu dem einen jährlichen Ereignis entwickelt, das niemand missen wollte. Es wurde ja nicht nur geklatscht und getratscht, sondern Kultur konsumiert und Bildung angeboten! Was unser Zusammenwachsen aber wirklich förderte, war die Tatsache, dass wir nicht nur ein jährliches Wiedersehen feierten, sondern uns neue mehrtägige, gemeinsame Inhalte schenkten.

Unserer Klasse haftete schon während der Schulzeit der Ruf als Elite- und Streberklasse an. Viele der Klassenkameraden – die Klassenkameradinnen wurden selbstverständlich unter die maskuline Form subsummiert – stammten aus gehobeneren Familien: die Väter waren Ärzte, Apotheker, Rechtsanwälte, Geschäftsleute, kleinere Unternehmer, Pfarrer. Lehrerkinder wie ich selbst zählten zum aufstrebenden Mittelstand und wurden in der DDR-Herkunftsklassifikation als Sonstige bezeichnet, weil sie weder der Arbeiter- und Bauernklasse noch der Intelligenz zugeordnet waren. Das änderte sich erst nach einem Parteitagsbeschluss, nach dem auch Lehrern ein Intelligenzschein ausgestellt wurde. Die berufliche Qualifikation der Mütter spielte im gesellschaftlichen Ansehen keine nennenswerte Rolle. Soweit ich mich erinnere, waren die Mütter nicht berufstätig oder als *mithelfende Ehefrau* der unsichtbare gute Geist in Haus, Geschäft oder in der Praxis. Die Ausnahme bildeten die alleinstehenden Mütter, deren Männer *auf dem Felde der Ehre für Führer und Vaterland* ihr Leben gelassen hatten oder wahrheitsgetreuer: die sich hatten verheizen lassen müssen, ertrunken, verhungert oder verschollen waren. Diese Frauen mussten nicht nur für ihre Kinder allein sorgen, sondern für alles, was zum Leben gebraucht wurde. Von diesen Frauen wurde nicht gesprochen. Sie gehörten nicht zur angesehenen Bürgerschicht. Ihr Wert kam vielleicht in der vieldeutigen Bemerkung zum Ausdruck: „Die geht in die Fabrik, ist aber sonst ganz ordentlich."

Den Werdegang meiner Mutter kannte ich genauer, betrachtete ihn folglich individueller und damit auch differenzierter. Meine Mutter hatte bei vielen Gelegenheiten betont, wie sehr es sie gekränkt hatte, dass sie nur die Haushaltsschule und nicht das Gymnasium besuchen durfte. Sie hätte so gern mehr gelernt! Als sie in die Fabrik ging, weil der Lohn meines noch nicht entnazifizierten Vaters hinten und vorne nicht reichte, arbeitete sie sich hoch von der Näherin am Band zur leitenden Lohnbuchhalterin. Mit dieser Laufbahn begründete sie oft ihre mit Wehmut und Stolz verkündete Gewissheit: „Aus mir wäre auch etwas geworden, wenn ich gedurft hätte!"

Obwohl der *erste sozialistische Staat auf deutschem Boden* die Arbeiter- und Bauernkinder gezielt förderte, waren sie in unserer Klasse in der Minderheit. Hier hatten die Kinder aus besserem Hause das Sagen. Zum guten Ton dieser Schüler gehörte, sich zusätzlichem Unterricht zu unterziehen, etwa diverse Nachhilfestunden oder Klavierunterricht, in erster Linie aber Englisch, das an der Schule nicht gelehrt wurde. Wer auf sich hielt, ging zum Englischunterricht zur „Miss", einer Greizer Institution in Gestalt einer älteren, zurückgezogen lebenden Dame mit humanistischer Bildung und tadellosen Manieren. Wer dort den Hamlet auf Englisch las und die wichtigsten Dialoge auswendig aufsagen konnte, der gehörte dazu.

Ich gehörte nicht dazu. Ich war erst zwei Jahre vor dem Abitur in diese Klasse gekommen, nachdem ich krankheitsbedingt zwei Jahre nicht zur Schule gehen konnte. Noch heute spüre ich das mulmige Gefühl, das sich einstellte, als mir klar wurde, dass ich mich nun selbst zur Streber- und Elitefraktion der Schule zählen musste. Das schien einerseits ganz schmeichelhaft, andererseits fiel die bis dato ausgestreute Häme nun auch auf mich zurück. Dass der Einstieg leichter wurde als befürchtet, hing mit einem zweiten Neuling zusammen, einem Sitzenbleiber, der natürlich auch nicht dazu gehörte. Dafür schien er aus seiner Situation bewunderns-wert Kapital zu schlagen, indem er lässig, offenherzig, unerschrocken, witzig und mit lauter Stimme rasch zum Wortführer avancierte. Das ist er bis heute geblieben.

Der besondere Ruf der Klasse hing auch mit ihrer überdurchschnittlichen Musikalität zusammen. Im Rahmen der politisch angeordneten *Erziehung zu allseitig gebildeten sozialistischen Persönlichkeiten* hatte die Schule die Pflicht eingeführt, den Unterricht mit einem frei gewählten Lied zu beginnen. In dieser Klasse wurde das mit Lust und Ernsthaftigkeit betrieben. Gern wurden anspruchsvolle vierstimmige Sätze intoniert, mit denen sich leicht ungeliebte Unterrichtsstunden wenigstens um einige Minuten verkürzen ließen. Sogar ungeduldigen Lehrern nötigten sie mitunter anerkennende Bemerkungen ab.

Was ich an unseren Klassentreffen so sehr schätze, ist zum einen die Tatsache, dass sich im Laufe der Jahre echte Freundschaften entwickelt haben, mindestens aber vertrauensvolle, tragfähige Beziehungen. Ich fühle mich bereichert durch dieses Netz an Menschen, an die ich denken, mit denen ich telefonieren, diskutieren, die ich besuchen kann, mit denen ich auch schon unvergessliche Urlaubstage in der Provence verbrachte. Hinzu kommt, dass diese Freundschaften aus den gemeinsamen Wurzeln der Kindheit und Heimat erwachsen sind. Mit wem hätte ich die längst vergangenen Erinnerungen auffrischen können, mit wem die vertrauten Wege und Plätze aufsuchen, über die alten Schulstreiche lachen oder mich von den typischen Schülerängsten befreien können? Nachdem ich nicht mehr auf die Eltern zurückgreifen konnte, um schemenhafte Erinnerungsinseln zu einem klaren Bild zusammenzufügen, waren mir die Klassenkameraden zu einer erweiterten Familie geworden. In so vertrauter Runde sich sowohl an gemeinsame als auch an fremde Erlebnisse zu erinnern, sie zu reflektieren, das ist ein unersetzliches Geschenk.

Zum anderen repräsentiert die Klasse, zu deren Treffen von Anfang an die Lebenspartner gehörten, ein Stück Zeitgeschichte und zwar in einer vielfältigen, aber nicht untypischen Weise.

Als ich fünfunddreißig Jahre nach dem Abitur erstmals zu diesem Klassentreffen kam, glichen die meisten Begegnungen einem Neuanfang mit unsicherem, vorsichtigem Herantasten, denn ich hatte den Kontakt völlig verloren gehabt. Möglicherweise hatte das damit zu tun, dass ich mich am Ende meiner Schulzeit zwei Klassen zugehörig fühlte. Meiner alten Klasse galt meine natürliche Verbundenheit, denn wir waren gleichaltrig und hatten so prägende Erlebnisse wie die Tanzstunde und den ersten Schülerball geteilt. In der neuen Klasse traf ich auf die jüngeren Geschwister meiner bisherigen Klassenkameraden, so dass ich mich nicht nur fremd, sondern viel erwachsener fühlte und auch ein wenig überlegen. Zwar kannte ich einige Mitschüler und Mitschülerinnen, weil wir als Nachbarskinder zusammen gespielt hatten und uns beim Sport, im Chor oder auf dem Schulhof begegnet waren, aber es waren nur zwei Jahre, in denen wir eine gemeinsame Schulbank drückten. Nach dem Abitur verlor ich nach und nach alle aus den Augen, zumal außer mir niemand in Leipzig Medizin studierte. Dort rückten schnell neue Kontakte und Interessen in den Vordergrund. Immerhin hatte ich vereinzelt Briefkontakt gehalten, so dass wenigstens Almut meinen durch die Heirat geänderten Namen kannte und schließlich dafür sorgte, dass ich in die Klasse zurückfand.

Jedenfalls waren die Klassentreffen für mich lebendiger Unterricht in erlebter Geschichte und schenkten mir Einblicke in eine fast unerschöpfliche Fülle an Lebenswegen, Lebensgestaltungen und Schicksalen. Je älter ich wurde, desto interessierter verfolgte ich dieses unsichtbare und kaum zu entwirrende Flechtwerk individueller Lebensentscheidungen auf dem Hintergrund der jeweiligen familiären, sozialen, kulturellen und politischen Gegebenheiten.

Schon vor dem Abitur trennten sich unsere Wege und liefen in sehr unterschiedliche Richtungen: Frauke, Antje und Hella übersiedelten noch vor dem Mauer*bau* in die Bundesrepublik, Claus und ich selbst folgten vor dem Mauer*fall*, die anderen blieben DDR-Bürger und trafen ihrer politischen Überzeugung entsprechend auf sehr unterschiedliche Bedingungen.

Bis zum 13. August 1961, als Walter Ulbricht den *sozialistischen Schutzwall* bauen ließ, gehörte der Gedanke, das politische System zu verlassen zum Alltag. Ich erinnere mich noch genau, wie sich nach den großen Ferien am ersten Schultag jeder umschaute und erstaunt, überrascht oder neidisch feststellte, wer diesmal fehlte. Deutschland war geteilt in *hüben* und *drüben* und wer *in den Westen abhaute*, der war *nübergemacht*. Später hieß das offiziell Republikflucht und war lebensgefährlich. Die Gründe für die Flucht waren sehr vielfältig. Über sie wurde nur gemutmaßt, öffentlich darüber zu sprechen war zu riskant, allenfalls wurden Gerüchte hinter vorgehaltener Hand weitergegeben.

An den Tag des Mauerbaus erinnere ich mich noch sehr genau. Es war ein sonniger herrlicher Sonntagmorgen als uns die erschreckende Nachricht aus dem Radio wie ein Fausthieb traf. Fassungslos und doch nüchtern klar erkannte ich, dass wir nun eingemauert waren. Der Sozialistische Schutzwall schützte nicht den Sozialismus vor seinen äußeren Feinden, sondern verhinderte, dass der Regierung das Volk weg lief.

Ein Witz, der bald kursierte, schilderte das ganze Dilemma: Treffen sich zwei Freunde. Fragt der eine: Was würdest Du tun, wenn Du erfährst, dass in der Berliner Mauer ein Loch ist? Sagt der andere: Na, ist doch klar, ich würde nach Rostock fahren. Da staunt der erste: Wieso nach Rostock? Würdest Du nicht abhauen? Sein Freund: Natürlich, aber ich würde mich hinten in der Schlange anstellen!

Auch in meiner Familie spielte das Thema eine Rolle. Mein ältester Bruder Dieter war noch vor Gründung der DDR über Westberlin in die Bundesrepublik geflohen. In seinem autobiografischen Bericht schreibt er: „Aus Gründen, über die ich auch heute nichts Verlässliches zu sagen weiß, geriet ich gegen Ende meines dritten Studiensemesters (an der Universität Rostock) in die Netze konspirativer Dienste, die zwischen den Fronten des eskalierenden Kalten Krieges nach Informanten suchten. Entkommen bin ich diesen Verwicklungen im Frühjahr 1949 durch die Flucht...“.[1]

Von den Fluchtplänen meiner Eltern erfuhr ich als unfreiwillige Zeugin, da ich mit ihnen im gleichen Zim-

1) Dietrich Geyer: Reußenkrone, Hakenkreuz und Roter Stern, Vanderhoeck und Ruprecht, Göttingen, 1999, S. 9.

mer schlief. Aus ihren geflüsterten Gesprächen war mir schnell klar, dass es um das *Abhauen* ging. Ich verstand auch, dass mein Vater sehr darunter litt, nicht mehr als Lehrer arbeiten zu dürfen, während eine Wiedereinstellung im Westen als unproblematisch galt. Auch die Bedenken, die Großmutter allein zurück zu lassen, konnte ich leicht nachvollziehen, aber dann kamen die immer wiederholten offenen Fragen. Sie wurden Abend für Abend hin und her gewälzt. Wo sollten sie hinziehen? Würden sie eine Wohnung finden? Wie wäre das so ganz ohne Freunde? Würde die ohnehin schon ramponierte Beziehung zur kommunistischen Schwester meiner Mutter dadurch vollends zerbrechen? Wer könnte bei der Bewerbung behilflich sein? Am meisten Kopfzerbrechen verursachte die Überlegung, ob meinem Vater der 1932, also noch *vor* dem sogenannten „Dritten Reich", ausgesprochene „Beamtenstatus auf Lebenszeit" in der Bundesrepublik anerkannt werden würde. Prinzipiell war das wohl so, doch hatte anscheinend mein Vater irgendeine magische Altersgrenze überschritten, wodurch alles in Frage gestellt werden sollte. Mir selbst erschien das Thema der Verbeamtung völlig belanglos. Noch als ich 1983 vor die gleiche Frage gestellt wurde, ahnte ich nur, dass der Beamtenstatus sowohl Ansehen, als auch Sicherheit bedeutete.

Die Fluchtgedanken hörten erst auf, als mein Vater „mit Wirkung vom 15. März 1953 als Lehrer mit einer dreimonatigen Probezeit" wieder eingestellt worden war. Ob dabei allerdings die in der Einstellungsurkunde ausgesprochene Erwartung eine Rolle spielte, „dass Sie Ihre ganze Kraft der neuen demokratischen Schule zur Verfügung stellen und unsere jungen Menschen zu aufrichtigen und wahrhaft demokratischen Patrioten erziehen", darf bezweifelt werden.

Auch mein jüngster Bruder Hans hatte Mitte der fünfziger Jahre, noch minderjährig, sein Heil in der Flucht gesucht, wenn hierbei auch politische Gründe eine untergeordnete Rolle spielten. Er wollte wohl am ehesten der elterlichen Aufsicht und was weiß ich für pubertären Problemen entkommen. Doch der Gedanke an die offen stehende große weite Welt war durchaus auch verführerisch. Unser Vater hat ihn aus einem Auffanglager in Westberlin zurückgeholt.

Die Option, die DDR zu verlassen, gewann in unserer Familie 1960 neue Aktualität, nachdem mir mitgeteilt wurde, dass ich frühestens nach einer zweijährigen Wartezeit zum Studium zugelassen würde. Meine Eltern versuchten alles, um diese Entscheidung zu revidieren; sie stellten Anträge bei allen zuständigen Behörden, sprachen persönlich beim Schuldirektor und Dekan vor, halfen mit, befürwortende Zeugnisse über außerschulische Aktivitäten zusammen zu tragen. Sie führten die mir verliehene „Silberne Ehrennadel des Nationalen Aufbauwerks" an und verwiesen auf die Aussagen von Kreisarzt und Krankenhausdirektor, die auf Grund der von mir freiwillig und unentgeltlich geleisteten Dienste im Krankenhaus und Gesundheitswesen die zweifelsfreie Eignung für das Medizinstudium attestiert hatten. Ich hatte die Reifeprüfung mit „sehr gut" bestanden. Die Gesamteinschätzung las sich wie eine Lobeshymne.

Dennoch war allen Bemühungen kein Erfolg vergönnt. Deshalb befürchteten meine Eltern sehr, dass ich eines Tages nicht mehr nach Haus kommen, sondern im Westen mein Glück suchen würde.

Ich selbst trug mich in dieser Zeit überhaupt nicht mit den Gedanken an einen Weggang. Ich sah wohl auch genügend Mängel im System, die Verlogenheit der Propaganda und die Hohlheit der Versprechen. Aber die gab es in der Bundesrepublik auch. Außerdem war ich gewillt, mich dafür einzusetzen, an Ort und Stelle eine Gesellschaft aufzubauen, in der zu leben es sich lohnte. Ich war noch beseelt von der naiven Vorstellung, dass die junge Generation mit der ihr eigenen Zuversicht, mit gehörigem Selbstvertrauen, Fleiß und Können ihr Geschick in die eigenen Hände nehmen würde, wenn die alte Garde erst einmal abgetreten war. Ich wollte auch lieber in der DDR Medizin studieren, weil ich von den Vorzügen des staatlichen Gesundheitswesens überzeugt war. Die Pflicht zu Reihenuntersuchungen, Vor- und Nachsorge, Impfungen, Schwangerenfürsorge, Spezialsprechstunden für Mutter und Kind, Betriebs- und Schularztsystem und ähnliches hatten ihre Wirkung gezeigt. Im internationalen Vergleich schnitt die DDR in wesentlichen gesundheitspolitischen Statistiken beachtlich gut ab. Der 1956 auch in der DDR gezeigte bundesdeutsche Film „Weil du arm bist, musst du früher sterben“ mit Bernhardt Wicki, hatte mich so erschüttert, dass es mir unmöglich schien, ärztliches Handeln und Geld verdienen miteinander zu vereinbaren.

Zwanzig Jahre später allerdings war die Illusion eines besseren Gesundheitswesens unter sozialistischen Bedingungen leider endgültig geplatzt.

Vorerst nahm ich den Kampf um einen Studienplatz auf. Vorbild war unter anderem die Aussage jenes Sitzenbleibers, der in einem Klassenaufsatz geschrieben hatte: „Ich wollte auf die Oberschule, aber die Oberschule wollte mich nicht. Da lief meine Mutter von Pontius zu Pilatus, dann wollte mich die Oberschule.“ (Er musste diesen Satz aus der endgültigen Fassung des Aufsatzes streichen, damit ihn die Oberschule auch behielt.) Ich lief nun auch von einer Universität zur anderen, Jena, Leipzig, Halle, Berlin, Rostock, Greifswald und erfuhr überall die gleiche Ablehnung. Ich solle mich im Praktikum bewähren. Es sei schon ein großes Entgegenkommen, dass dieses Praktikum nicht in der Produktion oder in der Braunkohle geleistet werden müsse, sondern im Pflegeheim oder Krankenhaus, wo ich den ärztlichen Beruf von der Pike auf erlernen könne. Die Klassenbeste aus meiner ersten Oberschulklasse wurde zwei Jahre zuvor noch mit der Auflage konfrontiert, erst eine Lehre in einer Weberei oder Färberei abzuschließen, ehe sie sich ihrem Wunsch, Medizin zu studieren zuwenden könne. „Vielleicht“, so hieß es in der Begründung, „gefällt Ihnen der Beruf einer Textilarbeiterin so gut, dass Sie auf ein Studium verzichten.“

Eines Tages flatterte unerwartet ein Brief in unseren Kasten, in dem nüchtern mitgeteilt wurde, dass ich mich bewährt hätte und mir bereits nach nur einem Praktischen Jahr ein Studienplatz zur Verfügung gestellt werden würde.

Wenn ich im Folgenden die gesellschaftspolitischen Verhältnisse kurz skizziere, so sei ausdrücklich betont, dass damit keinerlei Anspruch auf Richtigkeit oder gar Faktengenauigkeit verbunden ist, sondern dass ich meine damalige Sichtweise aus der heutigen Erinnerung wiederzugeben versuche. Ich habe bewusst auf Quellenstudien verzichtet, nicht nur, weil dies einen ganz anderen Ansatz erfordert, sondern vor allem, weil es mir auf die Schilderung meines persönlichen Erlebens ankommt. Gerade in der Gegenüberstellung meiner subjektiven Geschichtsschreibung zur offiziellen Darstellung sehe ich einen Reiz und Wert meiner Zeitzeugnisse.

Die Klassenkameradinnen, die gen Westen gezogen waren, begannen ihr Erwachsenenleben in den blühenden Wirtschaftswunderjahren. Ihre berufliche Entwicklung und weitere Lebensgestaltung unterschied sich damit erheblich von denjenigen, die in der DDR geblieben waren. Sie hatten zwar erleben müssen, was es heißt, alles stehen und liegen zu lassen und ohne richtigen Abschied die Heimat, also alles Vertraute zu verlassen und sich einer ziemlich ungewissen Zukunft auszuliefern. Sie waren aber auch in eine fruchtbare, vielversprechende Aufbruchstimmung hinein katapultiert worden.

Die fast dreißig Jahre, die bis zum Mauerfall vergingen, hatten sie zu westdeutschen Bürgerinnen gemacht, wie sie in den Jahren zwischen 1960 bis 1990 geprägt wurden. Die angepasste, konservative Jugend in der Bundesrepublik konnte sich unaufgeregt nach alter Väter Sitte um Karriere, Familie, Haus und Hobby kümmern und tat das auch. Es gab keinen bemerkenswerten Bruch in der Wertewelt der bürgerlichen Gesellschaft.

Das Ende des Zweiten Weltkrieges war im Westen als Zusammenbruch Deutschlands beschrieben worden, aber auch als eine Niederlage, aus der man sich wieder aufrappeln musste. Im Osten dagegen wurde der 8. Mai als „Tag der Befreiung“ zum gesetzlichen Feiertag erhoben. Er sollte jedes Jahr daran erinnern, dass die Rote

Armee, gestützt auf das Proletariat *die Ketten der Sklaverei gesprengt und den Faschismus besiegt hatte. Das ruhmreiche Brudervolk der Sowjetunion hatte mit der Oktoberrevolution und dem Sieg über Nazideutschland den Weg in eine neue, sozialistische Zeit frei gekämpft.*

Wie selbstverständlich in der DDR Faschismus und Kapitalismus gleichgesetzt wurden, beleuchtet eine Episode, die sich Mitte der siebziger Jahre abspielte. Mein Bruder aus Tübingen besuchte uns in Leipzig. Bei seinem Anblick rief meine sechsjährige Tochter Petra erstaunt und erleichtert aus: „Onkel Dieter, du siehst ja gar nicht aus wie ein Faschist!"

Auf den Trümmern des zerschlagenen Deutschlands entstand im Westen in kürzester Zeit ein blühendes Land. (An diese Art *blühende Landschaften*, die Helmut Kohl bei der Wiedervereinigung verhieß, dachten wohl die meisten DDR-Bürger.) Die Demokratisierung erstarkte auf den Pfeilern eines modernen Grundgesetzes und der alten Wirtschaftsstrukturen. Mit Hilfe des gigantischen Marshallplans erlangten Westdeutschland und Westeuropa einen Wohlstand, der über alles bisher Dagewesene hinausging. Er beinhaltete nicht nur die Beseitigung von Hunger, Armut, Not, sondern garantierte Freiheit und Demokratie. Er wurde zum fruchtbaren Boden für Kultur, Bildung, Wissenschaft, Gesundheit und soziale Absicherung. Die Aussöhnung mit dem „Erzfeind" Frankreich, die Bildung der Europäischen Wirtschaftsgemeinschaft, die Einbindung in das transatlantische Verteidigungsbündnis (NATO), die Völker verbindende Reisefreiheit, das alles fand breite Zustimmung und machte „den Westen" zum Bollwerk gegen

Stalin und die Sowjetunion, die als Zentrum der weltweiten *kommunistischen Gefahr* und zum Hauptfeind im Kalten Krieg deklariert wurde. Die kapitalistische Wirtschaft erhielt durch die soziale Marktwirtschaft ein menschliches Gesicht. Jeder Tüchtige erlebte, dass Leistung sich auszahlte, dass Investitionen sich lohnten. Der Kalte Krieg wurde vor allem mit den Mitteln des Wirtschaftsbooms geführt. Die Aggressivität dieses Krieges versteckte sich unter dem allgemeinen Wohlstand. Das änderte sich schlagartig, als mit der Kubakrise die Gefahr eines atomaren Weltbrands allen bewusst wurde.

Nun begannen die pazifistisch motivierten Ostermärsche der Atomwaffengegner und bildeten eine erste sichtbare Demonstration außerhalb der parlamentarischen Opposition. Der Mut zum Widerstand fand durch die Bürgerrechtsbewegung in den USA und Martin Luther King's „I have a dream" einerseits und die Berichte über den Vietnamkrieg andererseits reichlich Nahrung. Die APO (außerparlamentarische Opposition), die hauptsächlich von der Studentenbewegung ausging, hatte mancherlei Gesichter, so dass sie Identifikationsraum für unterschiedlichste Wünsche und Lebensäußerungen bot. Es wurde schick, in Kommunen zu leben, die traditionellen gesellschaftlichen Tabus zu brechen, als Flower-Power-Hippies Leichtigkeit und Gewaltfreiheit zu demonstrieren, als Achtundsechziger *den Muff von tausend Jahren unter den Talaren* wegzuwischen, sich mit Hausbesetzungen gegen die Mietpreispolitik zu wenden oder sich in der Friedens- und Antiatombewegung zu engagieren.

In diese Jahre fiel bei meinen Klassenkameradinnen und ihren Partnern das Studium, die Familiengründung und die Suche nach dem eigenen Weg. Gewiss legte die antiautoritäre Bewegung mit ihrer Missachtung von Hierarchien, mit Betonung der individuellen Entfaltung und Kreativität, der wachsenden Bedeutung der Selbstwahrnehmung und Autonomie gerade in dieser Generation einen fruchtbaren Samen.

Bei den westdeutschen Klassenkameradinnen begann eine Phase der Konsolidierung. Es galt die beruflichen Chancen auszuloten, den Wohlstand auszubauen und die grenzenlos werdende Freiheit zu bewältigen. Reisen und Auslandsaufenthalte gewannen an Bedeutung. Die Nachbarschaft zu Österreich, Frankreich, Holland und der Schweiz wurde selbstverständlicher als die zum anderen Teil Deutschlands. Wer keine verwandtschaftlichen Beziehungen in die DDR hatte, verlor meist auch das Interesse an ihr. Das Leben hinter dem *Eisernen Vorhang* erschien wie ein rotes Tuch, es wurde kaum differenziert und im vereinfachten Stil der Bild-Zeitung wahrgenommen. Die Informationen waren hüben wie drüben propagandistisch gefärbt.

Ich erinnere mich an eine Begebenheit, die mir symptomatisch erschien. Anlässlich eines Besuchs im Westen 1957 wurde ich neugierig aufgefordert: "Zeig doch mal dein russisches Geld!" Ich war entsetzt. Ich hatte kein russisches Geld, ich hatte Mark und Pfennig, die allerdings nichts wert waren. Die Bitte war nicht von irgendeinem weltfremden Hinterbänkler geäußert worden, sondern von der Stationsschwester einer Universitätsklinik! In der Vorstellung dieser Schwester gehörte die DDR zu Russland. Der Unterschied zwischen Russland und Sowjetunion war den meisten Westdeutschen völlig unklar. Das wesentliche Wissen über den Ostblock bestand in der Tatsache, dass dort der Kommunismus und die Russen herrschten.

Zwei andere, ganz banale Episoden, sind mir unauslöschlich im Gedächtnis geblieben, so dass ich annehmen muss, dass sie zu meiner Beurteilung der beiden deutschen Systeme beigetragen haben. Sie ereigneten sich im Interzonenzug, der von Nürnberg nach Leipzig fuhr und den innerhalb der DDR jedermann benutzen konnte. Dort kam ich mit einer jungen Frau aus Bayreuth in eine angenehme Unterhaltung, bei der wir auch auf die unmittelbar bevorstehende Bundestagswahl zu sprechen kamen. Wir hatten schon viele gemeinsame Ansichten ausgetauscht, so dass ich mich auf einer Wellenlänge mit ihr fühlte. Doch dann bemerkte sie ganz beiläufig, dass sie sich keine Gedanken um die Politik mache. Sie wähle das, was ihr Mann ihr sage. Ich war sprachlos. Wie konnte eine junge, scheinbar moderne Frau so naiv und uninteressiert sein!

Bei der anderen Begegnung war es wohl der westdeutsche Reisende, der sich über mich den Kopf zerbrach. Wir standen nebeneinander im Gang am Fenster. Er rauchte. Als er merkte, dass auch ich mir eine Zigarette anzünden wollte, hielt er mir seine Schachtel „Ernte 23" hin mit der Bemerkung: „Bitte, nehmen Sie sich doch eine von mir, damit sie mal was Richtiges rauchen können." Obwohl ich liebend gern diese Filterzigarette probiert hätte, zwang mich mein verletzter Stolz, das Angebot abzulehnen. Ich kam mir so gedemütigt und armselig vor, während er locker und nichts ahnend mit dem typischen Geruch der freien Welt neben mir stand. Mit einem „Na, dann eben nicht" drehte er mir den Rücken zu bis wir schweigend zu Ende geraucht hatten.

Sogar 1983 schlug mir noch diese erschreckende Fremdheit und Unbedarftheit westdeutscher Bürger entgegen. Diesmal waren es durchweg erfahrene Männer und Frauen mit leitenden Funktionen im Gesundheits- und Sozialwesen, die vom Leben in der DDR eine bedrückend undifferenzierte, klischeehafte Vorstellung hatten. Sie ließen sich mit viel ehrlichem Interesse die von mir erlebte Wirklichkeit berichten, aber sie hörten meine Berichte wie die Märchen aus 1000 und einer Nacht, schaurig-schön, unwirklich. Erst in der Zeit nach der Wende wurde mir bewusst, dass die mich persönlich so aufwühlenden Gründe meiner Ausreise bei den *waschechten Wessis* gar nicht ins Bewusstsein gedrungen waren, trotz aller Sympathie. Sie nahmen die DDR-Wirklichkeit nur langsam, auf Umwegen, situationsabhängig und entsprechend ihrer persönlichen Offenheit bzw. Erfahrung zur Kenntnis. Aber noch im Jahre 2003 musste ich mich mit Vorurteilen auseinandersetzen, die der Propagandamaschinerie des *Kalten Krieges* zu danken waren. Ich musste Vorwürfe über mich ergehen lassen, die mich beleidigen sollten. Es sei kein Wunder wie ich mich verhielt. Bei den Leuten von drüben fehle eben jede ordentliche Kinderstube. Von solchen „kommunistischen Pfeifen“ könne man nichts anderes erwarten.

Das wäre alles nicht erwähnenswert, wenn es nicht meine Verwunderung und meine staunende Enttäuschung zum Ausdruck bringen würde, dass auch nach fünfundzwanzig Jahren noch nicht zusammengewachsen ist, was zusammen gehört. Die gemeinsamen Wurzeln konnten in meiner Generation die vierzig Jahre währende Trennung und konkurrierende Entwicklung nicht wirklich zusammenhalten. Die Generation meiner Kinder nimmt den Status quo mehr oder weniger hin, sieht nur selten die Notwendigkeit sich mit den Ressentiments der Alten auseinanderzusetzen. Meine Enkel können vielleicht die Einheit vollenden, weil sie auf das bauen, was sie selbst gestaltet haben. Ihnen werden andere Lasten aufgebürdet.

Mit ganz anderen Herausforderungen sah sich die Jugend in der DDR konfrontiert. Hier veränderte ein radikaler Bruch vieler bis dahin gültiger Prinzipien das gesellschaftliche Miteinander. Unter den Schlagworten *Entnazifizierung, antifaschistisch-demokratische Umwälzung und Zahlung der Kriegsschulden* wurden innerhalb kürzester Zeit alte Strukturen zerschlagen und neue durchgesetzt. Justizreform, Bodenreform, Zwangsenteignung und Verstaatlichung mit Bildung der volkseigenen Betriebe VEB (im Volksjargon übersetzt hieß das angesichts der Misswirtschaft „Vorsicht, es bröckelt"), Zwangskollektivierung und Bildung der Landwirtschaftlichen Produktionsgenossenschaften LPG, zentrale Planwirtschaft mit Ersatz der fünf Länderregierungen durch vierzehn Bezirksräte, das waren die großen Schritte der ersten Jahre. Ich war damals zwölf Jahre alt. Das Gefühl der sprachlosen Ungläubigkeit, des Entsetzens ist noch heute in mir lebendig. „*Die* können mir doch nicht *mein* Thüringen wegnehmen! Das geht nicht. Das grüne Herz Deutschlands ist meine Identität." Es ging. Ich ertrug es. Die Zeit heilte den Verlust. Sie ließ mich auch die Fragwürdigkeit solcher Identitäten erkennen.

Da die Verfassung anfangs gesamtdeutsch angelegt, ein Friedensvertrag noch nicht geschlossen worden war und auch von offizieller Seite in Ost und West Deutschland als eine Nation angesprochen wurde (noch bis 1968 traten die deutschen Sportler bei den Olympischen Spielen in einer gesamtdeutschen Mannschaft auf), lebte ich, wie viele Menschen, in dem Glauben, dass all diese Veränderungen als Übergangsmaßnahmen keinen Bestand haben, sondern mit der Wiedervereinigung neu geordnet werden würden. Noch 1952 werde die Wiedervereinigung kommen, hatte der DDR-Ministerpräsident Otto Grotewohl ausgerufen.

Doch der Glaube daran wurde immer nachhaltiger erschüttert. Längst war klar, dass Volksdemokratie unter der Diktatur der Sozialistischen Einheitspartei (hier bezog sich die Einheit auf den Zusammenschluss der KPD mit der SPD) nichts mit Demokratie zu tun hatte. Alle demokratisch angemalten Strukturen waren Potemkinsche Dörfer. Es gab Gesetze, aber sie hatten keine Bedeutung. Niemand konnte sich auf sie berufen. Recht war nicht einklagbar. Recht hatte nur die Partei. Dass Louis Fürnbergs Verse „Die Partei, die Partei, die hat immer recht" zur Lobeshymne in der DDR wurde, unterstreicht das. Und was die Partei sagte, das bestimmte *Väterchen Stalin. Unermüdlich und selbstlos sorgte die gottähnliche Lichtgestalt, der große Generalissimus, für sein Volk*. Hatte ich besonders anstrengende Aufgaben zu lösen, fiel mir unweigerlich Erich Weinerts Gedicht ein: "...Ich schau aus meinem Fenster in die Nacht. Zum nahen Kreml wend' ich mein Gesicht. Die Stadt hat alle Augen zugemacht. Und nur im Kreml drüben ist noch Licht...". Diese Art Personenkult drang in mich ein, ohne dass es mir bewusst wurde. Als ich kurz nach Stalins Tod ein Buch gezeigt bekam, das Kurzbiografien von Stalins Opfern enthielt, war ich absolut überzeugt, dass es sich um übelste Verleumdung handelte, um einen

Irrtum, um Westpropaganda, auf keinen Fall um Wahrheit.

Ich wurde eines Besseren belehrt.

Der Volksaufstand vom 17. Juni 1953 wurde gewaltsam niedergeschlagen. Dem Aufstand in Ungarn 1956 war das gleiche Schicksal beschieden. Der Prager Frühling von 1968 wurde als *Konterrevolution* ganz offensiv durch den Einmarsch und die Panzer der *Bruderarmeen* des Warschauer Paktes beendet. Jedes dieser Ereignisse verstärkte das Gefühl, dem System hilflos und dauerhaft ausgeliefert zu sein.

Der Mauerbau in Berlin am 13. August 1961 und der rigoros ausgeführte Schießbefehl entlang der *Demarkationslinie* schloss die letzten Schlupflöcher und zwang die Bevölkerung sich im geschlossenen System des *real existierenden Sozialismus* einzurichten. Radio und Fernsehen blieben lange Jahre das einzige Fenster, durch das die DDR-Bürger gen Westen schauen konnten, jedenfalls wenn sie nicht in der Gegend um Dresden, im *Tal der Ahnungslosen* wohnten, also dort, wo Westfernsehen nicht empfangen werden konnte. Anfang der 1960er-Jahre mussten Studentinnen und Studenten nicht nur ihren Einsatz als Erntehelfer absolvieren, sondern sie mussten die bäuerlichen Familien dazu überreden, sich von ihnen an Ort und Stelle die Fernsehkanäle heraus montieren zu lassen, mit denen der Empfang der *Westsender* möglich war. Kaum ein Bauer wagte Widerstand, zu groß war die Angst vor Repressalien. Wenn sich Studenten weigerten, wurden sie exmatrikuliert und mit einem Zugangsverbot für alle Universitäten und Hochschulen der DDR bestraft.

Studium, Familiengründung, Nestbau und erste Schritte im Beruf bestimmten auch bei den im Osten gebliebenen Klassenkameradinnen und Klassenkameraden den Alltag. Unsere Wege waren ziemlich eng und geradlinig vorgezeichnet, jedenfalls solange wir uns angepasst verhielten. An Alternativen dachten die meisten nicht, auch ich sah keine. Von den versteckt existierenden Gruppierungen, vor allem im Umfeld der kirchlichen und kulturellen Arbeit und der späteren Friedensinitiativen wusste ich nichts, aber ich suchte auch nicht danach. Es galt schon als gefährlich, etwas von der Existenz der „Bausoldaten" zu wissen, also jener jungen Männer, die den Dienst mit der Waffe verweigerten und stattdessen militärische Anlagen bauen mussten. Ich arrangierte mich, wie die Mehrheit um mich herum, jeder auf seine Weise. Wir lernten recht gut uns durchzuschlängeln. Wir wussten, wann es nötig war zu schweigen und welche Situationen Lippenbekenntnisse abverlangten.

Schon bei der Berufswahl bzw. der Wahl des Studienfachs musste man die politischen Verhältnisse berücksichtigen. Auch wenn ich mich sehr frühzeitig für den Arztberuf entschieden hatte, schielte ich oft mit Interesse und Neugier auf die Journalisten. Aber Fächer wie Geschichte, Philosophie, Jura, Wirtschaftswissenschaft, selbst Literatur oder Psychologie setzten eine hohe Bereitschaft voraus, sich die Parteilinie zu eigen zu machen. Wem das zu viel Bauchschmerzen verursachte, entschied sich besser für Medizin, Mathematik und andere Naturwissenschaften. Je weniger ein Fach Interpretationen vertrug, umso geringer war die Gefahr, sich mit unliebsamen Themen befassen zu müssen.

Aus meiner Klasse hatten allein sieben der in der DDR Gebliebenen ein Medizinstudium gewählt und waren trotz Familiengründung und Kindern als Ärzte bzw. Ärztinnen verschiedener Fachrichtungen in Krankenhäusern und Polikliniken des staatlichen Gesundheitswesens tätig. Lediglich einer war es gelungen, die Zahnarztpraxis ihres Vaters zu übernehmen. Das wurde nur ausnahmsweise genehmigt, da Privatpraxen nicht in das sozialistische Wirtschaftssystem passten. Bei altersbedingtem Ausscheiden wurde die Praxis in der Regel in das staatliche Gesundheitswesen integriert. Es gehörte zu den Selbstverständlichkeiten von DDR-Biografien, berufliche und familiäre Wünsche und Pflichten miteinander vereinbaren zu können.

Die nächst größere Berufsgruppe bildeten die Lehrerinnen, die durchweg Englisch, Französisch und Deutsch in den Oberklassen unterrichteten.

Ein Klassenkamerad hatte Portugiesisch studiert und arbeitete in der Kulturredaktion beim Rundfunk. Ein Sprachstudium in dem jeweiligen Land war leider keinem von uns vergönnt. Ersatzweise konnte man - ich weiß nicht mehr woher - Adressen für Briefkontakte bekommen. Ich selbst hatte gleich fünf Briefpartner: Didier aus Frankreich, Rasendratsirofo aus Madagaskar, Jean-Pierre, der als französischer Emigrant nach London gezogen war, Claine aus Kalifornien und Mitsuhiro aus Japan. Didier hatte mich zur EXPO 1958 nach Brüssel eingeladen. Es war ihm ein Rätsel, warum ich nicht kommen konnte. Jean-Pierre wollte sich mit mir in Mailand treffen, wo er Opernkarten hatte ergattern können, um die göttliche Maria Callas zu hören. Mitsuhiro schlug mir vor, ihn in Tokio zu besuchen. Ich bräuchte nur bis an die japanische Grenze zu kommen, dort würde er mich abholen. Mit dem Internationalen Studentenpass sei das ja auch nicht zu teuer. Er sehe nur eine Schwierigkeit, denn seine Mutter schnarche laut! Ich ließ die Kontakte abbrechen, weil unsere Lebensumstände Welten auseinanderklafften und ich keine Chance sah, jemals einen von ihnen zu treffen.

Ein Mitschüler, der ebenfalls mit einem Sprachstudium geliebäugelt hatte, entschied sich nach wohlwollender Beratung durch unseren Klassenlehrer für die Arabistik. Mit viel Fleiß, Strebsamkeit und anderen unverzichtbaren Voraussetzungen fand er den Weg in den diplomatischen Dienst und arbeitete bis zur Wende in diplomatischen Vertretungen der DDR in arabischen Ländern in unterschiedlichen Funktionen und Rängen.

Ein anderer Klassenkamerad war schon frühzeitig als Parteikader ausgewählt worden. Er stammte aus einer Arbeiterfamilie, fühlte sich der kommunistischen Idee ehrlich verpflichtet. Auf Grund seiner herausragenden Leistungen war er schon ein Jahr vor dem Abitur auf die Arbeiter- und Bauernfakultät nach Halle, eine Art Kaderschmiede, geschickt worden. Er studierte zunächst Sinologie, wurde dann aber, weil sich – wie er berichtete – im Gefolge der sogenannten großen Polemik zwischen der KP Chinas und der KPdSU die Beziehungen zwischen der DDR und China sehr verschlechterten, zu einem Dolmetscherstudium umgelenkt. Nach einigen Jahren als Dolmetscher an der Pekinger Botschaft der DDR studierte er zusätzlich Außenpolitik und arbeitete danach als Diplomat in Peking. Erst ab 1984 wurde er wieder als Dolmetscher tätig. Er dolmetschte so bekannte Persönlichkeiten wie Gorbatschow, Gromyko, Schewardnadse, natürlich Honecker und andere Regierungs- bzw. Politbüromitglieder. Das geflügelte Wort „Wer zu spät kommt, den bestraft das Leben“, ist seine deutsche Übersetzung eines Gedankens Gorbatschows im Gespräch mit der SED-Führung in den Oktobertagen 1989. Nach der Wende arbeitete er im Bereich Internationale Politik für die PDS bzw. Die Linke, fand aber auch als Übersetzer ein neues Tätigkeitsfeld. Er übersetzt bis heute vorwiegend Sachbücher aus dem Russischen und Englischen, „zum Training der grauen Zellen“ auch mal Krimis.

Noch eine bemerkenswerte Persönlichkeit ging aus unserer Klasse hervor. Jürgen, ein Pfarrerssohn und Drilling – seine Schwestern konnte man nur an ihren Musikinstrumenten auseinander halten –, hatte schon während der Schulzeit eine Art Ausnahmeposition inne. Wurde er vom Lehrer zu irgendeinem Thema gefragt, musste er mitunter erst auf die profanen Bretter des Schulalltags zurückgeholt werden. „Würden Sie bitte Ihre Frage wiederholen? Ich war gerade anderweitig beschäftigt“, war seine Erklärung für die geistige Abwesenheit. Jeder konnte sicher sein, dass er eine klare, fundierte Antwort bekam, ganz egal, ob es sich um ein mathematisches Problem, eine geschichtliche Episode oder ein naturwissenschaftliches Phänomen handelte. Mit 13 Jahren hatte er bereits den Jugendmusikwettbewerb im Fach Violine gewonnen und war mit dem Stavenhagenpreis ausgezeichnet worden. Nach dem Abitur war Jürgen Student an der Franz-Liszt-Hochschule in Weimar, mit dem Hauptfach Violine. Nach dem Diplom folgte ein siebenjähriges Engagement im Rundfunksinfonieorchester Berlin. Ganz unabhängig von dem geliebten Beruf als Geiger reifte ein noch tieferer Lebensentschluss, der in die Richtung Theologie ging, aber weltanschaulich erweitert und vertieft durch die Anthroposophie Rudolf Steiners. Nach dem theologischen Studium wurde er Pfarrer (Priester) in der „Christengemeinschaft", die sich als „Bewegung für religiöse Erneuerung" versteht. Seine Frau, Friederike, ging den gleichen Weg. Sie studierte Violine an der Hanns-Eisler-Hochschule in Berlin. Nach dem Staatsexamen und einer dreijährigen Aspirantur war ihr von ihrem Professor eine Assistentenstelle nahe gelegt worden. Doch der weitere Weg führte sie ebenfalls in die Pfarrerstätigkeit. Bei beiden blieb das Musikalische samt Violine immer in Reichweite, besonders durch die Mitwirkung im Gemeindeorchester und im Streichquartett.

Schließlich sei noch die Berufswahl unseres Klassensprechers erwähnt. Er hatte allgemeine Landwirtschaft studiert und war im größten Schweinezucht- und Mastbetrieb der DDR für die Entsorgung der Gülle verantwortlich, die die fast 200.000 Tiere produzierten. In den 1970er-Jahren galten diese Massentierproduktionsbetriebe als Leuchttürme sozialistischer Großprojekte, über deren Umweltbelastung kaum etwas an die Öffentlichkeit gelangte. Seine Frau war im gleichen Betrieb Laborleiterin und für die planmäßige künstliche Besamung der Muttersauen zuständig.

Auch die in die Klassengemeinschaft integrierten Partner brachten einen schier unerschöpflichen Erfahrungsschatz mit, der jedes Zusammentreffen befruchtete. An erster Stelle ist hier Volker Braun zu nennen, einer der angesehensten Dramatiker Deutschlands. Schon in der DDR war er mit höchsten Ehren bedacht worden, geriet allerdings wegen seiner staatskritischen Äußerungen auch zunehmend in Schwierigkeiten. Sein umfangreiches literarisches Werk ist freilich allen zugänglich und gibt in künstlerischer Weise Auskunft über seine Faszination und Enttäuschung, über seine Auseinandersetzung und seinen Kampf mit den politischen, gesellschaftlichen und psychologischen Gegebenheiten, unter denen er in der DDR und im wieder vereinten Deutschland lebt. Bei einem Klassentreffen schenkte er uns eine Leseprobe aus seiner ergreifenden autobiografischen Erzählung „Das Mittagsmahl", bei dem er, zusammen mit Mutter und Geschwistern die Nachricht erhielt, dass sein Vater *gefallen* war – wie das Sterben im Krieg heißt. Ich kann an diesen Abend nicht ohne innere Erschütterung denken, so unmittelbar lässt Volker seine Leser bzw. Hörer an dem ganzen Schrecken teilnehmen. Das ist wahre Dicht-Kunst! Auf engstem Raum und in atemberaubend komprimierter Kürze zeichnet er das so schwer fassbare menschliche Drama eines Krieges.

Karsten, ein anderer Partner, brachte mit seiner niedersächsischen Herkunft einen fast schon hanseatischen Farbtupfer in das Klassengewebe. Der Oberstudiendirektor hatte als gebürtiger *Wessi* viele Jahre ein privates Gymnasium geleitet, gehörte in seiner Heimatstadt durchaus zu den Honoratioren und konnte oder wollte auch im privaten Umfeld den Pädagogen, (Kunst-)Historiker, Philosophen und Soziologen nicht verleugnen.

Zwei Partner, Kurt und Dieter, waren deutlich älter und erweiterten die gelebte Geschichte unserer Klassengemeinschaft um mehr als ein Jahrzehnt. Das spielte besonders für die Zeit des Nationalsozialismus eine Rolle. Ich erinnere mich mit unverminderter Betroffenheit an die Erzählung des siebzigjährigen Dieter wie er als vierzehnjähriger Junge aus seiner ostpreußischen Heimat geflüchtet ist. Obwohl ich mit den Tatsachen von Flucht und Vertreibung aufgewachsen bin, konnte keine noch so detailgetreue Beschreibung mir die menschliche Dimension so unmittelbar in die Seele brennen wie die brüchige oder tonlose Stimme des Menschen, der scheinbar unbeschwert neben mir ging.

Kurt gehörte zu den Gymnasiasten, die schon mit fünfzehn Jahren die Schulbank gegen die Flak (Flugabwehrkanone) eintauschen mussten und an der *Heimatfront* dem Feind endgültig den Todesstoß versetzen sollten, wie es damals hieß. Nicht allzu viele dieser Jahrgänge überstanden das Gemetzel und konnten die Schrecken des Erlebten mit Studium und Arbeit übertünchen. Er gehörte dazu, studierte Architektur und stand bis vor kurzem einem angesehenen Büro vor. Dass mehr als sechzig Berufsjahre geradezu unerschöpflichen Gesprächsstoff aus der Branche liefern, ist leicht nachvollziehbar. Hinzu kommt, dass dieser Mensch von unbändiger Energie und Schaffenskraft getrieben wird und jede Einzelheit, wie fotografisch festgehalten, jederzeit hervorbringen kann. Ihn sieht man kaum ohne Skizzenblock. Was andere mit ihrem Handy festhalten, das strichelt er detailgetreu aufs Papier.

Von den Partnern soll noch Tanja, eine Russin, erwähnt werden. Sie hatte bereits als Jugendliche begonnen, ihre Welt nicht mehr mit dem parteipolitisch erwünschten strahlenden Komsomolzenblick zu betrachten, sondern alles um sich herum mit neugierig-kritischem Verstand aufgenommen. Nach ihrem Studium an dem berühmten Institut für Internationale Beziehungen in Moskau war sie lange Jahre als Dolmetscherin in

Großbetrieben der DDR tätig, was ihr so manchen Einblick hinter die Kulissen erlaubte. Heute befindet sie sich in Anbetracht der postsowjetischen Zustände in ihrer Heimat in ständiger Unruhe und Aufregung. An der eigenen Familie muss sie die Auswirkungen der Putin'schen Propaganda zur Kenntnis nehmen. Mit manchen Freundinnen findet sie zu keinem Konsens mehr. Am schlimmsten scheint ihr die eigene Hilflosigkeit zuzusetzen, die sie gegenüber der russischen Politik empfindet. Ihre resignative Zusammenfassung lautet: „Früher benutzte die Politik die Geheimdienste, heute machen die Geheimdienste Politik". Nicht weniger missbilligend steht sie der kontroversen, teilweise naiven Deutung und Antwort des Westens gegenüber.

Nur um die bunte Palette von individuellen Lebenswegen abzurunden, sei auch berichtet, dass einer von uns nach der Wende als inoffizieller Mitarbeiter der Stasi enttarnt wurde. Bei den Klassentreffen wurde diese Tatsache tabuisiert. Das Thema war zu heikel. Wie groß der Schaden war, den er angerichtet hatte oder ob es überhaupt einen Geschädigten gab, ist mir nicht bekannt. Außerhalb des Familien- und Freundeskreises war die Stasi ohnehin ständig präsent. Insofern war die Gesellschaft als Ganzes eine Geschädigte. Mein Klassenkamerad hatte mit dieser Arbeit wohl hauptsächlich die eigene Karriere gefördert bzw. sie nicht aufs Spiel setzen wollen. Wie die meisten inoffiziellen Mitarbeiter war er eben ein verführbarer Mensch, so wie wir alle, aber er war kein Ungeheuer.

Übrigens waren alle Klassenkameraden, Frauen ebenso wie Männer, verheiratet, hatten durchschnittlich zwei Kinder, hatten ihr Studium abgeschlossen und waren ohne Unterbrechung bis zur Altersgrenze berufstätig. Der Vollständigkeit halber sei erwähnt, dass drei Klassenkameraden bereits verstorben waren und weitere drei an unseren Treffen nicht teilnehmen wollten, wobei die Gründe mir hierfür nicht bekannt wurden.

Wer sich diese bunte Vielfalt der kurz gestreiften Lebenswege vor Augen hält, kann leicht ermessen, dass in einer solchen Gruppe die gemeinsame Reflexion vergangener, gegenwärtiger und zukünftiger Ereignisse nicht nur unterhaltsam und spannend ist, sondern die vielfältigsten Assoziationen hervorbringt, immer neue Sichtweisen eröffnet, Verständnis, Toleranz und Akzeptanz fördert. Bedenkt man, dass dieses Mosaik der gesellschaftspolitisch geprägten Bildungen auch noch mit den unterschiedlichsten, unverwechselbaren Persönlichkeiten und ihren individuellen Verarbeitungsmustern verquickt ist, so wird das Ausmaß an aufeinander treffenden Werten und Überzeugungen vollends erkennbar. Es ist ein Reichtum, der nicht ausgeschöpft werden kann, der aber für mich eine großartige Erfahrungsplattform darstellt und den ich mir mit dankbarer Genugtuung einverleibe.

Frühe Kindheit mit Krieg und Hunger

Geburt

Solange ich denken kann, lebte ich in der Überzeugung, dass ich lange, lange ersehnt gewesen war. Mir wurde vermittelt, dass ich mein Dasein allein der Tatsache zu verdanken habe, dass alle sich so sehr ein Mädchen gewünscht hätten. Meine Mutter berichtete oft und immer mit der gleichen stolzen Genugtuung und einem unnachahmlichen Siegeslächeln, dass sogar die Geyers-Großmutter gestrahlt habe, als ihr die Nachricht von meiner Geburt überbracht wurde. „Ja, ist das denn die Möglichkeit, wirklich ein Mädchen!", soll sie ausgerufen haben. Und der zehn Jahre ältere Bruder Heiner habe gefragt, „ob denn die Flügel noch dran gewesen" wären, als ich auf die Welt gekommen sei oder „ob der Leim schon ab war". Solche Erzählungen hatten mein Bild von meiner Geburt geformt. Ich war eines schönen Tages vom blauen Himmel herunter als Engel durch das offene Küchenfenster herein geschwebt. Da ich auf dem Rücken gelandet war, hatte sich die Frage mit den Flügeln wohl nicht sicher klären lassen. Mein ältester Bruder Dieter schwärmt noch im hohen Alter von dem Augenblick als er unsere Mutter nach der Entbindung zum ersten Mal habe sehen dürfen. Sie habe im sonnendurchfluteten Schlafzimmer gelegen, gekleidet in ein rosa Bettjäckchen, ihr blondes Haar leuchtete, und ihr Gesicht habe reine Liebe verströmt. Sie sei so unbeschreiblich schön gewesen! Diese oft erzählten Erinnerungen hatten bei mir die

Überzeugung hinterlassen, etwas ganz besonders Kostbares zu sein.

Zu aller Freude und Bewunderung kam noch das Mutterkreuz, das meiner Mutter anlässlich der Geburt ihres vierten Kindes verliehen worden war. Auch wenn über dessen Bedeutung mit einem leichten Seufzer in eher geringschätzigem Ton gesprochen wurde, zeigte man es, wenn die Familienkleinode hervorgeholt wurden. Es lag in einem mit blauem Samt ausgeschlagenen Kästchen gleich neben der Schatulle mit dem Eisernen Kreuz meines Vaters. Nüchtern betrachtet, war mir schon als Kind klar, dass das Mutterkreuz kein Verdienstorden war, aber irgendwie strahlte sein Glanz doch auf mich ab.

Eine letzte Geschichte reiht sich ein in die Gründe, die ich für mein recht ordentliches Selbstwertgefühl verantwortlich mache, allerdings auch für die Bürde, nicht enttäuschen oder versagen zu dürfen. Mein Vater war bei meiner Geburt im Krieg oder wie man damals sagte: Er stand im Felde. Als er das Telegramm erhielt, das ihm die Geburt seines gesunden Töchterchens anzeigte, habe er sich so gefreut, dass er entgegen seiner Grundsätze ein Lotterielos gekauft und auch noch gewonnen habe. Die hundert Reichsmark habe er umgehend auf die Bank gebracht und als Grundstock einer Aussteuer für seine Tochter angelegt. Das klang in meinen Ohren ungeheuerlich! Hundert Reichsmark waren eine beachtliche Menge Geld. Ich erinnere mich, dass ich am Wochenende gelegentlich in die „Wiesenburg“, die Kneipe an der Ecke, geschickt wurde, um für zwanzig Pfennig drei Zigaretten der Marke „Ernte 23“ und einen halben Liter Bier im Krug zu kaufen. Folglich mussten hundert Mark ein Vermögen sein. Den tatsächlichen Wert sollte ich nie erfahren, denn als der Krieg vorbei war, lag das Geld in der falschen Besatzungszone und wurde bei der Währungsreform auf einen Betrag abgewertet, der niemanden mehr interessierte.

Meinen Namen verdanke ich meiner resoluten Schürers- Großmutter, die unter uns wohnte. Mein Opa hatte das vierstöckige, schmucklose Mietshaus bauen lassen. Es war zwar das ärmlichste in der Straße, aber wir hatten einen kleinen, hübschen Garten und ein richtiges Bad mit Wanne und Badeofen. Das war schon etwas. Einen Anschluss an die Kanalisation gab es allerdings nicht; übrigens bis zum Ende der DDR-Zeit nicht.

Meine Schürers-Großeltern kannte ich kaum, weil sie schon 1945 bzw. 1947 gestorben sind. Auf Bildern sah ich in meiner Großmutter eine fast herrschaftlich wirkende Frau mit selbstbewusstem Blick, akkurat aufgesteckter Frisur und edlen schwarzen, hoch geschlossenen Sonntagskleidern. Sie wurde mir als tüchtige Geschäftsfrau nahe gebracht, denn mein Großvater war ein angesehener Klempnermeister. Was mein kindliches Gemüt wirklich beeindruckte, war eine Uhr, die unser Klavierzimmer zierte und mit der goldenen Inschrift punktete: „dem Fürstlichen Hofklempnermeister gewidmet“! An diesem Titel maß ich die wahre Bedeutung des großelterlichen Geschäfts. Als es mir aber zum ersten Mal gezeigt wurde, war ich ziemlich enttäuscht, denn ich stand vor einer kleinen unauffälligen Tür und einem schmutzigen, fast undurchsichtigen Fenster einer Parterrewohnung.

Jedenfalls hatte meine Großmutter ihr jüngstes Enkelchen auf dem Standesamt angemeldet. Den Wunsch des abwesenden Schwiegersohns missachtend, hatte sie den Namen Adelheid als ungeeignet für sich behalten und Gertraude Elisabeth eintragen lassen. Ob diese Eigenmächtigkeit Einfluss auf die weitere Beziehung zwischen den beiden hatte, ist nicht bekannt. Der Krieg setzte wohl andere Prioritäten. Ich jedenfalls dankte der Großmutter zeitlebens, denn Adelheid war für mich, warum auch immer, mit einem unangenehmen Beigeschmack verbunden. Gertraude, diesem Namen merkte man seine alte germanische Herkunft an. Das bedeutete eine, die mit dem Wurfspieß kraftvoll umgehen kann und der eigenen Kraft vertraut. So jedenfalls waren alle Erklärungsbemühungen bei mir angekommen. Vielleicht trafen mich spätere Bloßstellungen und Enttäuschungen deshalb so schmerzlich und nachhaltig, weil sie nicht zu dem makellosen Selbstbild passten.

Krieg

Ich war in den Krieg hinein geboren, trotzdem erlebte ich meine frühe Kindheit als geborgen und sorglos. Dass Krieg schlecht war, schloss ich vor allem aus den sehnsuchtsvollen Rückblicken auf die vergangene und den Erwartungen auf die kommende Friedenszeit. Frieden bedeutete ganz offenbar eine paradiesische Zeit, in der es nichts von dem gab, was die Gegenwart störte oder vermissen ließ. „Wenn du wüsstest...", so begannen alle Erinnerungen an die Zeit vor dem Krieg. Dann wurde irgendeine phantastisch klingende Geschichte erzählt, in der es weder Streit, noch Ärger, noch Entbehrung gab. Frieden erfüllte jeden Wunsch! Wann die gelobte Zeit eigentlich begann, kann ich nicht sagen. Das Ende des Krieges jedenfalls war es nicht. Noch in späten Nachkriegsjahren wurden außerordentliche Ereignisse mit den Worten kommentiert: „Das ist ja wie im Frieden!" Außerordentlich war z.B., dass Strom, Gas oder Wasser nicht abgeschaltet wurden, dass man sich satt essen konnte, dass es etwas unverhofft zu kaufen gab.

Krieg hieß für mich vor allem, dass mein Vater nicht da war, dass ich jeden Abend für ihn betete (lieber Gott, mach mich fromm, dass ich in den Himmel komm und mach auch bitte, dass mein Vati wieder nach Hause kommt), dass alle immer auf ihn warteten, weil dann alles besser, irgendwie richtiger werden sollte. Krieg hieß auch, vom Essen weg oder aus dem Schlaf gerissen zu werden und in den Luftschutzkeller rennen zu müssen. Der gepackte Rucksack, meine Mutter hatte ihn aus grün-weiß gestreiften, robusten Stoff selbst genäht und liebevoll mit unserem Monogramm bestickt, und die festen Schuhe standen griffbereit für jeden neben der Wohnungstür. Sie durften keinesfalls vergessen werden. Im Keller traf sich die ganze Hausgemeinschaft, tauschte Neuigkeiten aus, lenkte die Kinder mit Spielen von der eigenen Angst ab und verteilte gelegentlich sogar einen Leckerbissen. Im Übrigen schien das ein ganz normales Leben zu sein. Lediglich die unvermittelt einsetzenden Fliegeralarmsirenen unterbrachen jede Normalität. Sie forderten auf, alles stehen und liegen zu lassen und umgehend den nächst gelegenen Luftschutzraum aufzusuchen. Panik setzte ein, wenn der schon überfüllt war. Wir mussten dann weiter rennen, den nächsten Bunker suchen, immer in der Angst, dass die schon dröhnend hörbaren Bomber jeden Augenblick ihre gefährliche Last abwerfen könnten. Meine schlimmste Vorstellung war, dass ich in der Hast und Aufregung von meiner Mutter weggerissen werden könnte. Doch selbst in so gefährlichen Situationen, wie bei einem Bombardement in der unmittelbaren Nachbarschaft empfand ich mehr Neugier als Angst. Ich hatte ja noch nichts Schlimmes erlebt. Ich wollte nur sehen, was passiert war. Als ich aber einmal auf dem Weg zum Kindergarten an einer Reihe erschossener Kriegsgefangener oder Fremdarbeiter vorbeigehen musste, lief ich schreiend nach Haus zurück. Die Toten waren neben dem Fußweg abgelegt worden, wie Müll. Niemand kümmerte sich um sie, niemand schien zu trauern. Die Gesichter waren erstarrt, die dünnen Körper in zerlumpte Uniformen gekleidet. Das Bild des Grauens ist in meinem Gedächtnis hängen geblieben, aber es verbindet sich nicht mit irgendeinem Verständnis oder einer anderen Emotion, nur das Erschrecken blieb.

Zum Krieg gehörte auch, dass ich meine Mutter absichtlich in Verlegenheit brachte, wenn ich sie fragte, warum denn das große Kaufhaus immer geschlossen sei. Ich wusste nicht, dass es ein jüdisches Kaufhaus war und dass die Juden verschleppt worden waren, aber es kitzelte mich ein schwer definierbares Gefühl der Überlegenheit, weil die Frage meine Mutter regelmäßig zum Stottern brachte. Ähnliches Vergnügen bereitete es mir, wenn ich meiner Tante Mariechen, die ich sehr mochte, die Hand hinstreckte, um sie zu begrüßen, aber im letzten Augenblick den Arm hochriss und „Heil Hitler" rief. Ich wusste nicht, warum die Tante dann zitterte und nach Luft rang. Aber ich spürte ihre Ohnmacht und probierte immer von Neuem, ob ich sie provozieren konnte. Erst als Erwachsene erfuhr ich, dass Tante Mariechen schon als junge Frau der Kommunistischen Partei beigetreten war, dass ihr Mann in Gestapohaft saß und sie selbst ein jüdisches Baby als ihr eigenes ausgegeben hatte.

In den ersten Apriltagen 1945 wurden in unserer Nachbarschaft die letzten Brücken gesprengt, um den Feind abzuwehren. Ich lief mit der übrigen Kinderschar hin, um mir das Schauspiel anzusehen. Es war ganz harmlos. Die Brücke sackte einfach in sich zusammen und überquerte die kaum einen halben Meter tiefe Elster nun wie ein zerbrochenes Brett. Dass sie jetzt ein Hindernis für die feindlichen Panzer sein sollte, war selbst für mich Fünfjährige ein schlechter Witz.

Als meine Heimatstadt zwei Tage vor meinem fünften Geburtstag kapitulierte, wurde ich von manchen Erwachsenen bedauert, weil ich nun einen so traurigen Geburtstag erleben müsse. Ich verstand beim besten Willen nicht, warum er traurig sein sollte, Geburtstage waren doch ein freudiges Fest, das mit Krieg oder Kapitulation nichts zu tun hatte. Ich hatte sogar ein ganz unerwartetes Geschenk bekommen, einen Teller, auf dem aus getrockneten Aprikosen und Mandeln eine große Fünf gelegt worden war. Ich konnte mich nicht erinnern, so leckere Sachen schon einmal gegessen zu haben.

Dann kam der Feind.

Statt der Hakenkreuzfahnen hängten die Leute weiße Betttücher aus den Fenstern. Der Feind kam in Jeeps und Panzerwagen die Straße herunter gerollt, die direkt auf mein Elternhaus zu lief. Wir standen alle hinter der Gardine und beobachteten jede Einzelheit. „Zum Glück sind es die Amis“, sagten die Großen. Vor denen schien niemand Angst zu haben, die Leute zeigten sich sogar erleichtert, obwohl bis dahin Feindberührung gleichbedeutend war mit Tod oder mindestens Verderben. Die Sieger quartierten sich in die Fabrikantenvillen ein, und wir Kinder machten mit unseren ersten englischen Wörtern „Have you chewing gum or chocolate?“ bei den Besatzern reiche Beute. Ich hatte damals meine erste Begegnung mit einem farbigen Soldaten. Er war sehr groß und hatte ein ungewöhnlich strahlendes Gebiss, lachte mir vergnügt zu und schenkte mir den begehrten Kaugummi. Doch welch Entsetzen ergriff mich als ich sah, dass der Kaugummi schwarz war! Also stimmte doch, was man sich erzählte, dass nämlich die Haut abfärbte und alles, was mit ihr in Berührung kam, schwarz wurde. Ich sehe mich noch heute auf der kaputten Brücke stehen, den herrlich großen, nur noch halb eingewickelten schwarzen Kaugummi in der Hand und kann ihn nicht in den Mund stecken vor Angst und nicht wegwerfen vor Habgier.

Als die Russen einrückten, versteckte meine Mutter den fünfzehnjährigen Heiner, weil sie befürchtete, er könne abgeholt und verschleppt werden. Jetzt hatten alle Angst, vor Plünderei, Vergewaltigung, Verschleppung. Wertvolles wurde beschlagnahmt, wenn es sich nicht hatte verstecken lassen, besonders Fahrzeuge, Maschinen, Baumaterial, auch Häuser und Grundstücke. Unangekündigt und gewaltsam verschafften sich Soldaten Zugang zu allem. Was nicht niet- und nagelfest war, wurde mitgenommen. Die Leute erzählten mit Hohn und Spott, dass die Russen sich im Wasserklosett waschen wollten, dass sie vor dem Klingeln eines Weckers davonliefen, dass sie Wasserhähne abrissen, um sie woanders in eine Wand zu montieren in der Vorstellung, dass auch dort Wasser fließen müsse. Ich selbst sah zu, wie ein russischer Soldat im Nachbarhaus mit der Mutter einer Freundin aus irgendeinem Grund stritt. Plötzlich zog er seine Pistole und erschoss die Frau. Ich sah auch, wie ein russischer Soldat ein am Boden liegendes Pferd mit seinen Stiefeln trat, weil es nicht aufstehen wollte. Diese Erlebnisse passten zu dem gängigen Urteil, dass Russen roh, rücksichtslos, dumm und verdreckt seien, sie passten auch zu dem Kinderreim, den wir früher gesungen hatten: „Bum, bum, bum, die Russen kumm; da wirst du in den Sack gesteckt und mit nach Sibirien verschleppt." Sie passten nicht zum Verhalten der Soldaten, die bei uns einquartiert worden waren. Von denen wurde ich verwöhnt, bekam Milchreis und andere Leckereien. Diese Soldaten waren fröhlich, lachten und spielten mit mir.

Unser Vater kam wenige Monate nach Kriegsende nach Haus, völlig überraschend und doch so lange ersehnt. Ich weiß nicht, ob ich ihn erkannte als ich ihm die Tür öffnete. Ich ließ ihn jedenfalls stehen, rannte zurück in die Küche und rief in heller Aufregung: „Der Vati ist da!" Mein Bruder Hans, damals acht Jahre alt, weigerte sich zu *dem fremden Mann* zu gehen. Mein Vater war uns als ein stattlicher Mann in Erinnerung mit herrlichen schwarzen Locken, immer in einer korrekt sitzenden Uniform. Jetzt sah er müde aus, grau, erschöpft. An der Uniform fehlten die Schulterklappen und Abzeichen. Am meisten befremdete sein vollständig kahler Kopf. Er hatte sämtliche Haare verloren, auch Augenbrauen,

Wimpern und Barthaare. Das machte ihn wirklich sehr fremd.

Entgegen aller Voraussagen wurde mit dieser Heimkehr nicht alles besser, im Gegenteil, es wurde alles schwieriger. Ganz im Vordergrund stand die allgegenwärtige Angst, dass er wieder fort müsste. Oft genug klingelte es nachts, und er wurde zu irgendeinem Arbeitseinsatz abgeholt. Niemals wussten wir, ob er wiederkommen würde. Von meiner Freundin war die Mutter spurlos verschwunden. Sie hatte ihren Mann vom Bahnhof abholen wollen, als der aus der Gefangenschaft entlassen worden war. Sie hatten einander verfehlt. Wochenlang ging der todkranke Heimkehrer mit seinen drei Kindern zu jedem ankommenden Zug. Vergebens. Das Schicksal der Mutter blieb unaufgeklärt. Dass jemand verschwand oder verschleppt wurde, gehörte in diesen Jahren zum traurigen Alltag.

Schwierig war auch, dass mein Vater im Familienleben eigentlich gar nicht gebraucht wurde, keinen angestammten Platz hatte. Er war da, ersehnt, überflüssig und fremd. Wenn ich etwas wissen wollte, fragte ich gewohnheitsgemäß meine Mutter oder einen Bruder. Meinen Vater empfand ich wie einen Besucher, auf den alle Rücksicht zu nehmen hatten. Oft genug gab uns meine Mutter heimlich ein Zeichen, uns doch an den Vater zu wenden, ihn einzubeziehen. Für mich bestand in dieser Zeit seine wichtigste Rolle darin, mich zu bewundern.

Mein Vater war ein feinsinniger, sensibler Romantiker, der sich allem Schöngeistigen zugeneigt fühlte und stets nach Höherem strebte. Er stammte aus kleinen Verhältnissen. Sein Vater hatte zwar Steinbildhauer gelernt, war aber in diesem Beruf kaum tätig, sondern einige Jahre als Handelsvertreter unterwegs, ehe er seine endgültige Beschäftigung als kaufmännischer Angestellter in der Weberei Berglas fand. Es galt als besonderes Glück und als Auszeichnung, dass mein Vater das Lehrerseminar besuchen durfte, das er als Lehramtskandidat abschloss und zwei Jahre später durch eine weitere Prüfung die „endgültige Anstellung im Thüringischen Volksschuldienste" erwarb. Ob er gern Lehrer war, weiß ich nicht. Aber er lernte gern, las viel, beschäftigte sich mit Philosophie und Naturwissenschaften und liebte die Musik.

Jetzt wurde er als ehemaliger Nazi-Oberleutnant extra zu „Drecksarbeiten" herangezogen. Er musste sein Geld als Kohlenschipper, Friedhofsgehilfe, später als Fabrikarbeiter an der Drehmaschine verdienen. Ich wusste, dass er sich ungerecht behandelt fühlte, gedemütigt, ausgeliefert und dass er deshalb so empfindlich war. Erst viel später verstand ich, dass mit dem sogenannten *Dritten Reich* auch seine Ideale zusammengebrochen waren. Wie die Mehrzahl der Erwachsenen, die ich kannte, hatte er an „das Gute" geglaubt, hatte weg geschaut, wenn er etwas nicht sehen wollte, hatte sich geweigert, die ihm bekannt gewordenen Gräuel zur Kenntnis zu nehmen, wenigstens offiziell. Unübersehbare Verbrechen hatte er sich schön geredet, als Fehler beurteilt, von denen der *Führer* nichts wusste oder sie als unbeabsichtigte Ausrutscher betrachtet. Mein Vater war enttäuscht! Enttäuscht vom *Führer*, der „so etwas zugelassen hatte" und enttäuscht von sich selbst, der sich so sehr hatte täuschen lassen.

Hunger

Die ersten Nachkriegsjahre waren in meiner Erinnerung vom Hunger bestimmt. Alles drehte sich ums Essen. Stets gab es zu wenig oder gar nichts. Alle anderen Lebensinhalte hatten an Bedeutung verloren. Jeder Streit galt dem Essen, dem Beschaffen von Essbarem, dem Teilen oder Verstecken, dem Sparen und Hamstern. Kartoffelstoppeln, Ährenlesen, Pilze und Beeren sammeln, Mülltonnen durchsuchen, Obst und Gemüse aus fremden Gärten stehlen, betteln, das war Alltag.

Für mich war diese Art der Nahrungsbeschaffung mehr Spiel und Abenteuer als Arbeit. Ich hatte immer Lust zu dieser Art Beschäftigung, war sie doch der einzige Weg, um den ständigen Hunger zu besänftigen.

Die Felder, von denen die Erntereste aufgesammelt werden durften, wurden bewacht und mussten erst vom Bauern frei gegeben werden. Geizige Bauern fuhren selbst mit der Harke mehrmals über das Feld und sammelten sorgfältig jeden Strohhalm auf, ehe sich die wartenden Städter auf die kärglichen Reste stürzen durften. Als kleines Mädchen, dem wenig Aufmerksamkeit geschenkt wurde, gelang es mir manchmal, mich heimlich in eine *Puppe* zu schleichen. Das Getreide wurde damals noch vor der Reife von Hand gemäht, die Ähren am Halm als Garbe zusammengebunden und zum weiteren Trocknen gegeneinander zur *Puppe* aufgestellt. Wer in so einer *Puppe* saß, konnte unbemerkt von innen die Ähren abzupfen. Allerdings war die Gefahr erwischt zu werden, ziemlich groß, doch dem kleinen Mädchen drohte allenfalls eine Tracht Prügel. Und die nahm ich für einen Rucksack voller Ähren in Kauf.

Auch beim Pilze-, Beeren- oder Brennholzsammeln wurde der Wald immer nur an bestimmten Tagen frei gegeben. Das führte dazu, dass die hungernden Menschen sich lange vor der Öffnung vor dem Wald platzierten, um nicht zu spät zu kommen und leer auszugehen; es hatte allerdings den Vorteil, dass die Früchte nicht völlig unreif abgerissen wurden.

Ich prüfte alles auf Essbarkeit. Einmal hatte ich in einer Mülltonne ein Stück Käserinde gefunden, das andere Kinder als Schweizer Käse identifizierten. Für mich war es eine Offenbarung. Ich kannte Schweizer Käse nur dem Namen nach. Dass sich die steinharte Rinde nicht kauen ließ, war ganz in Ordnung, denn meine Freundin hatte mir erklärt, dass man Schweizer Käse nur hauchdünn auf ein Brot strich. Brot hatte ich nicht, aber ich fand eine rohe Kartoffel, die noch genießbar war. Mit diesen Schätzen versteckte ich mich auf einem Baum, um dort ungestört und allein zu sein. Ich strich die Käserinde über die Kartoffel und fand, dass es großartig schmeckte. Das beste aber war, dass sich die Rinde gar nicht verbrauchte. Jetzt verstand ich, warum Schweizer Käse so hoch im Kurs stand! Es sollte Jahre dauern, ehe ich merkte, dass man den Käse aß und die Rinde wegwarf.

Auch dass *Kaffeeersatztorte* nicht das Höchste eines sonntäglichen Genusses sein muss, wurde mir erst viel später bewusst. Für die Kaffeeersatztorte vermischte meine Mutter den kalten Kaffeesatz des Kathreiner Malzkaffees mit etwas Mehl, Backpulver, Zucker oder Süßstoff und was sonst noch an Binde- und Geschmacksmitteln aufzutreiben war und zauberte daraus eine „Torte“, die mit Marmelade oder Rübensirup gefüllt wurde. Immer wieder muss ich an jenen Sonntag denken, an dem mein Bruder Hans zur Kaffeezeit nicht zu Hause war und mir sein Stück Kuchen zur Aufbewahrung anvertraut wurde. Die Versuchung es selbst zu essen, war riesig. Mehr als einmal war ich drauf und dran, das Stückchen in meinen Mund zu schieben. Doch, was wäre, wenn meine Mutter fragen würde: „Na, Hansel, hat die Überraschung geschmeckt?“ Dass sie tatsächlich fragte, war für mich wie eine Siegerehrung nach dem harten Kampf mit mir selbst.

Eine zur Erntezeit vielfach hergestellte Sonderration gab es in Form des „Spuckkuchens“. Er wurde so genannt, weil man ihn nur kauen konnte und dann ausspucken musste, denn er bestand nur aus den Getreidespelzen, die beim Dreschen übrig blieben. Sein großer Vorteil bestand darin, dass jedem extra große Stücke zugeteilt wurden und man lange daran kauen konnte.

Es gab auch Mehl aus getrockneten Kartoffelschalen. Die Kartoffeln wurden gekocht, geschält, die Schalen auf der Herdplatte geröstet und anschließend zerrieben. Unter die Masse wurde der gelegentlich zugeteilte „Nährkalk“ gemischt, der wie Kreide schmeckte, aber als äußerst gesund, ja, gerade für Kinder als lebensnotwendig galt. Ich kann mich nicht erinnern, wie die Suppe, die aus solchen Zutaten gekocht wurde, schmeckte, aber das Kratzen im Hals war äußerst lästig und verdarb mir den ganzen Genuss. Der Hunger war so groß, dass Hans und ich uns eine Suppe kochten, sie bestand nur aus Sauerampfer, Wasser und Salz, aber sie füllte Mund und Magen. Manchmal kamen wir in den Genuss der *Quäker-Speisung*. Ich kann mich nur an ein einziges Gericht erinnern, es war Griessuppe mit Milch. Sie war so begehrt, dass ich die zwei Stunden Fußmarsch quer durch die ganze Stadt ohne Murren in Kauf nahm.

Zur Lieblingslektüre meines Vaters gehörte in dieser Zeit das große „Dr.-Oetker-Kochbuch“. Es lag auf dem Nachttisch griffbereit. Am Sonntagmorgen wurden Rezepte aus Friedenszeiten vorgelesen und mit sehnsüchtigem Verlangen und schwelgenden Erinnerungsbildern kommentiert. Gebratene Kohlrüben schmeckten so gut wie gekochter Schinken, versicherte unser Vater. Das würden wir in Friedenszeiten ganz bestimmt auch essen.

Wegen des Hungers erlitt ich meine erste schwere Demütigung. Die Erinnerung an diese Situation steht sehr lebendig und in vielen Einzelheiten vor meinem inneren Auge: Ich war in der ersten Klasse. Die Lehrerin hatte Aufgaben an die Tafel geschrieben und mich beauftragt, die Klasse bei der Arbeit zu beaufsichtigen. Um schnell fertig zu werden, schlug ich vor, die Lösungen an die Tafel zu schreiben, damit alle sie abschreiben könnten. Natürlich wurde mit lauter Zustimmung geantwortet, allerdings erwartete ich als Gegenleistung von jedem Kind das Brötchen, das es als Schulspeisung gegeben hatte. Die Kinder waren brav und brachten mir ihre Semmel. Ich schob Schiefertafel und Fibel unter die Bank statt in den Ranzen, um Platz für die Brötchen zu schaffen und trug voller Stolz den prall gefüllten Ranzen nach Haus. Ich platzte bald vor Ungeduld, um das freudige Strahlen im Gesicht meiner Mutter zu sehen. Stattdessen und statt der erwarteten dankbaren Umarmung wurde ich mit Vorwürfen überschüttet. Meine Mutter zeigte nicht das geringste Verständnis dafür, dass ich wie eine Erwachsene für die Familie gesorgt hatte. Ich verstand die Welt nicht mehr. Mein Vater kam öfter nach Haus und packte stolz zwei oder drei Briketts aus der Tasche. Stets wurde er freudig und mit dankbarer Anerkennung begrüßt und keiner fragte danach, wo er sie her hatte. Meine Mutter hatte, wenn sich die Gelegenheit ergab, sogar Butter, Zucker oder Mehl aus dem Depot der einquartierten Russen *abgezweigt*, was als mutig und lebenstüchtig galt. Warum musste ich die ehrlich verdienten Brötchen am nächsten Tag zurückgeben?! Die Welt war eben ungerecht und die Erwachsenen durften alles.

Mit ziemlich gemischten Gefühlen erinnere ich mich an das Munitionsfett. Ich habe den beißenden Qualm und Gestank noch heute in der Nase und spüre das Kratzen im Hals, das den Vorgang begleitete, durch den das Munitionsfett genießbar gemacht wurde. Meine Mutter und einige andere Frauen hatten auf dem benachbarten Schützenplatz große Fässer entdeckt, die noch unversehrt mit Munition gefüllt waren. Im Schutze der Nacht wurden diese heimlich nach Hause gerollt, geöffnet und ihr Inhalt sofort als verwertbar beurteilt. Zuerst musste die Munition aus dem Lagerfett entfernt werden. Dann kam die entsetzliche Prozedur, bei der das Fett erhitzt und längere Zeit gekocht werden musste. Dabei entwickelte sich jener stinkende, ätzende schwarzgelbe Qualm. Er drang aus allen Häusern, verpestete die Straße, so dass man auch dort husten und prusten musste und sein Heil in der Flucht suchte.

Gelegentlich verbreitete sich die Nachricht, dass ein Zug mit Melasse auf dem Güterbahnhof eintreffen sollten. Dass diese dunkelbraune, zähflüssige Masse, die bei der Zuckergewinnung abfiel, früher als Futtermittel benutzt wurde, erschien mir als eine unglaubliche Verschwendung. Das Verhalten der Erwachsenen bestätigte meine Meinung. Melasse war ganz klar ein kostbares Gut. Sobald die Ankunft eines Zuges bekannt wurde, ließen die Erwachsenen alles stehen und liegen, schnappten sich Eimer und Kannen und eilten auf den Güterbahnhof. Ich durfte leider nie mit. Es sei zu gefährlich. Außerdem kamen die Züge oft in der Nacht. Die Waggons wurden heimlich angezapft. Man musste schnell sein, um nicht zu spät zu kommen und leer auszugehen. Man musste aufpassen, dass die anderen sich nicht zu viel nahmen und vor allem durfte man sich nicht erwischen lassen. Ich rannte am Morgen als erstes in die Küche. Stand dort ein großer Eimer mit der süßen Köstlichkeit, wusste ich, dass alles gut gegangen war und ich triumphierte innerlich als sei ich selbst die Heldin.

Die ersten Schuljahre in der sowjetischen Besatzungszone

Lange und ungeduldig hatte ich auf meinen ersten Schultag gewartet. Einschulungen waren damals noch keine Familienfeste, es wurde nicht viel Aufhebens darum gemacht. Der Alltag brachte wichtigere Anforderungen. Zu meiner Zeit bestanden die Feierlichkeiten in einer Ansprache auf dem Schulhof, an deren Inhalt ich mich beim besten Willen nicht erinnere. Meine Mutter war dabei und auch mein Bruder Hans, der die gleiche Schule besuchte und eine große Zuckertüte für mich mit beiden Händen hoch hielt. Anders als meine großen Brüder musste ich nicht auf diese Tradition verzichten. Im *Dritten Reich* waren Schultüten verpönt. „Ein Volk, ein Reich, ein Führer", so einer der bekannten Propagandasprüche, beinhaltete auch die Solidarisierung mit den ärmsten Volksgenossen, die sich keine Zuckertüte leisten konnten. Jetzt war das *Dritte Reich* verschwunden und die Zuckertüten wieder in Mode. Ich freute mich zwar über meine Tüte, aber viel wichtiger war mir, dass es endlich los ging mit dem Unterricht. Mit Riesenstolz und großer Erwartung marschierte ich hinter Fräulein Schönfelder, unserer Lehrerin, in das Klassenzimmer, und wie enttäuscht wurde ich, als ich nach gerade mal einer halben Stunde wieder nach Haus geschickt wurde. Mit ein paar umgestülpten, auf die Schiefertafel gekritzelten Zuckertüten war uns der Buchstabe A nahe gebracht worden. Naja. Als ich meine Schultüte umstülpte, kullerten mir sieben Birnen entgegen und in der untersten Spitze fand ich ein paar Abziehbilder und Schieferstifte samt Spitzer.

Meine ersten Schuljahre im Nachkriegsdeutschland waren vom Überlebenskampf geprägt. Zwar hatte meine Heimatstadt nur wenige Bombenschäden zu beklagen, doch der allgemeine Mangel war an allen Ecken und Enden spürbar. Hinzu kamen rund siebentausend Flüchtlinge, die bei den knapp vierzigtausend Greizern einquartiert wurden. Deshalb drängelten sich oft mehr als sechzig Schülerinnen in einer Klasse, die damals noch streng nach Geschlechtern getrennt waren. Gelegentlich wurden mehrere Klassen gemeinsam unterrichtet, denn sie durften sich zum Aufwärmen in der Schulküche versammeln, im einzigen beheizten Raum. Dort saßen wir auf provisorischen Sitzgelegenheiten im Kreis um den großen Suppenkessel, aus dem der anziehende Geruch süßer Mehlsuppe aufstieg, während im übrigen Schulgebäude dieser typische Mief von schmutzigen, ölgetränkten Holzplanken herrschte.

Übrigens bescherten mir die Flüchtlinge meinen ersten Kontakt mit *echten* Katholiken. Ich kannte wohl die kleine, völlig unauffällige Katholische Kirche, weil mich mein Weg oft dort vorbei führte, doch hatte ich nie jemanden hineingehen sehen. In meiner Welt gab es bisher keine Katholiken. So betrachtete ich diese neuen Mitschülerinnen mit staunender Neugier und beobachtete sie heimlich, aber außer dem fremden Dialekt und einem etwas strengeren Aussehen konnte ich keine Besonderheiten ausmachen. Am ehesten waren wir anderen neidisch auf sie, weil sie außer an den üblichen Feiertagen noch an zusätzlichen Schultagen frei bekamen. Außerdem feierten sie bereits mit neun Jahren ein richtig großes Fest, bei dem sie als Hauptpersonen wunderschöne, kostbare Brautkleider tragen durften und lange weiße Kerzen, geschmückt mit einem zarten Schleier.

Ärztliche und zahnärztliche Untersuchungen, Wiegen, Messen, Impfungen und Entlausungen gehörten zum Schulalltag. Wer untergewichtig war, hatte die Chance zur Erholung verschickt zu werden. Leider gehörte ich trotz des ständigen Hungers nie zu den Auserwählten.

Als Schulspeisung gab es in der Regel einen viertel Liter dünne Mehlsuppe, die in ein mitgebrachtes Töpfchen geschöpft wurde. Dieses wurde am Ranzenriemen getragen, auf der einen Seite hingen Schwamm und Lappen für die Schiefertafel, auf der anderen Seite das Henkeltöpfchen.

Eine Grundlage des Existenzkampfes war der Tauschhandel. Der spielte auch in der Schule eine Rolle. Da es kaum etwas zu kaufen gab, musste alles *organisiert* werden. Gute Zensuren ließen sich mit einem Kohlkopf, ein paar Kartoffeln oder etwas Papier einhandeln. Für das Rezept meiner Mutter, wie man aus Kartoffeln Schlagsahne herstellte, erhielt ich mein erstes Lesebuch. Aus Vorkriegsbeständen war mir eine echte Schiefertafel zugefallen. Damit gehörte ich zwar zu den wenigen Glücklichen, aber meine Tafel war nur klein, hatte einen Sprung und außerdem fehlte eine Ecke, so dass ich froh war, die defekte Schiefertafel aus Friedenszeiten gegen eine große, nagelneue Papptafel eintauschen zu können. Den Nachteil merkte ich erst als der Tausch nicht mehr rückgängig zu machen war. Von der Papptafel ließ sich das Geschriebene nämlich nur unvollständig abwischen, so dass sie nach wenigen Wochen eigentlich unbrauchbar war. Da es aber kaum Papier gab, diente sie dennoch zwei Jahre als Schulheft; die Vorderseite mit Linien zum Schreiben, die Rückseite mit Kästchen zum Rechnen.

An die frühe Schulzeit erinnere ich mich wie an eine Zeit großer Unbeschwertheit, an Freundschaften, Spiele, Späße, an viele Episoden des altbekannten Schüler-Lehrer-Spiels. Erinnerungen, die Ernsthaftigkeit, Anstrengung oder Unangenehmes beinhalten, finde ich nicht. Ob es zu meinem Charakter gehört, mir alles schön zu reden? Erst neulich hatte ich mich dabei ertappt, wie mich meine Erinnerungen zu meinen Gunsten täuschten. Mein Enkel hatte sein Zeugnis vorgelegt, mit dem er ganz zufrieden zu sein schien. Ich aber fand den Einwand angebracht: „Na, du könntest schon bessere Zensuren haben. Wenn du willst, zeige ich dir mal mein Zeugnis." Der Enkel hatte wenig Interesse daran. Ich suchte es trotzdem hervor, von der eigenen Neugier getrieben und sah zu meiner Überraschung, dass es dem des Enkels ziemlich ähnelte.

Ich hatte oft genug tadelnde Einträge nach Hause bringen müssen, etwa derart: „Schwatzt!", „Schwatzt wiederholt", „Stört durch Schwatzen!", „Vorlaut!", „Sagt vor!" Diese Tadel mussten den Eltern zur Unterschrift vorgelegt werden, damit auch ihnen die Unarten bekannt wurden. An Strafen gab es in der Regel Hausarrest oder das vielfache Abschreiben solch einprägsamer Sätze wie: „Ich soll nicht schwatzen."

In die frühe Schulzeit gehört auch eine zweite demütigende Situation, die sich mir unauslöschlich in die Seele gebrannt hat. Ich war etwa sieben oder acht Jahre alt und sollte vor dem erst später beginnenden Unterricht Klavier üben. Meine Mutter hatte den frisch gewaschenen Faltenrock mit Sorgfalt gebügelt und mir aufgetragen, den Rock doch erst nach dem Üben anzuziehen, damit seine Schönheit lange erhalten bliebe. Gesagt, getan. Beim Üben hatte ich die Zeit verklimpert, war in Windeseile in den Mantel geschlüpft und zur Schule gerannt. Alles war gut gegangen bis es überraschend an der Klassenzimmertür klopfte, meine Mutter herein trat und den makellosen Rock wie eine Trophäe vorzeigte. Bis dahin hatte niemand gemerkt, dass ich nur die langen Strümpfe und Unterhosen unter dem Mantel trug, denn die ungeheizte Schule war so kalt, dass alle Kinder ihre Mäntel anbehielten. Aber als meine Mutter das hoch gehaltene Zeugnis meiner Schusseligkeit, Unzuverlässigkeit und Unselbstständigkeit mit der Aufforderung begleitete: „Lacht sie nur alle mal aus, die kann sich nicht mal alleine anziehen!“, da waren alle Blicke auf das gerichtet, was unter dem Mantel nicht zu sehen war. Ich schämte mich wie kaum jemals wieder in meinem Leben. Das schmerzlichste war, dass es meine Mutter war, die mich so an den Pranger gestellt hatte.

In den ersten Schuljahren unterrichteten uns fast ausschließlich Lehrerinnen. Diese führten ein strenges, aber fürsorgliches und gerechtes Regiment. Die wenigen Lehrer, an die ich mich erinnere, waren alte Männer, die wohl der Not gehorchend, nach ihrer Pensionierung wieder zum Dienst verpflichtet worden waren. Sie spielten eine geringe Rolle, wurden auch von uns Kindern nicht wirklich ernst genommen. Es herrschte ja ein schlimmer Lehrermangel, da einerseits viele Männer *im Krieg geblieben* waren, gefallen, vermisst oder noch in Gefangenschaft und andererseits die allermeisten Lehrer wegen ihrer Mitgliedschaft in der Nazipartei oder wegen anderer politischer Verstrickungen aus dem Schuldienst entfernt worden waren. Das änderte sich erst als die ersten Neulehrer zum Unterricht kamen. Neulehrer waren Kriegsheimkehrer, die den neuen politischen Kurs vertraten und in wenigen Monaten zum Unterrichten heran gebildet wurden. Fachlich waren sie uns Schülern oft nur wenig voraus, was wir instinktiv spürten und keine Gelegenheit ausließen, um sie durch provozierende Fragen aus dem Konzept zu bringen. Eine pädagogische Ausbildung war in den Neulehrerkursen nicht enthalten, so dass die Reaktionen ganz und gar von den jeweiligen Lehrerpersönlichkeiten abhingen. Dass Schüler ihre Lehrer womöglich schneller kennen lernten als umgekehrt, war wohl in allen Zeiten so. Doch in den Nachkriegsjahren, in denen alle Normen aus den Fugen geraten waren, hatten wir Schüler ein leichtes Spiel. Bei dem Gedanken an die Streiche, bei denen ich oft genug zu den Anführern gehörte, beschleicht mich noch immer das Gefühl von triumphierender Lust, gemischt mit peinlichem Mitgefühl und nagenden Gewissensbissen. Auf jeden Fall waren die ersten Schuljahre für mich nicht in erster Linie eine Zeit des ernsthaften Lernens, sondern unbeschwerte Freiheit, die ich auf angenehmste Weise mit meinen Freundinnen verbringen durfte.

Als ich in der dritten Klasse war, wurde in der Schule die Werbetrommel für den Eintritt in die Organisation der *Jungen Pioniere* gerührt. Ich wollte gern Pionier werden. Warum? Das ist aus heutiger Sicht nicht so einfach zu beantworten. Zu stark werden die Erinnerungen vom Verstand, den späteren Erfahrungen und den allgemeinen Einschätzungen beeinflusst. Ganz sicher spielte der Wunsch dazuzugehören die wichtigste Rolle. Kein Kind will Außenseiter sein. Ich konnte oder wollte (?) die politische Dimension der Pionierorganisation nicht sehen. Die aufklärenden Gespräche der Eltern empfand ich als Ablehnung, als Verweigerung der Gegenwart, in der sowieso alles schlecht geredet wurde, was neu war. Ich argumentierte mit den Spielen und Beschäftigungen, die bei den Pioniernachmittagen stattfanden und damit, dass Pioniere Vorbild sein sollten. Einen großen Reiz übte sicher auch das blaue Halstuch aus, das jedes Mitglied feierlich überreicht bekam und die Zeremonie des Gelöbnisses, die Gebote der Jungpioniere einzuhalten. Das verlieh uns Kindern Bedeutung und Verantwortung; beides nahm ich ernst. Ich wollte besser sein als die Generation meiner Eltern, ich wollte mithelfen, dass *ein neues Deutschland blühe. Nie wieder Krieg!*, das war meine eindeutige Devise. Ich habe mir die Abneigung im Gleichschritt zu gehen, also zu marschieren, bis heute bewahrt. Ich bin auch meinem Schwur treu geblieben, niemals eine Waffe in die Hand zu nehmen. Ich kann nicht anders, als allen Völkern die Hände zu reichen. Ich habe die Völker verbindenden und Frieden stiftenden Inhalte des Weltjugendliedes verinnerlicht. Es gab so vieles, was ich bejahte, wofür es sich lohnte, mich über die Bedenken der Eltern hinweg zu setzen. Ich war zu jung, um die Parallelen zur Hitlerjugend zu sehen.

Doch die Begeisterung hielt nicht lange an. Ich erkannte bald erste Widersprüche, Fehler und hörte von neuen Verbrechen. Nicht immer wurden die Besten ausgezeichnet. Zunehmend galt die gute Tat weniger als die Zustimmung zur verordneten Meinung. Bald wurde es gefährlich, die eigenen Ansichten oder Kritiken zu äußern. Immer wieder verschwanden Leute, von denen es hinter vorgehaltener Hand hieß, sie seien verschleppt worden. Wohin?

Den Menschen in den Westzonen ging es schnell besser. Es gab mehr zu essen. Meine Mutter ging jetzt nicht mehr auf die Dörfer zum Hamstern. Sie schlich sich über die nahe grüne Grenze in den amerikanischen Sektor und brachte sagenhafte Delikatessen nach Haus, obwohl sie einen Teil an die Grenzer abgeben musste, um nicht verhaftet zu werden. Butter, Zucker, Mehl, sogar Wurstkonserven und Fischbüchsen, lauter Sachen, von denen die Menschen in der Ostzone nur träumten. Als sie erzählte, dass dort sogar ein halbes Brötchen auf der Straße gelegen habe, konnte ich es nicht glauben.

Warum gab es *da drüben* so viel? Warum mussten wir noch immer hungern? Warum gab es selbst auf die Lebensmittelmarken und Punktkarten nur etwas zu kaufen, wenn man Glück hatte? Lag es wirklich daran, dass *der Russe* sich aus dem von ihm besetzten Teil Deutschlands alles holte, was Hitlerdeutschland in seinem Heimatland kaputt gemacht hatte? Ich sah selbst, dass die Eisenbahnschienen abmontiert und weggeschleppt wurden. Ich erlebte die rigorosen Enteignungen, nicht nur durch die Bodenreform. Ich wusste, dass fast täglich Leute *abhauten*.

Allmählich nahm der Propaganda-Krieg Fahrt auf. Es wurde gefährlich, Westsender im Radio zu hören. Selbst über die Sendung von „Onkel Tobias vom RIAS"-Kinderfunk durfte man nicht sprechen, obwohl die allermeisten meiner Freundinnen die halbe Stunde am Sonntagvormittag liebten.

Was ich in der Schule über die *westdeutschen Revanchisten, Kriegstreiber und kapitalistischen Ausbeuter* hörte, nahm ich als Hetzpropaganda nicht ernst. Zu gravierend war der Unterschied in der Lebensqualität. Ich war zwar über den Alleingang der Westzonen enttäuscht, die sich erst zur Bi-, dann zur Trizone zusammen schlossen und schließlich die Bundesrepublik gründeten, denn für mich gab es nur *ein* Deutschland. Ich konnte mich aber mit den Begründungen abfinden, denn entscheidend war, dass es im Westen bergauf ging und im Osten nicht.

Wie ablehnend ich dem Osten gegenüber stand, zeigte sich in der Bewertung eines Films, der von allen Schülern besucht werden musste. Ich war damals höchstens zehn Jahre alt. Der Film, den wir gemeinsam anschauen mussten, zeigte amerikanische Atomversuche an Affen und Afroamerikanern. An Fakten kann ich mich kaum erinnern. Nur die Bilder werde ich nicht mehr los, wie Affen und Menschen ausgemergelt und schreiend in Käfigen gefangen gehalten wurden, sich an den Gitterstäben fest krallten, sich vor Schmerzen krümmten, schrien, über einander lagen und langsam starben. Ich war absolut überzeugt, dass dieser Film nicht echt war! Das war reine Hetze gegen die Amerikaner, die den Westdeutschen so schnell ein besseres Leben gebracht hatten! Der Filmbesuch verstärkte meine Ablehnung der ostdeutschen Politik auch deswegen, weil uns Kindern dieser Film zugemutet worden war, weil Kinder solche unmenschlichen Gräuel ansehen mussten. Das war auch an uns Kindern ein Verbrechen. Nach dem Kinobesuch lag ich mehrere Tage krank im Bett. Erst Jahrzehnte später musste ich die schreckliche Tatsache zur Kenntnis nehmen, dass der Film kein Propagandamaterial der Russen war, sondern eine Dokumentation amerikanischer Wissenschaftler, die die Wirkung der radioaktiven Strahlung untersuchten.

Leben in den Anfangsjahren der DDR

Noch immer war das Leben vom allgemeinen Mangel geprägt, obgleich diese Tatsache uns Kinder wenig interessierte. Wir kannten kein anderes Leben. Wir spielten mit dem wenigen, was es gab, aber wir waren nicht weniger fröhlich. Heiner hatte die Puppenstube meiner Mutter für mich hergerichtet, Möbel gebaut und sogar eine elektrische Beleuchtung installiert. Für Hans war die elektrische Eisenbahn wieder aufgebaut worden und in jedem Jahr durch ein paar Häuser oder Brücken erweitert worden. Die Geyers-Oma hatte einen Stoffball genäht, mit dem man großartig spielen konnte. Ich war im Besitz eines echten Gummiballs aus einem *Carepaket* aus Amerika, aber der war zu kostbar, um für gewöhnliche Spiele benutzt zu werden. Als ich ihn eines Tages doch zur Verfügung stellte, trat das befürchtete Unglück ein. Der Ball rollte in die Elster und war für immer verloren.

Die große Kinderschar in unserer Nachbarschaft teilte sich in zwei konkurrierende Banden, die sich geradezu feindselig verfolgten. Trotzdem blieb es immer ein Spiel. Wir schafften uns viele Abenteuer, denn wir spielten fast nur draußen, wo es kaum Grenzen gab. Natürlich gab es auch gesittetere Spiele. Besonders hoch im Kurs standen das Kreiseln, Seilhüpfen und Ballschule. Antje hatte als einziges Kind Rollschuhe und ein Fahrrad, um beides wurde sie beneidet. Umso größer war mein Vergnügen, wenn ich mitunter zu den Glücklichen zählte, die eine Runde mit dem Rad fahren durften oder mit einem Rollschuh probieren konnten, wie man es machte.

Ein Riesenerlebnis war der Brand einer großen Reithalle, die als Lagerhalle diente und mit gepressten Strohballen vollgestopft war. Die Flammen waren kilometerweit zu sehen. Von allen Seiten waren die Leute zusammengeströmt, um das Schauspiel zu beobachten. Die Feuerwehr hatte keine Chance das Feuer einzudämmen, sondern alle Hände voll zu tun, um die umliegenden Häuser, auch das unsere, zu schützen. Es brannte und glimmte drei Tage lang. Einige Strohballen hatte man ins Freie bringen können. Obwohl sie angekohlt waren und fürchterlich stanken, dienten sie uns als herrliches Spielzeug. Wir kletterten auf die nahen Bäume und sprangen in die Strohballen. Es war ein Riesenvergnügen. Abends zu Hause war es allerdings vorbei mit dem Spaß, denn meine Kleidung hatte so erheblich gelitten, dass guter Rat teuer war.

Im Sommer gingen wir beim alten Elsterflussbad am Stauwehr baden. Es galt als Mutprobe, auf dem blanken Hintern die glitschigen Steine hinunter zu rutschen, weil man sich unten im Wasserstrudel kaum halten konnte. In den Ferien lohnte sich auch der etwa drei Kilometer lange Weg ins Aubachtaler Freibad. Hans und ich bekamen in der Regel dreißig Pfennige mit, weil eine Busfahrt zwanzig und der Eintritt zehn Pfennige kostete. Da nahmen wir lieber den Weg unter die Füße und konnten uns für den Rest des Geldes Brauselimonade oder gar ein Eis kaufen.

Im Winter hatte das Eislaufen in Greiz große Tradition. Schon meine Großeltern schwärmten davon, dass sie zum Paarlaufen auf das Eis des großen Parksees gegangen waren. Da habe es am Wochenende Musik gegeben und heiße Getränke und sogar Bänke, um die Schuhe zu wechseln. Solcher Komfort war uns Nachkriegskindern fremd. Wir wechselten auch nicht die Schuhe, sondern schnallten die Schlittschuhe mit Lederriemen und Schraubschlüssel an die Schuhe. Wie oft rissen dabei die Absätze von den Schuhen. Dann war der Tag gelaufen. Zum Glück hatte mein Vater einen Dreifuß und konnte die Gummiabsätze wieder annageln. Da Hans und ich uns ein Paar Schlittschuhe teilen mussten, gab es oft genug Streit, denn er wollte unbedingt immer dann fahren, wenn ich mich mit meinen Freundinnen verabredet hatte. Was heute überhaupt nicht mehr denkbar ist, gehörte zu unseren größten Wintervergnügen: Wir konnten auch auf der Straße Schlittschuh laufen. Es gab ja kaum Autoverkehr. Außerdem waren die Winter kälter und die Straßen wurden nicht geräumt oder gestreut. Allenfalls fuhr ein Pferdegespann mit dem Schneepflug durch die Straßen, wodurch sich aber eine feste, manchmal eisige Schneedecke bildete. Zum Entsetzen meiner Mutter fuhren wir auf solchen Straßen auch den Traifelberg hinunter, was wirklich gefährlich war, nicht nur, weil wir ja ohne jeden Schutz fuhren.

Schule war mittlerweile zur Selbstverständlichkeit geworden. Der Schulalltag war weniger chaotisch, die Regeln hatten wieder die Oberhand gewonnen. Ich hatte mich eingerichtet in dem, was erlaubt war oder heimlich gemacht wurde, worüber man sprechen durfte und was man besser für sich behielt. Zu den Fächern Lesen, Schreiben, Rechnen, Singen, waren nun Geschichte, Erdkunde, Gegenwartskunde, Biologie, Chemie, Physik, Russisch, Körperertüchtigung und Nadelarbeit gekommen.

Mit Abstand war Russisch das umstrittenste Fach. Es war allgemein üblich, die Abneigung gegenüber den Russen – erst ganz allmählich fand die Bezeichnung *Sowjetbürger* Eingang in die Alltagssprache – auf das Unterrichtsfach zu übertragen. Im privaten Umfeld galt es als anrüchig, die Sprache der Feinde, der Besatzer, lernen zu wollen. Meine beiden ersten Russischlehrerinnen wurden mit ähnlicher Geringschätzung bedacht. Sie waren nie Lehrer gewesen, sondern für den Unterricht eingesetzt worden, weil sie die russische Sprache beherrschten. Frau G. kam aus Litauen, sie sprach schlechtes Deutsch und konnte sich in der Klasse nicht durchsetzen. Die Schüler verhöhnten sie und trieben bösen Schabernack mit ihr. Frau K. sprach ebenso gut Deutsch wie Russisch, fand jedoch keinen Weg, um die Schüler für die Sprache zu gewinnen. Sie war herzensgut, nachgiebig, entschuldigte alle Fehler, um niemandem weh zu tun. Auch die Lehrbücher waren nicht geeignet, die Schönheit der Sprache ins rechte Licht zu rücken oder das Interesse am Fremden zu fördern. Das gelang erst einer gebildeten Frau, die zur deutschen Elite in der russischen Gesellschaft gehört und bis zur Revolution 1917 in St. Petersburg gelebt hatte. Sie zeigte uns ihre Armbanduhr mit einer persönlichen Widmung des Zaren und berichtete von ihrer Teilnahme an der Beisetzung von Lew Tolstoi. Sie verkehrte in Künstlerkreisen, durfte in Begleitung des berühmten Ilja Repin in der Tretjakow-Galerie wie auch im Louvre Bilder abmalen, zitierte die großen russischen Dichter und zeigte uns ein anderes Russland als das der Kommunisten, Bolschewisten und Rotarmisten. Sie erzählte uns, dass sie als eine der ersten Frauen den Mont Blanc bestiegen habe. Sie brachte die Kultur einer uns fremden Welt in den Unterricht.

In den Lehrbüchern dagegen dominierten von Anfang an Texte mit politischem Inhalt und ideologischer

Prägung. Nach vier Jahren Unterricht war ich zwar in der Lage, auf Russisch etwas über die *Große Sozialistische Oktoberrevolution* zu sagen oder die Verdienste von Mamlakat Nachangowa, der besten Baumwollpflückerin der Ukraine, zu beschreiben, ich kannte auch Mischa Kuleschow, den Kälberzüchter aus der Kolchose *Roter Stern*, der schon als Pionier den Leninorden erhalten hatte. Ich konnte Stalins Lieblingslied in der Originalsprache singen, aber die notwendigsten Alltagsvokabeln fehlten. Selbst nach zehn Jahren Russischunterricht, bestandenem Abitur und der Sprachkundigenprüfung war mir eine flüssige Unterhaltung nicht möglich. Wir hatten keine Gelegenheit, die Sprache außerhalb des Unterrichts zu verwenden, denn Kontakte mit Russen gab es praktisch nicht. Während meiner Studienzeit traf ich einmal im Zug mit sowjetischen Soldaten zusammen, aber denen war der Kontakt zu Deutschen untersagt. Trotzdem waren sie mutig genug, mich zu ihrer Mahlzeit einzuladen. Ein Armist drückte mir einen ordentlichen Brocken Kommissbrot in die Hand, während ein anderer rasch eine Zeitung als Serviette auf meinem Schoß ausbreitete. Dazu gab es im ramponierten Emailletöpfchen Wasser aus der Feldflasche. Angesichts der beachtlichen Menge, hielt ich es tatsächlich für Wasser, aber es war Wodka.

1968 führte mich meine Hochzeitsreise in die Ukraine (damals Teil der Sowjetunion), wo ich einen Brieffreund aus Kiew treffen wollte. Das gelang sogar, doch durfte dieser das Hotel, in dem wir wohnten, nicht betreten und sich auch nicht unter die Reisegruppe mischen, mit der ich unterwegs war. Solche oder ähnliche Restriktionen sorgten dafür, dass persönliche Kontakte auf offizielle *Freundschaftstreffen* beschränkt blieben.

Zurück zur Schule: Überrascht stelle ich fest, dass ich keine nennenswerten Erinnerungen an den Unterricht habe. Er plätscherte so dahin, ohne Aufregungen, ohne Höhepunkte. Meine Lieblingsfächer waren Sport und Musik. Ich war recht gut im Geräteturnen und immer vorne dran in der Handballmannschaft.

Nach langen Diskussionen hatten meine Eltern eingewilligt, dass ich Mitglied im Schwimmclub werden durfte. Ich hatte schon mit zehn Jahren die Frei- und Fahrtenschwimmerprüfung abgelegt und galt allgemein als Wasserratte. Jetzt wurde das Schwimmen zum Leistungssport; drei oder viermal in der Woche ging ich zum Training, fast an jedem Wochenende gab es Wettkämpfe. Ich war nicht in der Spitzenklasse, gehörte aber immerhin zu denen, die für Meisterschaften trainiert wurden. Ob aus mir eine hoffnungsvolle Leistungsschwimmerin geworden wäre oder nicht, sei dahingestellt, meine Erkrankung beendete diese Frage abrupt.

Lediglich eine nahezu totale Sonnenfinsternis hat aus meiner Schulzeit Eindrücke hinterlassen. Nicht dass ich mich an die Himmelserscheinung selbst erinnern könnte, vielmehr war es die allgemeine Aufregung, die überall herrschte. Alle Kinder mussten sich auf dem Schulhof versammeln, bekamen rußgeschwärzte Glasscherben und sollten so das Schauspiel verfolgen. Ich suchte vergebens nach dem Mondschatten, der sich über die Sonne schieben sollte. Vielleicht lag es an der zu dick verrußten Glasscherbe. Ich sah jedenfalls lediglich einen schwächer werdenden Lichtpunkt und war ziemlich enttäuscht. Dass es am hellen Vormittag plötzlich dunkel wurde, war allerdings verblüffend.

Das Jahr 1953

Das Jahr 1953 brachte mir drei herausragende Erlebnisse, die in meiner Erinnerung lebendig geblieben sind.

Stalins Tod

Das erste ereignete sich im März mit Stalins Tod. Ich kam wie jeden Tag zur Schule, doch irgendetwas war anders als sonst. War ich zur falschen Zeit gekommen? Was war los? Es herrschte eine ungewohnte Stille. Das Schulhaus wirkte fast leer. Einzelne Gestalten huschten über den Gang. Auch ich verhielt mich instinktiv still, stellte keine Fragen, sah mich verstohlen um. Dann ertönte eine Lautsprecherdurchsage, die alle Kinder in die Turnhalle befahl. Die Lehrer waren dort schon versammelt. Es lag eine unheimliche Spannung in der Luft. Plötzlich sah ich die Russischlehrerin mit völlig verheultem Gesicht. Die meisten Lehrer hatten den Blick gesenkt, einige wischten Tränen beiseite, andere schauten bitterernst auf die Schüler.

Irgendjemand lüftete das Geheimnis: „Der geliebte Generalissimus, Josef Wissarionowitsch Stalin, unser Väterchen, unser aller großer Lehrer lebte nicht mehr!“ Mir erschien die Situation wie eine schlechte Inszenierung. Mit aller Gewalt musste ich ein Kichern unterdrücken, wenn ich die Lehrerschaft betrachtete. Natürlich durfte es niemand wagen, nicht einen tief betroffenen Ausdruck zur Schau zu stellen, sicherer war es, auch zu weinen. Aber ich wusste ja, dass das Getue um *den großen Führer, den Befreier der Menschheit, den Retter aller Hilfsbedürftigen, den Allwissenden, den Unsterblichen* zum unwidersprochenen, unantastbaren Personenkult gehörte. Niemand durfte sich erlauben, etwas anderes auch nur anzudeuten. Um mich herum schniefte und hüstelte es, die Gesichter verschwanden hinter Taschentüchern, die Masse senkte pflichtschuldig die Köpfe.

Irgendwann in den darauf folgenden Tagen wurde die offizielle Trauerfeier angesetzt. Alle Schüler hatten in Pionier- oder FDJ-Kleidung zu erscheinen, die Lehrer trugen schwarze Binden am Ärmel. Unter den Klängen des berühmten Trauermarsches „Unsterbliche Opfer, sie sanken dahin...“, der am Grabe der russischen Revolutionsopfer von 1905 gesungen worden war und der inzwischen zu einem internationalen Kampflied der Arbeiterbewegung avanciert war, zogen die auserwählten Repräsentanten der Schule in die Turnhalle ein. Vorweg die Fahnenträger mit gesenkten Fahnen, dann das mit Trauerflor behängte Bild Stalins, danach erneut ein Fahnenmeer und hinterher die gebeugten Gestalten mit ihren rot geweinten Gesichtern.

Über die Todesursache wurde nicht gesprochen. Von einer Krankheit war bisher nichts bekannt gewesen. Also wurde Herzversagen die offizielle Begründung. Dennoch kursierten vage Gerüchte, dass Stalin vergiftet worden sei von seinen eigenen Leuten. Wahrscheinlich war etwas dran an diesen Geschichten. So ging es eben zu unter den Mächtigen. Die Geschichte ist voll mit politischen Morden. Hinter vorgehaltener Hand wurde auch gemunkelt, Stalin habe den Tod Lenins zu verantworten. Inzwischen weiß man ungefähr, was wirklich passiert war und dass nichts von dem, was offiziell gesagt worden war, stimmte.

17. Juni

Das zweite Ereignis betraf den Volksaufstand vom 17. Juni. Um es gleich vorweg zu sagen, ich habe keinerlei Erinnerung an das, was ich selbst an diesem Tag getan habe. Ich gehe davon aus, dass ich in die Schule gegangen war wie an jedem Tag. Ob der Unterricht vorzeitig abgebrochen wurde oder ob ich alles erst am Nachmittag im Radio erfuhr, liegt im Dunkel. Die tatsächlichen Ereignisse können deshalb hier nicht zur Debatte stehen. Ohnehin war es in Greiz vergleichsweise ruhig zugegangen. Wenn man aber bedenkt, dass der Aufstand im ganzen Land kaum vierundzwanzig Stunden dauerte, kann man ermessen, mit welcher Explosivität hier der Volkswille oder Unwille hervor brach. Es gab ja außer dem Radio kein Informations- oder Kommunikationsmedium. Die allermeisten Menschen hatten kein Telefon. Wie aus dem Nichts tauchte plötzlich die Nachricht auf, dass in Berlin und anderen Großstädten Arbeiter auf die Straße gegangen seien und gegen die Parteipolitik demonstrieren würden. Es war als ob alle den Atem anhielten, weil niemand fassen konnte, was geschah. Endlich wurde in die Welt hinaus geschrien, was auch mir wichtig und richtig erschien: *Weg mit der Regierung! Stürzt die Parteizentralen! Freiheit für die politischen Gefangenen! Nieder mit den mörderischen Arbeitsnormen! Räumt auf mit den Lügen und Lügnern!* Alle Unzufriedenheit, alle Hoffnungen brachen sich Bahn in diesen kurzen Stunden des Aufbegehrens. Kaum war das Unglaubliche geschehen, war es durch die sowjetischen Panzer auch schon wieder niedergeschlagen worden. Dass überhaupt ein öffentlicher Protest stattgefunden hatte, das war die eigentliche Sensation. Alles, was in der Schule, auf Plakaten, in der Zeitung propagiert worden war, wogegen keiner etwas zu sagen wagte, war mit einem Schlag als Lüge oder als hohles Geschwätz angeprangert worden. Endlich war eine andere als die verordnete Meinung laut geäußert worden. Da gab es plötzlich das Gefühl von Offenheit, von Freiheit und Hoffnung. Mir war, als könne ich die Arme ausbreiten und fliegen, lachen, statt wie bisher geduckt, eingesperrt, im Dreck zu wühlen. Tagelang gab es kein anderes Gespräch als die Ereignisse des 17. Juni. Zu Haus saß die ganze Familie um das Radio herum und konnte nicht genug darüber hören, was der RIAS zu berichten wusste. Bruchstückweise sickerten die Gerüchte über die Geschehnisse in der unmittelbaren Umgebung in die privaten Mitteilungen. Diese durften bereits nur noch heimlich ausgetauscht werden. Die offizielle Verlautbarung wertete die Unruhen erwartungsgemäß als *westliche Konterrevolution.* Die Lügen blühten ungeniert auf, scherten sich nicht um die eigenen Widersprüche. Die Berichterstattung diente allein der Bestätigung der bekannten Parteidoktrin. Von irre geleiteten Elementen war die Rede, von westdeutschen Provokateuren und faschistischen Hetzkampagnen, die den schwierigen, friedlichen Aufbau stören wollten. Die Wucht, mit der ein paar angeblich „aufgestachelte Arbeiter“ innerhalb weniger Stunden ein ganzes Land in Aufruhr versetzt hatten, wurde mit dem Ausmaß kapitalistischer Aggression gleichgesetzt und die Notwendigkeit daraus abgeleitet, restriktive Maßnahmen zu verschärfen. Das stalinistische Regime war ja noch unangetastet. Die Angst vor Verhaftungen oder spurloses Verschwinden war noch gegenwärtig. Die gefürchteten

Urteile der *Roten Hilde*, wie die berüchtigte Richterin und spätere Justizministerin der DDR, Hilde Benjamin, im Volksmund genannt wurde, zeigten Wirkung.

Ein Jahr später wurden mir die Ereignisse des 17. Juni und die Lehren, die daraus gezogen werden mussten, als Prüfungsfrage zum Abschluss der achtjährigen Grundschule gestellt. Ich weiß noch wie erleichtert ich war. Das war keine Prüfung, dafür brauchte man kein Wissen. Ich brauchte nur die üblichen Parolen abzuspulen, die besagten, dass der Klassenfeind feige, aber vergeblich versucht hatte, den Sozialismus zu verhindern, Feindschaft zwischen allen friedliebenden Menschen und dem sozialistischen Brudervolk zu schüren und die Erfolge der volkseigenen Wirtschaft zu vereiteln. „Nie wieder Krieg! Es lebe die deutsch-sowjetische Freundschaft! Vorwärts zu neuen Taten beim Aufbau unserer Heimat!“ Mit solch markigen Sprüchen ließ sich die Prüfung mit bestem Ergebnis bestehen.

Dennoch hatte der 17. Juni auch gewisse Veränderungen bewirkt, über die allerdings nicht offen berichtet wurde. Auch in dieser Hinsicht kann ich mich weniger an belastbare Tatsachen erinnern als vielmehr an eine etwas leichter erscheinende Grundstimmung.

Es gab etwas mehr zu kaufen. Die Jagd nach den Notwendigkeiten des täglichen Bedarfs bestimmte noch immer den Alltag. Hungern musste ich nicht mehr. Irgendetwas gab es immer zu essen, aber was es gab, war Glücksache. Die Waren in den staatlichen HO-Geschäften, in denen man für viel Geld ohne Abgabe von Lebensmittelmarken oder Bezugsscheinen kaufen konnte, wurden etwas erschwinglicher. So durfte ich mir zusammen mit Hans die erste Rolle Drops meines Lebens kaufen. Wenn mich meine Erinnerung nicht täuscht, bestand die Rolle aus sechs bunten, dicken Bonbons, die sich herrlich lange lutschen ließen. Den Preis habe ich mit 1,56 DM (Ost) in Erinnerung. Ob das korrekt ist, darf bezweifelt werden, aber es war enorm teuer und eine absolute Ausnahme.

In diesem Jahr bekam ich auch meine ersten eigenen Lederschuhe, aus „reinem Schweinsleder"! Es waren richtige, robuste Halbschuhe mit passenden Schnürsenkeln statt der bisher zusammen geknoteten Bindfäden. In ihnen bekam ich keine nassen Füße mehr und keine Blasen oder Druckstellen. Bis dahin hatte ich die zu klein gewordenen Exemplare meiner Brüder abgetragen oder Schuhe aus Holz, Stoff oder einem Kunststoff namens Igelit bekommen. Die neuen Lederschuhe trug ich bis 1974! Ich erinnere mich noch gut, dass ich nicht ohne gewisse Wehmut der endgültigen Entsorgung zugestimmt hatte, nachdem die Suche nach Ersatz erfolgreich verlaufen war.

Als Folge des 17. Juni verbreitete sich auch ein Gefühl, als würden die nicht der bevorzugten Arbeiter- und Bauernklasse zuzurechnenden Berufsgruppen aufgewertet. Auch die Brutalität der Enteignungen schien etwas eingedämmt. Viele Bauern waren wieder aus den Landwirtschaftlichen Produktionsgenossenschaften ausgetreten. Einzelhändler wurden nicht mehr so rigoros durch mangelnde Belieferung boykottiert.

Auf jeden Fall profitierte ich persönlich von der neuen Lage, denn ich wurde zur Oberschule zugelassen, was meinem Bruder Hans drei Jahre zuvor noch verwehrt gewesen war. Eine Erklärung konnte man dafür freilich nicht erwarten. Nach den Gründen zu fragen, wäre niemandem in den Kopf gekommen, zu groß war die Gefahr, von der höheren Bildung gleich wieder ausgeschlossen zu werden.

Reise nach Göttingen

Das dritte Ereignis dieses geschichtsträchtigen Jahres 1953 war die Lockerung des Interzonenverkehrs und meine erste Reise in den Westen. War es in den ersten Nachkriegsjahren noch üblich, sich bei Nacht und Nebel heimlich über die grüne Grenze in einen der Westsektoren zu schmuggeln, so war das ab 1951 praktisch nicht mehr möglich. Anfangs wurden die festgenommenen Grenzgänger meist nach wenigen Tagen ohne weitere Formalitäten wieder frei gelassen, doch änderte sich das ziemlich rasch. Der Grenzübergang war verboten, wer es dennoch versuchte, riskierte alles. Diejenigen, die flüchten wollten, gingen in Berlin, das auf Grund des Vier-Mächte-Status anderen Gesetzen gehorchte, in einen Westsektor und konnten sich von dort in die Bundesrepublik ausfliegen lassen.

Im Sommer 1953 erhielt ich die Erlaubnis, ganz legal in den Westen zu reisen. Erstmals seit Gründung der beiden deutschen Staaten durfte man einen Antrag auf eine Besuchsreise stellen und erhielt nach wochenlangem Warten einen Interzonenpass, falls man eine Aufenthaltsgenehmigung für Westdeutschland vorlegen konnte. Der Interzonenpass berechtigte zu einer befristeten Ausreise aus der DDR. Als Begründung für die Genehmigung galt der Wunsch, meinen Bruder Dieter zu besuchen, der bereits seit 1949 in Göttingen lebte. Diese Reise war eine unglaubliche Freude und ein großes

Abenteuer. Ich hatte meinen ältesten Bruder, in den ich ein bisschen verliebt war, seit Jahren nicht gesehen. Da niemals eine ganze Familie fahren durfte, war ich natürlich überglücklich, dass ausgerechnet ich mit meinem Vater reisen durfte.

Es gab täglich nur eine einzige Verbindung zwischen hüben und drüben und die war nachts. Trotzdem oder vielleicht gerade darum herrschte ein fürchterlicher Ansturm auf diesen Zug. Ich war mit der Menge irgendwie in den Waggon gedrückt worden. Mein Vater stand noch draußen. Ihm gelang es, die Koffer durch ein Fenster zu schieben und hinterher zu klettern. Sitzplätze hatten wir nicht ergattert, aber man konnte gut im Stehen schlafen, denn die Menschen standen so dicht gedrängt, dass keiner umfallen konnte. Gegen Mitternacht erreichte der Zug den thüringischen Grenzbahnhof Wartha. Zur Pass- und Gepäckkontrolle mussten alle mit Sack und Pack den Zug verlassen und sich in einer endlosen Reihe anstellen, von der in der Dunkelheit niemand sagen konnte, wohin sie führen würde. Mein Vater und ich wurden in eine Baracke gedrängt, in der die Papiere kontrolliert und unsere Koffer durchwühlt wurden. Ich selbst blieb ungeschoren; auch mein Vater wurde keiner Leibesvisitation unterzogen. Nach gut drei Stunden schob sich die Menschenmenge zurück in den Zug und tatsächlich dampfte er weiter zum hessischen Grenzort Bebra.

An die Ankunft in Göttingen und das Wiedersehen mit Dieter fehlt mir jede Erinnerung; peinlich genug, wenn man bedenkt, dass das Wiedersehen der eigentliche Reisezweck war. Ich weiß noch, dass ich gegenüber meiner Schwägerin Sigi, die ich noch nie gesehen oder gesprochen hatte, von Anfang an das Gefühl hatte, mit ihr vertraut zu sein, sie schon ewig zu kennen. Noch völlig gegenwärtig ist mir dagegen das Staunen über alles, was ich sah. Die Stadt erschien mir wie eine Filmkulisse. Alles war farbig und sauber und freundlich. Ruinen konnte ich nirgends entdecken. Dafür gab es gepflegte Grünanlagen und phantastische Auslagen in den Schaufenstern. Das Wort Schaufenster bekam in diesem Sommer für mich erst die rechte Bedeutung, denn zu Haus gab es in den Läden nichts zu schauen. Überall wurde ich von Reklameschildern in Atem gehalten. Die Straßen waren voller Autos und Motorroller. Am Himmel kreiste ein Flugzeug mit Spruchband. Unglaublich! Es war ein buntes, lautes, lebendiges Treiben, das sich in meinem Inneren festsetzte.

Für eine der ersten Veränderungen, die an mir vorgenommen wurden, sorgte meine elegante, modebewusste Schwägerin. Sie hielt den züchtigen Mozartzopf, mit dem meine Mutter mich auf die Reise geschickt hatte, für völlig überholt und unangemessen. Was hätte sie wohl zu den Affenschaukeln gesagt, die mich bis vor kurzem zierten? Noch bevor mein Vater sein Veto hätte einlegen können, wurde der Zopf zum Pferdeschwanz umfrisiert und ein fesches Pony zurecht geschnitten. Mit ein paar frischen Sommerkleidern war ich in ein flottes Westmädel verwandelt worden. Das Beste, was ich bekam, waren rote Leder-Kreppschuhe! Nicht nur, dass sie farblich zum Kleid passten, sie hatten die wahnsinnig schicken, breiten Kreppsohlen, die gerade als letzter Modeschrei aus Amerika herüber geschwappt waren. Mit ihnen fühlte ich mich, als schwebte ich über einen weichen Samtteppich, kein Vergleich zu den klappernden, quietschenden und drückenden Schuhen, die ich bisher kannte, auch nicht zu meinen nagelneuen, derben Halbschuhen.

Kreppschuhe und Pferdeschwanz sorgten nach meiner Rückkehr an der Schule zu einem mittleren Aufstand. Meine Eltern wurden in die Schule bestellt; eine Lehrerkonferenz einberufen. Im Ergebnis musste der Pferdeschwanz verschwinden, die Schuhe durfte ich in der Schule nicht anziehen. „Es muss ja nicht auch noch die dekadente Mode aus dem Westen mitgebracht werden", so empörte sich der Schulleiter. Am Pony ließ sich leider oder zum Glück nichts ändern, diesen Anblick konnte man den unschuldigen Schülern nicht ersparen. Und siehe, es dauerte nicht lange, da sah man den Pferdeschwanz auch in der DDR immer öfter.

Eine ähnliche Affäre erlebte ich übrigens knapp fünfundzwanzig Jahre später in der Schule meiner Tochter Christina, die gerade in die zweite Klasse ging. Dort war es üblich, dass ein Geburtstagskind für alle Kinder eine kleine Leckerei mitbrachte. Diesmal hatte eine Mutter ihrem Sprössling unbedacht eine Handvoll Westbonbons mitgegeben. Ein Junge fand seines so wertvoll, dass er es mit nach Haus nahm, um es seinen Eltern zu zeigen. Doch welch Erschrecken: Beide Eltern, treue Parteifunktionäre, erkannten sofort die kapitalistische Herkunft und Gefahr, konfiszierten das Corpus delicti und brachten es umgehend in die Schule zurück. Dort fand es seinen sicheren Platz im Schultresor bis über sein weiteres Schicksal entschieden werden sollte. Auch diesmal wurde eine Lehrerkonferenz für notwendig erachtet. Nach ausführlicher Darlegung des „Falles" beschloss das Kollegium einstimmig, die Klassenlehrerin wegen Verletzung der Aufsichtspflicht fristlos zu entlassen. Bei dem eilig einberufenen Elternabend zeigte sich jedoch ein solches Maß an Entrüstung und Hohn, der sich in einer mutigen Eingabe an die Schulleitung niederschlug, in der gefordert wurde, dass die Lehrerin nicht entlassen werden dürfe, zumal sie bei Kindern und Eltern sehr beliebt war. Was kaum einer zu hoffen gewagt hatte, war gelungen. Der Eingabe wurde stattgegeben, die Lehrerin durfte bleiben. Was mit dem Bonbon geschah, hatte niemanden mehr interessiert.

Zurück zu meinem Besuch in Göttingen.

Mein Bruder Dieter, obwohl bereits ein promovierter Universitätsmitarbeiter, bewohnte mit seiner Frau Sigrid zwei bescheidene Zimmer zur Untermiete. Die Vermieterin beeindruckte mich durch ihren großzügigen Lebensstil. Dazu gehörten ihre knallrot gefärbten Haare, ein dicker abgetragener Morgenmantel und ein großer alter Hund. In aller Herrgottsfrühe ging sie frische Milch und Tatar kaufen und nahm beim Bäcker noch ein paar Schokoladenplätzchen mit, denn Witzel – so rief sie ihren Hund – trank doch keine abgestandene Milch! Und für das eigentliche Fressen musste es etwas frisches Fleisch sein. Die Schokoladenkekse wurden in die Milch getaucht, weil das dem Witzel so gut schmeckte. Um zu begreifen, was in mir, der armen Ostzonenbesucherin, vorging, muss man sich vor Augen halten, dass es im Osten noch immer alle bezahlbaren Lebensmittel auf Zuteilung gab, denn die HO-Preise waren unerschwinglich. Mir als Schulkind stand pro Tag ein Viertel Liter Magermilch zu; Erwachsene hatten keinen Anspruch auf Milch. Fleisch gab es ausschließlich an Festtagen und Schokolade kannte ich nur in Form der Fliegerschokolade, die irgendjemand in unserem

Luftschutzkeller gestapelt hatte oder aber die Schokolade aus den Westpaketen. Hier bekam ein Hund solche Köstlichkeiten und die auch noch an ganz gewöhnlichen Tagen. Kein Wunder, dass das arme Tier völlig verfettet war. Eines Nachts war es unter mein Bett gekrochen und hatte sich dort so eingeklemmt, dass es sich nicht mehr rühren konnte. Ich musste das Bett über den Hund hinweg heben, um ihn zu befreien!

Meine Eindrücke aus der Welt des aufblühenden Wirtschaftswunders blieben unvollständig, würde ich nicht auch ein Einkaufserlebnis schildern.

Im DDR-Alltag begann jeder Einkauf mit der Frage: „Ham'se vielleicht…?" oder „Gibt's heute zufällig …?" Die häufigste Antwort war: „Nee, haben wir nicht, gibt es nicht mehr, ist alle, wann wieder was reinkommt, wissen wir nicht."

Bei meinem ersten Brötchenkauf im Westen, Sigi hatte mir aufgetragen, „Kaiserbrötchen mit Mohn" zu verlangen, unterdrückte ich erfolgreich die gewohnte Frage und fiel trotzdem auf. Ich hatte zuvorkommend einen Beutel hingehalten, damit die Brötchen dort Platz finden sollten. Doch die Verkäuferin nahm eine nagelneue knisternde Papiertüte (kein grau-braunes Packpapier) und verstaute dort die Ware und ohne dass ich etwas gesagt oder bestellt hätte, legte sie noch ein Hörnchen oben drauf. Dass es so etwas gab, hätte ich bis dahin nicht für möglich gehalten.

Beim Zwiebelkauf in der Gärtnerei wurde ich zunächst für das Dienstmädchen gehalten, also bereitwillig und korrekt bedient, aber mehr nicht. Erst als sich herausstellte, dass ich zur „Gnädigen Frau" gehörte, lief die Verkäuferin schnell und holte die Chefin, die wiederum wusste, dass die „Gnädige Frau“ nicht gern so große Zwiebeln wünschte. Deshalb bat sie mich, das „Gnädige Fräulein“, freundlich, doch bitte ganz kurz zu warten, damit sie die gewünschte Größe eilends aus dem Gewächshaus holen könne. Ich amüsierte mich köstlich über die devote Bedienung. Ich kam mir vor als sei ich ins vergangene Jahrhundert katapultiert worden. Aber dass jemand kleine Zwiebeln lieber haben wollte als große, das hielt ich sehr lange für eine unverständliche Marotte. Noch heute kann ich keine Zwiebeln kaufen, ohne mir über die Größe Gedanken zu machen!

Der Besuch im großen Warenhaus war ein Ereignis für sich. Ich war nicht nur von der Fülle der Warenregale und Kleiderständer und Schmuckvitrinen überwältigt, es gab riesige Tische, auf denen lauter begehrenswerte Sachen ausgebreitet waren, die die Leute nach Lust und Laune betrachten und sogar anfassen durften. Heutzutage gehören solche Wühltische freilich in jedes Kaufhaus, aber damals überstieg das bei mir jegliche Vorstellungskraft. Da lagen Sachen, wunderschön und keiner kümmerte sich um sie. In den Kaufhäusern, in denen ich bisher gekauft hatte, gab es so wenig, dass wir manchmal nicht einmal die Bezugsscheine aufbrauchen konnten, die uns berechtigten, eine Bluse, Strümpfe, eine Schürze oder sonst etwas zu kaufen. Kaum hatte ich mich ein wenig umgesehen, kam eine Verkäuferin auf mich zu geeilt mit der verblüffenden Frage: „Möchtest Du, dass ich Dir helfe? Soll ich Dir noch etwas anderes zeigen? Wir haben gerade diese herrlichen Badeanzüge im Angebot.“ Mir stand sicher der Mund offen vor Verwunderung. Denn dass jemand Waren anpreisen musste, um sie zu verkaufen, das gab es sonst nirgends.

Schließlich lernte ich bei diesem Besuch noch zwei fantastische Fortbewegungsmittel kennen. Für zwanzig Pfennige durfte ich mir einen luftbereiften Tretroller ausleihen. Das war natürlich eine tolle Sache. Nicht nur, dass er mit seiner leuchtend roten Farbe und seinem verchromten Lenker in der Sonne blinkte und eine richtige Fahrradklingel hatte, mit seinen dicken Ballonreifen fuhr er wie von selbst. Ich hatte zu Haus noch den von Heiner selbst gebauten Holzroller, der bei jeder Unebenheit aus den Fugen geriet.

Das andere Gefährt war ein Motorroller der Marke Lambretta, das schickste Fahrzeug für junge Leute, das damals existierte. Natürlich durfte ich den nicht selbst fahren, aber ein studentischer Bekannter aus der Nachbarschaft bot mir an, mich ins Freibad zu fahren. Ich kam mir vor wie eine Filmdiva. Der Mode entsprechend, nahm ich im „Damensitz" vergnügt auf der schmalen Sitzbank hinter meinem Fahrer Platz und ab ging die Post. Dieses herrliche Gefühl von Freiheit, Unbeschwertheit und Luxus kann nur ermessen, wer bedenkt, dass ich aus einem Land kam, in dem selbst der Wunsch nach einem Fahrrad noch nicht erfüllt werden konnte.

Nach den Sommerferien begann das achte Schuljahr. In diesem Jahr wurden die reinen Mädchen- und Jungenklassen aufgelöst. Fortan gab es nur noch gemischte Klassen. 1954 war das ein erster äußerlich sichtbarer Schritt zur Gleichstellung von Jungen und Mädchen. Sportunterricht blieb zwar weiterhin getrennt, aber auch für die Jungen wurde Nadelarbeit zum Pflichtfach. Anfangs hörte man viele abfällige Kommentare über diese *Gleichmacherei*, und so mancher Junge musste den Spott seiner Klassenkameradinnen ertragen, wenn sich beim Häkeln die Finger verkrampften oder die Stiche beim Sticken krumm und schief wurden. Doch bald genug zeigte sich, dass auch Mädchen oft keine Lust oder kein Geschick für die Handarbeiten mitbrachten, manch Junge dagegen wahre Vorzeigeexemplare ablieferte. Öffentlicher Unwille oder gar Widerstand hatte sich in der ganzen Umstellungsperiode nicht gezeigt. Es gab wichtigere Probleme.

Nach dem achten Schuljahr endete die Schulpflicht.

Die meisten Kinder suchten sich eine Lehrstelle und machten eine zwei- bis dreijährige Facharbeiterausbildung mit obligatorischem Besuch einer fachbezogenen Berufsschule.

Etwa vier Prozent eines Jahrgangs ging auf die Oberschule, die man entweder nach zwei Jahren mit der Mittleren Reife abschloss oder nach vier Jahren mit dem Abitur. Von den rund 40.000 Einwohnern waren das 1960, als ich das Abitur ablegte, einundachtzig Schüler!

Oberschulzeit

Wie schon erwähnt, hatte der neue Kurs der Parteiführung mir den Weg auf die Oberschule frei gegeben.

In meinem Elternhaus war Bildung immer als erstrebenswertes Gut angesehen worden. Deshalb war es auch für mich selbstverständlich, dass ich Abitur machen und studieren wollte, wenn man mich ließe. Ich freute mich sehr, nun zur *aufstrebenden* Elite zu gehören. Ich erinnere mich noch genau, mit welchem Stolz ich das erste Mal den Weg in die Oberschule zurücklegte, in diesen neoklassizistischen Prachtbau, der mit dem benachbarten Unteren Schloss ein klassisches Ensemble bildet. Ich hatte mein schönstes Kleid angezogen, ein bunt kariertes, seidig glänzendes Hemdkleid mit schmalem Gürtel und großem breiten Matrosenkragen. Der alte verschlissene Ranzen war durch eine nagelneue Aktentasche aus braun beschichteter Pappe ersetzt worden, die allein schon ein Statussymbol darstellte. Ich schaute mich aufgeregt um, denn ich hoffte, dass möglichst viele Leute mich als Oberschülerin sahen, erkannten und bewunderten. Ich lernte gern, interessierte mich für viele Dinge und sah dem Kommenden mit erwartungsfroher Neugier entgegen. Ich hatte den sprachlichen Zweig gewählt, bei dem im Gegensatz zum mathematisch-naturwissenschaftlichen Zweig auch Latein unterrichtet wurde, zusätzlich zur zweiten Fremdsprache. An meiner Schule war das Französisch, was offenbar im Ermessen des Schulamtes lag, denn andere Schulen boten Abitur in Englisch, sehr selten auch in Spanisch an. Der altsprachlich-humanistische Zweig wurde nur noch an einzelnen

Spezialschulen in der DDR angeboten, etwa an der Thomasschule in Leipzig. Schon seit meinem zwölften Lebensjahr wollte ich Ärztin werden, weshalb mir Latein sinnvoll erschien.

Die neue Schule, Dr.-Theo-Neubauer-Oberschule, erfüllte viele meiner Erwartungen. Mit dem Namen ehrte die Stadt Greiz einen noch kurz vor Kriegsende hingerichteten Historiker, Politiker und Pädagogen, der wegen seiner überzeugten, unbeugsamen kommunistischen Einstellung viele Jahre KZ-Haft ertragen hatte. Mit einer solchen Biografie konnte ich mich identifizieren. Ich war beeindruckt von der Geradlinigkeit seiner Haltung und von der Fähigkeit, seine Überzeugungen trotz schlimmster Konsequenzen nicht zu verraten.

Nach der Wende von 1989 wurde auf diese Ehrung verzichtet. Bereits 1990 wurde nur noch vom Staatlichen Gymnasium gesprochen. Später führte die gewachsene Schülerzahl dazu, dass die räumlich viel größere Lessingschule zum Gymnasium umfunktioniert wurde und nach einer großartigen Renovierung und Modernisierung im Jahr 2010 den Namen Ulf-Merbold-Gymnasium erhielt. Ulf Merbold hatte im gleichen Jahr wie ich an der Theo-Neubauer-Schule das Abitur abgelegt und war unmittelbar danach in den Westen geflohen. Dort war er als erster bundesdeutscher Astronaut in den Weltraum geflogen. Vor ihm hatte sich jedoch Siegmund Jähn als erster DDR-Kosmonaut mehrere Tage im Weltraum aufgehalten und war deshalb in der DDR entsprechend gefeiert worden. Natürlich wurde auch eine Schule nach ihm benannt. Allein diese Tatsache war nun für die Verantwortlichen in Greiz Grund genug, um dem ostdeutschen Kosmonauten einen westdeutschen Astronauten gegenüber zu stellen. Da musste eben der alte Lessing den Platz räumen! Dreißig Jahre lang war Ulf Merbold für die Greizer Stadtväter uninteressant, jetzt wurde er hofiert. Diese Namensgebung ist für mich eins der traurigen Beispiele, wie nach zwanzig Jahren der politischen Wiedervereinigung immer noch peinliche Ressentiments am Werk waren, die von primitivem Konkurrenzgehabe geprägt sind und zeigen, auf welchem Niveau Kränkungen und Geltungsbedürftigkeit sich niederschlagen. Ulf Merbold selbst ließ sich die Instrumentalisierung gefallen. Er war kein Spielverderber, er spielte mit.

Der Unterricht an der Oberschule unterschied sich tatsächlich in mancherlei Hinsicht von dem mir bisher vertrauten. Schon dass wir nun mit „Sie“ angesprochen wurde, empfand als Zeichen der gewachsenen Bedeutung. Vor allem aber fiel mir auf, dass ich nicht mehr nur mit halbem Ohr hinhören durfte, wenn ich alles mitkriegen wollte. Es wurde selbsttätiges, konzentriertes Lernen vorausgesetzt. Der Lernstoff wurde uns nicht mehr eingebläut, sondern in größeren Zusammenhängen vermittelt. In Geschichte und Gegenwartskunde, später Staatsbürgerkunde genannt, fehlte diese Offenheit allerdings, denn alle historischen und aktuellen Ereignisse wurden auf die Thematik des Klassenkampfes reduziert oder auf den Ost-West-Vergleich. Das bedeutete, dass der gesamte Lehrstoff dem Nachweis zu dienen hatte, dass *der dekadente, absterbende, faulende, zum Untergang verdammte Kapitalismus mit seiner faschistischen Fratze immer wieder versuchte, den Aufbau des Sozialismus und seine Weiterentwicklung zur kommunistischen Gesellschaft zu stören.* Diese Aussagen wurden uns zum Überdruss wiederholt, deshalb schaltete ich oft automatisch auf Durchgang und verpasste sicher manch wissenswerte Fakten. Noch heute fühle ich mich unwohl mit meinen dürftigen Kenntnissen z.B. in der griechischen Mythologie, über die Entstehung und den Untergang der großen Reiche, über die Völkerwanderungen oder über die philosophischen Strömungen und Perioden.

Mit besonderer Rührung und Dankbarkeit denke ich an den Deutschunterricht. Der war ein Erlebnis. Literatur wurde zu vielseitiger Begegnung. Bisher hatte ich mich beim Lesen allein auf den Inhalt konzentriert. Jetzt wurden uns die Ausdruckskraft von Sprache und Sprachmelodie, auch im gedruckten Text, die lautmalerischen Raffinessen, die Feinheiten von Wortwahl und Betonung, die Verwendung von Metaphern, der Wandel der Sprache und Schrift und vieles mehr von den beiden Deutschlehrern, Dr. Günther Dietel und nach dessen Flucht in den Westen, von Rudolf Söllner sehr lebendig und authentisch vorgetragen. Ich konnte mich der Begeisterung der Lehrer für den Unterrichtsstoff nicht entziehen, wollte das auch nicht. Welcher Reichtum wurde uns allein in einer Fabel von Lafontaine erschlossen! Welche Dimensionen eröffneten mir die Klassiker mit ihren Dramen, Balladen, Erzählungen! Aber auch Gegenwartsliteratur zog mich in den Bann. Ich kaufte viele Bände aus einer Buchreihe, in denen immer ein Dichter und seine Zeit beschrieben wurden: Schiller, Goethe, Lessing, Heine, Kleist, Herder, Hauptmann. Es gab so viele gute Bücher und billig waren sie auch. In den praktischen gelben Reclamheften bekam man für wenige Pfennige eine Riesenauswahl der Theaterliteratur. Ich wusste natürlich, dass alles, was es zu kaufen gab oder in den Bibliotheken zugänglich war, sorgfältig ausgewählt war, denn das erklärte Ziel aller Bildung war die Entwicklung der Schüler zu *allseitig gebildeten sozialistischen Persönlichkeiten.* Alles, was dieses Ziel gefährden konnte, wurde eliminiert. In der Mitte der 1950er-Jahre spielte das für mich noch keine Rolle. Ich stand ja selbst noch am Anfang meiner Bildung und Lebenserfahrung, so dass ich im Angebotenen viel mehr fand als ich bewältigen konnte. Das, was uns vorenthalten wurde, empfand ich nicht als Mangel, ich nahm es gar nicht wahr. Das änderte sich in den späteren Schuljahren. Zunehmend erlebte ich die Einseitigkeit des angebotenen Lesestoffs. Besonders die Werke sowjetischer, antifaschistischer und pazifistischer Schriftsteller nahmen einen breiten Raum ein. Ganz ausführlich wurde „Wie der Stahl gehärtet wurde“ von Ostrowski behandelt oder „Die junge Garde“ von Fadejew, „Der stille Don“ und „Neuland unterm Pflug“ von Scholochow oder von Anton Makarenko „Flaggen auf den Türmen“; natürlich „Die Mutter“ von Maxim Gorki. Auch ältere russisch-sowjetische Schriftsteller wurden gewürdigt, v.a. Lew Tolstoi mit „Krieg und Frieden“, Fjodor Dostojewski „Der Idiot“, Majakowski Gedichte, Gogol „Der Revisor“. Von den deutschen Schriftstellern waren es vor allem Anna Seghers mit ihrem erschütternden Roman „Das siebte Kreuz“, Friedrich Wolf mit seinem Theaterstück „Professor Mamlock“, natürlich Bertold Brecht. Jeder Schüler kannte Willi Bredel, Erich Weinert, Johannes R. Becher. Jeder Schüler kannte auch „Das Tagebuch der Anne Frank“.

Aus der westlichen Literatur wurden uns die Franzosen Victor Hugo, Émile Zola, Alphonse Daudet, Romain Rolland, Henri Barbusse und Louis Aragon nahe gebracht. Aus den USA erfuhr ich etwas über Howard Fast und Upton Sinclair, der mich mit seinem realistischen „Der Dschungel“ über das Elend in den Schlachthöfen von Chicago tief beeindruckt hatte. Mein Lieblingsschriftsteller in diesen Jahren war Theodore Dreiser, der das Leben in den USA in seinen unterschiedlichen Facetten realistisch wiederzugeben schien.

Zwei weitere Fächer rangierten in meinem Schulalltag ganz weit vorn. Das waren Sport und Musik.

Ich war von jeher ein lebhaftes, draufgängerisches Mädchen, dem kein Baum zu hoch, kein Fels zu steil, kein Wasser zu tief und kaum ein Risiko zu groß war. Körperliche Erziehung, wie das Fach anfangs hieß, später umbenannt in Turnen, war für mich einfach nur Vergnügen. Mit Unterricht hatte das nichts zu tun. Ich war seit meinem zehnten Lebensjahr aktive Schwimmerin, spielte Handball und liebte das Geräteturnen. Am meisten aber liebte ich meine Sportlehrerin, Waltraud Scharschmidt. Ich war eins von vier Mädchen, das sich zum Fanclub dieser Lehrerin erklärt hatte. Alles an ihr hielt ich für nachahmens- und bewundernswert. In ihrer Nähe sein zu dürfen, versetzte mich in ein Glücksgefühl, kam einer persönlichen Aufwertung gleich. Nach der Schule folgten wir vier der Angebeteten heimlich nach Hause. Oft standen wir stundenlang im Dunkeln vor ihrem Haus in der Hoffnung, hinter den erleuchteten Fenstern einen Schatten von ihr zu erhaschen. Einmal durfte ich „der Fuffzehn“, wie wir sie liebevoll nannten, etwas nach Hause tragen und dabei die Wohnung betreten. Welche Ehre! Welch Ausdruck von Intimität! Mein Herz klopfte als sei ich beim ersten Rendezvous. Heute ist Waltraud fünfundneunzig Jahre alt, blind, körperlich kaum noch beweglich, aber in ihrem Wesen unverändert einladend, herzlich, temperamentvoll und an allem interessiert. Gelegentlich telefonieren wir miteinander, dabei amüsieren wir uns beide köstlich in der Erinnerung an die damalige Verliebtheit und vertreiben so ein paar graue, inhaltsarme Pflegeheim-Minuten.

Die Musik brachte einen ganz neuen Inhalt in mein Leben. Mein Vater war nicht nur Musiklehrer; er war Musik begeistert, spielte oft stundenlang Klavier, vorzugsweise Bach und sang mit warmer, weicher Baritonstimme das klassische deutsche Liedgut. All die vielen Liebeslieder sang er mit solcher Inbrunst und Hingabe, dass kein Zweifel aufkommen konnte, wem er seine Liebe und Sehnsucht gestand. Meine Mutter hat in ihren letzten Jahren die ihr so teuren Texte aus dem Gedächtnis aufgeschrieben. Als ich in ihrem Nachlass eine Mappe fand mit der Aufschrift „Mutti's Geheimakte", spürte ich beim Lesen dieser Lieder die enge, dankbare Verbundenheit meiner Eltern.

Höhepunkt des künstlerischen Schaffens meines Vaters war die Aufführung des Haydn-Oratoriums „Die Jahreszeiten". Die akribisch durchgearbeitete Partitur war für mich lange der Inbegriff musikalischer Arbeit. Sie führte mich ein in die Geheimnisse der Notenschrift, die Zusammensetzung eines Orchesters, das Libretto, vor allem aber in das Hochgefühl, das eigenes Musizieren erzeugen kann. Zu den wenigen Stücken, die mir aus meinem Elternhaus geblieben sind, gehört diese Partitur. Sie wurde vom Deutschen Sängerbund um eine Extraseite bereichert und von meinem Vater mit schwärmerischem Stolz vorgezeigt: „Unserem strebsamen Liedermeister Herrn Lehrer Johannes Geyer, Greiz, für das von ihm sicher geleitete und wohlgelungene Jubiläumskonzert zur 100-Jahrfeier am 5., 6. u.7. Februar 1937 in Dankbarkeit gewidmet“ vom Männergesangsverein Elsterberg.

Von meinem Vater erhielt ich auch den ersten Klavierunterricht. Leider endete jede Stunde mit Tränen, weil Lehrer und Schülerin sich gegenseitig enttäuschten. Wahrscheinlich spielte vor allem die Enttäuschung über die eigenen Grenzen eine Rolle. Jedenfalls wurde für teures Geld ein Klavierlehrer engagiert, der mir schließlich die letzte Lust am Üben austrieb. Dass mir trotz dieser frühen Frustrationen und Verletzungen die Musik nicht verleitet, sondern zu einer lebenslangen Begleiterin wurde, spricht für die Macht der Musik.

Auf jeden Fall hatte ich ein Riesenglück mit meinem Musiklehrer Kurt Schwerdtfeger und mit der Tatsache, dass die musischen Fächer an unserer Schule ernst genommen wurden. Es gab einen großen Schulchor mit fast hundert Sängern, ein kleineres Orchester, schuleigene Instrumente, die kostenlos verliehen wurden, ein großes Musikzimmer mit Flügel und Orffschem Instrumentensatz. Gut die Hälfte aller Schüler hatte ein Konzertabonnement, das finanziell niemanden belastete. Der Musiklehrer führte in jedes Konzert ausführlich ein, wodurch die Aufführungen zu einer Begegnung mit bereits Bekanntem wurden. Im Unterricht wurde das kleine Einmaleins der Musiktheorie gelehrt, natürlich die Biografien der Klassiker, die Merkmale der großen Kunstepochen. Selbst an eigene Kompositionsversuche wurden wir herangeführt.

Unbestritten gehörte das Singen im Unterricht und im Chor zu den Höhepunkten meiner Schulzeit. In den wenigen Jahren wurde ich mit einer unglaublichen Fülle von Chorwerken vertraut gemacht. Unvergesslich sind die Aufführungen von Bachs Weihnachtsoratorium, vom Volksliedoratorium „Das Jahr im Lied“ von Leo Haas, der „Carmina Burana“ von Carl Orff, der „Jahreszeiten“ von Joseph Haydn, der „Chorfantasie“ von Beethoven, einer konzertanten Version der Gluck-Oper „Orpheus und Eurydike“, vom Schlusschor „An die Freude“ aus Beethovens 9. Sinfonie; viele bekannte Opernchöre, die Zigeunerlieder von Brahms und der Zyklus Zigeunerleben von Schumann kamen hinzu und viele, viele schöne Chorsätze aus dem deutschen Volksliedgut.

Natürlich gehörten zum Pflichtprogramm des Musikunterrichts auch Arbeiter-, Kampf- und Agitationslieder. Sie wurden halt heruntergesungen; da sie selten musikalisch anspruchsvoll waren, verbrauchten sie nur wenig Übungszeit.

Unvergessen bleiben mir die Umstände, die die Aufführung des Weihnachtsoratoriums 1955 begleiteten. Sie waren so typisch für die damalige Zeit. Niemand könnte die dramatischen Geschehnisse authentischer wiedergeben als Kurt Schwerdtfeger selbst:[2]

„Die Aufführung war ein großartiger Erfolg für 'meinen Chor'. Der Weg dahin war keinesfalls leicht. Quälende Fragen und Überlegungen vorher; Pietät vorm großen Bach! Reichen die jugendlichen Stimmen aus, wir sind doch keine Thomaner oder Kruzianer. Was sagen die sozialistischen, atheistischen Bonzen dazu? Wer soll

---

2) Zit. aus „Zum Gedenken an unseren Musiklehrer und Chorleiter Kurt Schwerdtfeger“ von Christiane Lorenz in Greizer Heimatkalender 2005.

das alles bezahlen, Orchester, Solisten und noch vieles mehr? Nun, ich hab's gewagt. .... Doch dann kam ein Anruf: 'Kirche gibt keine Erlaubnis zur Aufführung im Gotteshaus mit der Begründung, ein FDJ-Chor einer sozialistischen Schule kann nicht in der Kirche singen.' Ein Gespräch mit dem Superintendenten....brachte nichts."

Von vielen Schwierigkeiten hatten wir Schüler keine Ahnung, u.a. diese: „...der erste Trompeter war bereit, die schwierigen Trompeten-Soli zu blasen. Er besaß eine Bach-Trompete, aber kein Mundstück dazu. .... Mundstücke bestanden aus reinem Messing, Buntmetall, das nur mit staatlichem Bezugsschein von der Stadtverwaltung zu beziehen war. Bürokratische Schwierigkeiten!"

Bei einer Elternversammlung hatte der Chor eine Kostprobe aus dem Weihnachtsoratorium zum besten gegeben, was mit großem Beifall aufgenommen worden war. „Aber", so schreibt Schwerdtfeger weiter, „am folgenden Tag rief mich der Schulleiter zu sich und teilte mit, daß die Kreisleitung der SED ... die Aufführung des Weihnachtsoratoriums verboten (habe). Solche Literatur zu pflegen, sei nicht Aufgabe einer sozialistischen Schule. Darauf bat ich den Direktor, diese infame Nachricht, dem Chor mitzuteilen. Mir war es wegen zu großer innerer Erregung nicht möglich. Ich hörte nur zu, wie unser Chef in gewundenen Worten die traurige Mitteilung aussprach, wie er gar nicht zu Ende kam. Im spontanen Wutausbruch, im Gebrüll von revoltierendem Geschrei gingen seine Worte unter. So etwas hatte er an seiner Schule noch nicht erlebt. Bleichen Gesichts rannte er aus dem Musiksaal. Es dauerte lange, bis das Toben der Kinder abschwoll und ich einige Worte zu ihnen sprechen konnte. Ich verzichtete auf die Probe und entließ die empörte Schülerschar. Aber keiner ging. Eine Abordnung wurde gewählt, zum Direktor geschickt, um in Ruhe zu verhandeln. Doch alles war ergebnislos. … Welch Kuriosum! Die evangelische Kirche verweigerte uns das Gotteshaus, weil wir ein 'sozialistischer Chor' seien. Die allmächtige marxistische, atheistische Partei verbot uns, ein kirchliches Kunstwerk aufzuführen."

Kurt Schwerdtfeger ließ nicht locker. Er trug eine ganze Tasche voller Bücher, Zeitschriften, Kommentare, Reden von Politikern und bedeutenden Persönlichkeiten aus Ost und West zusammen, in denen er die passenden Stellen und Sätze rot markiert hatte, z. B. „Kulturelles Erbe. Unser Bach. Der Arbeiter- und Bauernstaat entdeckt Bach. Bach schöpft aus der Volksmusik". Diese Auswahl stellte er der Betriebsparteiorganisation vor die Füße. Nur ein einziger Parteigenosse habe sich gewagt zu reagieren. Er habe das Material studiert. „Als er (es) mir zurück brachte, übergab er sie mir mit strahlendem Gesicht und sagte: 'Sie dürfen das Weihnachtsoratorium aufführen.' … Im Chor gab es einen Freudentaumel. … Der Termin wurde auf den 30.12. festgelegt. Plakate wurden gedruckt, im ganzen Stadtbereich verteilt, die Schüler eifrig dabei. Die Nachfrage nach den Eintrittskarten war so groß, daß von den Vorverkaufsstellen schon nach wenigen Stunden mehr Karten angefordert wurden. Das war umsonst. Die Vereinsdruckerei am Markt lieferte große Aufkleber mit „Ausverkauft". Gegen Abend waren alle Plakate damit versehen. Ein 'Run' auf die Karten. Eine Sensation! Ob auch ein Protest gegen die engstirnigen Widersacher? Nicht ausgeschlossen!"

1956 wurde das Weihnachtsoratorium mit der gleichen Begeisterung bei Musikern und Zuhörern erneut aufgeführt. Für den Musiklehrer hatte es allerdings ein längeres unangenehmes Nachspiel mit bösen Verleumdungen und Anfeindungen. Er floh mit seiner Familie kurz nach dem Abitur seiner Tochter, einer Klassenkameradin, in den Westen. Für diesen Schritt war der geschilderte Vorfall sicher nur ein Mosaiksteinchen. Jedenfalls war die DDR bzw. die Greizer Schule und alle Zurückgebliebenen wieder um einen tüchtigen Menschen und seine Familie ärmer, was freilich von der staatstreuen Seite tabuisiert oder sogar ins Gegenteil verkehrt wurde.

Kurt Schwerdtfeger verdanke ich auch eine sehr persönliche, mich lebenslang begleitende und richtungsweisende Episode. Er hatte mir einen sehr einfachen, aber ebenso nützlichen Lehr- und Leitsatz mit auf den Weg gegeben. Ich hatte meinen Vater, der mit Schwerdtfeger befreundet war, gebeten zu fragen, ob die Schule mir eine Querflöte zur Verfügung stellen könne. Gern erfüllte mein Vater diesen Wunsch. Er kam mit der folgenschweren Antwort zurück: „Wenn sie etwas will, soll sie selber kommen und fragen.“ Wie es meinem Vater mit der Antwort ging, hat mich nie interessiert. Ich selbst schämte mich in Grund und Boden. Noch mehr hätte ich mich allerdings geschämt, diesen „Gang nach Canossa“ gar nicht anzutreten. Die unerwartete Reaktion von Schwerdti, wie ihn alle nannten, die ihn mochten, gehörte auch zu diesem Lehrstück. Er demütigte mich in keiner Weise, sondern lächelte freundschaftlich und ermutigend und händigte mir das Instrument aus. Wahrscheinlich wirft diese kurze Geschichte ein blasses Licht auf meine damalige innere Verfassung. Ich war nach einer fast zweijährigen Krankheitspause noch immer in einer Art Ausnahmezustand, denn ich fühlte mich einerseits sehr unsicher, was niemand zu bemerken schien. Die meisten Lehrer behandelten mich fast wie ihresgleichen als trauten sie mir keine Albernheit zu. In diesen letzten zwei Schuljahren bekam ich keinen einzigen Tadel. Im Gegenteil, oft wurden meine Wissenslücken und meine Faulheit bagatellisiert und mein rhetorisches Talent höher bewertet als die verlangten Fakten. Offenbar half mir meine burschikose, bisweilen gar schnodderige Art über manche Klippe hinweg. Andererseits kam ich mir tatsächlich älter und erfahrener vor.

All die anderen Fächer haben hinsichtlich des Lernstoffs keine nennenswerten Eindrücke hinterlassen. Wenn ich an Mathematik, Biologie, Physik, Französisch, Russisch, Zeichnen oder Kunstgeschichte denke, erscheinen vor allem die Lehrer vor meinem inneren Auge. Wie überall und zu allen Zeiten hatte auch ich solche und solche. Zwei meiner Lehrer hatten meinen Vater schon unterrichtet. Sie hatten wohl noch nicht ersetzt werden können. Der eine, ein hoch gebildeter, promovierter alter Herr, unterrichtete, obwohl er durch einen Schlaganfall halbseitig gelähmt war und deutliche Schwierigkeiten beim Sprechen hatte. Er hieß „de Flasch“, ein Spitzname, der ihm seit Jahrzehnten anhaftete und allen signalisierte, dass Schüler von ihm nichts zu befürchten hatten. Er dagegen nahm die Schmähungen und rücksichtslosen Streiche der Schüler mit bewundernswerter Gelassenheit hin. Der andere, „dr Muff“, war das ganze Gegenteil.

Wenn er in Sicht war, hieß es, möglichst nicht auffallen oder ganz verschwinden. Er kannte kein Erbarmen und keine Späße.

Der Französischlehrer, Dr. B., war kriegsblind, hatte beide Augen eingebüßt und kam zum Unterricht in Begleitung seiner Frau, die er nicht nur wie eine Schülerin abfragte und abqualifizierte, sondern auch zurecht wies, wenn sie aus eigenem Antrieb versehentlich den Mund auftat. Sein Unterricht verlangte allen alles ab. Er konnte hören, wenn jemand heimlich mitschrieb oder auf einem anderen Platz saß. Er ließ nicht die kleinste Unsauberkeit durchgehen. Seine arme Frau geriet bei den Nasallauten immer in üble Bedrängnis, was ihn nur dazu verpflichtete, sie einen dämlichen Übungssatz wieder und wieder aufsagen zu lassen. Aber französisch sprechen, das haben alle bei ihm gelernt.

Bei den Neulehrern ließ inzwischen die fachliche Qualifikation keine Lücken mehr erkennen, wenn auch eine gewisse Steifheit und ein Kleben am Stoff dem Unterricht Leichtigkeit und Lebendigkeit nahmen.

Der Direktor, Horst Trummer, imponierte durch seine natürliche Autorität, seine beneidenswerte Fähigkeit, auch schwierige Situationen für sich zu gewinnen. Eine Situation hat sich beispielhaft in mein Gedächtnis gegraben: Im Physikraum befand sich eine doppelte Schiebetafel. Auf deren oberen Rand hatten ein paar Jungen einen Schuh platziert, den sie einem Mädchen entwendet hatten. Es war beabsichtigt, dass der Schuh beim Bewegen der Tafel dem Lehrer auf den Kopf fallen sollte. Daraus würde sich eine aufwendige Untersuchung zur Feststellung der Übeltäter ergeben, die den Rest der Stunde ausfüllen sollte. Diese Erfahrung resultierte aus einem früheren Vorfall, als eben dieser Physiklehrer am Flaschenzug hilflos strampelnd bis zur Decke hochgezogen worden war und so auf unfreiwillige Art das physikalische Gesetz „Kraft x Kraftweg = Last x Lastweg" demonstrierte. Unvorhergesehen erschien zu dieser Stunde nicht der erwartete Physiklehrer, sondern der Herr Direktor persönlich als Vertretung. Die ganze Klasse erstarrte vor Schreck. Wie geplant, fiel der Schuh herunter, natürlich nicht auf den Kopf, sondern in die geistesgegenwärtig vorgestreckten Hände des Direktors. „Wem gehört denn dieser Schuh?" Schweigen. „Und wer hat den Schuh so ungeschickt da oben hingestellt?" Eisiges Schweigen. Darauf der Direktor: „Na, dann mache ich mir selbst die Freude, den hübschen Fuß der jungen Dame zu suchen, der dieser Schuh fehlt." Und wahrhaftig ging er durch die Reihen und überreichte mit galanter Geste den Schuh. Der Unterricht lief ohne jede Störung ab.

Während meiner Schulzeit wurden zwei Fächer neu eingeführt, die, wie oft bei Neuerungen, von Spott, Widerstand und Ablehnung begleitet wurden. Es war die *Einführung in die sozialistische Produktion* und der *Unterrichtstag in der Produktion* mit den Teilfächern *Metallbearbeitung*, *Elektrotechnik*, *Maschinenkunde* und *Landwirtschaftliche Produktion.* Erklärtes Ziel dieser Neuerung war, die Schüler frühzeitig mit dem Milieu der Arbeiterklasse bekannt zu machen, sie die Fabrikarbeit schätzen zu lehren und praktische Erfahrungen des Arbeitsalltags sammeln zu lassen. An den theoretischen Unterricht habe ich nicht die leiseste Erinnerung; er wurde von uns Schülern nicht ernst genommen. Für den praktischen Teil wurde ich mit einigen Klassenkameraden in die „Spinnfaser" eingewiesen, eine 1909 gegründete mechanische Weberei, die aus Zellulose Kunstseide herstellte. Entgegen allen Erwartungen war dieser UTP – Unterrichtstag in der Produktion – keine Farce. Ein Meister oder Ingenieur nahm uns in seine Obhut. Ich war überrascht, dass er seine Aufgabe richtig ernst nahm und mit einfühlsamen Worten seine Absicht vorstellte. Ich hatte erwartet, dass wir wieder mit sozialistischen Parolen gefüttert würden. Stattdessen stand da einer, der kompetent und gut vorbereitet, einer Gruppe hochnäsiger Gernegroße den Produktionsablauf erklären wollte. Wir mussten keine für die Produktion verwertbare Arbeit leisten. Es handelte sich wirklich um Unterricht, dem allerdings nur mühsames Interesse entgegengebracht wurde. Dennoch war ich beeindruckt von den riesigen, kompliziert funktionierenden Maschinen und der ausgeklügelten Technik. Eine einzelne Arbeiterin bediente eine lange Reihe von Spinnmaschinen und musste höllisch aufpassen, dass alles reibungslos lief. Wir lernten alle Abteilungen des Betriebs von der Spinnerei bis zum fertigen Stoff kennen. Nachhaltig hat mich ein alter Arbeiter beeindruckt, der vor einer riesigen Maschine saß und mit ausgestreckten Armen dafür sorgte, dass sich der Stoffballen sauber aufrollte. Die Eintönigkeit der Tätigkeit wirkte auf mich so deprimierend, dass ich dem armen Mann mein Mitgefühl ausdrückte. Zu meinem Erstaunen erklärte er, dass er seit vierzig Jahren an diesem Arbeitsplatz sitze und sich wohl fühle. Er brauche sich nicht sehr anstrengen, könne denken, was er wolle und lebe zufrieden in seiner Gedankenwelt.

Rückblickend erscheint mir diese neue Unterrichtsform tatsächlich zielführend gewesen zu sein. Natürlich fielen dem UTP andere Bildungsinhalte zum Opfer. Doch welche Allgemeinbildung ist wirklich ausgewogen? Solange ich denken kann, wurde Bildung zum Streitapfel der unterschiedlichsten Ansichten. Aller paar Jahre änderte sich der Lehrplan; es wurde reformiert und analysiert, verglichen und gestrichen, separiert und integriert; die optimale Form wurde bisher nicht gefunden. Tröstlich ist doch, dass jede Schulbildung und sei sie noch so verbesserungsbedürftig, lebenstüchtige Menschen hat heranwachsen lassen, die ohnehin ihren eigenen Weg suchen mussten.

In die Oberschulzeit fiel noch ein Bildungsbaustein, der sich aus dem bürgerlichen Kleinstadtmilieu erhalten hatte, es war die Tanzstunde. Alle Mädchen der neunten Klasse und alle Jungen der zehnten Klasse besuchten gemeinsam einen Tanzkurs. Hier sollte uns neben den Standardtänzen auch das kleine Einmaleins des feinen Benehmens beigebracht werden. Vielleicht lernten wir tatsächlich einige Regeln des Herrn Knigge kennen, aber in der Tanzstunde war davon nicht viel zu spüren. Ich sehe das Szenarium noch vor mir. Links in der leeren Turnhalle saßen die Jungen, rechts die Mädchen, aufgereiht wie eine Perlenkette. Ungeachtet aller Ermahnungen stürzten sich die Jungen auf das entsprechende Kommando auf die Seite der Mädchen, die in geringer Überzahl zur Auswahl standen. Nicht selten wurde die hastige Bewerberschar zurückgepfiffen und musste sich ihrer Tanzpartnerin in sittsam abgemessenen Schritten erneut nähern und ihre Absicht mit einer mehr oder weniger galanten oder hölzernen Verbeugung zum Ausdruck bringen. Den Mädchen blieb offiziell keine Wahl.

Sie mussten sich die Wege zu ihren Wunschpartnern selber suchen. Bei jeder Aufforderung zum Tanz ergriff mich ein banges Herzklopfen, denn kein Bewerber durfte zurückgewiesen werden und leider kam meist nicht der, auf den ich wartete. Die angeordneten Partnerwechsel während des Tanzes brachten mich meinen Wünschen auch nicht sonderlich näher. Der Tanzkurs endete mit einem gesellschaftlichen Ereignis, dem großen Abschlussball. Die Jungen, ab sofort „Herren" genannt, mussten, mit einem Blumensträußchen bewaffnet, bei den Eltern ihrer Erwählten um die Erlaubnis bitten, sie zum Ball führen zu dürfen. Das Mädchen, durch ein langes pastellfarbenes oder weißes Kleid und einer extra vom Friseur gewellten Haartracht in eine Balldame verwandelt, wurde ebenfalls mit Blumen abgeholt und auch wieder zu Haus abgeliefert. Was zwischen diesen offiziellen Vorgaben geschah, muss hier nicht ausgeplaudert werden. Aber denkwürdige Stunden waren es allemal.

Das Bildungssystem in der DDR war ganz massiv den sozialistischen Zielen unterworfen. Es war engstirnig, einseitig, ließ kaum Raum für offene Auseinandersetzung und Individualität. Dennoch hat es genügend fundiertes Wissen vermittelt, auf das sich aufbauen ließ. Die Indoktrination beherrschte alle Bereiche, aber sie beherrschte nicht das Denken und Handeln der Menschen, jedenfalls nicht das meine. Ich war ja auch nicht nur der DDR-Propaganda ausgeliefert, sondern bekam Informationen aus Westfernsehen und Radio sowie durch persönliche Kontakte.

In einem meiner Tagebücher las ich die Beschreibung des Abiturs im Jahre 1960. Dabei wurden die Tage von damals so lebendig, dass ich mich nach einigem Hin und Her entschloss, sie in Auszügen wiederzugeben:

„Das Abitur ist mir stets als ein sehr erregendes, freudiges Ereignis vorgekommen. Ich muß gestehen, daß ich während der gesamten Prüfung von unwahrscheinlichem Glück verfolgt war.

Die Themen für den Deutsch-Aufsatz waren ziemlich belang- und reizlos. Im Thema 1 sollte frei über Erwin Strittmatters Zitat „Träum‘ vor! Pack‘ zu!“ geschrieben werden. Das kam für mich nicht infrage. Ich konnte mir denken, daß man sozialistisch träumen mußte, um „richtig“ zupacken zu können. Ich bin kein Sozialist. Thema 2 verlangte die Interpretation eines nicht genannten Gedichts von Johannes R. Becher. Obwohl ich dazu rechte Lust gehabt hätte, entschied ich mich für das dritte Thema, um kein Risiko einzugehen. Außerdem war dies letzte Thema so einfach, daß ich mich nicht im Geringsten anzustrengen brauchte. Es lautete: Behandeln Sie ein Kunstwerk von besonders aktueller Bedeutung! Nichts war leichter als das. Erstens hatte ich mich ausführlich auf ein Thema über Friedrich Wolfs „Professor Mamlock“ und Maxim Gorkis „Mutter“ vorbereitet; zweitens kann man so ziemlich jedes in der Schule behandelte Werk auf die Gegenwart beziehen und einen großspurigen Qualm daraus machen und drittens liest man in jeder Zeitung mindestens einmal wöchentlich über solche Kunstwerke. Freilich hätte ich auch ein Werk aus der Musik oder bildenden Kunst nehmen können, doch dafür fehlte mir das nötige Wissen. So schrieb ich denn, wie etwa die Hälfte aller Abiturienten, über „Professor Mamlock“. Da zu dieser Zeit gerade die antisemitischen Handlungen einiger gewissenloser, gesellschaftsfremder und rowdyhafter Elemente in verschiedenen westlichen Ländern auftraten, ließ sich leicht eine Verbindung nicht nur zur Gegenwart im Allgemeinen herstellen, sondern auch zu Westdeutschland im Besonderen. Ich schrieb also – wie gewünscht – über die bewußt verantwortungslose Stellungnahme der bundesdeutschen Bonner Regierung zu den verwerflichen Vorkommnissen, über die Schuld des unpolitisch Intellektuellen, der sich, wie auch im Dritten Reich, unbewußt als Spielball der reaktionären Kreise benutzen läßt. Mit solchen Phrasen ausgestattet, konnte ich sicher sein, daß nichts schief ging.

Für Mathematik hatte ich mich in den Osterferien recht gewissenhaft und gründlich vorbereitet, da ich mir meines kläglichen mathematischen Verständnisses bewußt war. Mathe war auch die einzige Prüfung, zu der ich nicht mit gleichmütigen, ausgeglichenen Gefühlen ging. Als ich die drei Aufgaben vor mir sah, stieg mir auch schon der kalte Schweiß auf die Stirn. Mit Herzklopfen wagte ich mich an die erste Aufgabe. Voll Staunen und Selbstbewunderung stellte ich fest, daß ich sie richtig gelöst haben mußte. An die nächste Aufgabe machte ich mich schon mit etwas leichterem Herzen, da ich hoffen durfte, noch ein „Genügend“ zusammenzustümpern. Siehe da, ich löste sie in nur 20 Minuten! Somit hatte ich für die letzte Aufgabe noch 3 ½ Stunden Zeit. Es war nicht zu fassen! Vergnügt wandte ich mich der letzten Aufgabe zu und erkannte schnell einen möglichen Lösungsweg. Doch sei es aus Freude oder wegen meiner mathematischen Dummheit, ich rechnete volle 2 Stunden an einer so einfachen Gleichung, daß es mir heute noch völlig unbegreiflich ist. Da ich immer wieder zu einem blödsinnigen Ergebnis kam, blieb mir schließlich kein anderer Ausweg als von meinem Nachbarn abzuschreiben. Den Rest der Aufgabe löste ich problemlos. Als ich auf einem Spaziergang von unserem Klassenlehrer – streng vertraulich - erfuhr, daß ich das einzige Mädel sei, das eine „1“ geschrieben hätte, glaubte ich an einen Irrtum.

Mündlich wurde ich in Staatsbürgerkunde, Russisch, Französisch und Biologie geprüft. Im ersten Fach lautete die Frage: Rechte und Pflichten der Bürger der DDR und ihre gesellschaftlichen Garantien. Na, mit einigem Redetalent kann man es hier schon zu etwas bringen, ohne nur in Phrasologie zu verfallen. Ich hatte mir einige eindrucksvolle Zitate beliebter Persönlichkeiten eingeprägt, mit denen ich Eindruck schinden wollte. Als ich ein Zitat von Clara Zetkin über die Stellung der Frau im gesellschaftlichen Leben anbrachte, merkte ich, wie die Gesichter der verehrten Lehrer munterer wurden. Als ich gar noch Ort, Gelegenheit und Zeit des Zitats angeben konnte, ist vielleicht mancher durch beifälliges Gemurmel seiner Kollegen vor dem Einschlafen gerettet worden.

In Russisch mußte ich einen Text über die Bedeutung des Weltraumfluges übersetzen und anschließend darüber sprechen. Als besondere Schwierigkeit enthielt der Text einen Satz mit doppelter Verneinung. Nun kam eine der Prüfenden auf die dumme Idee, mich diesen Satz ins Französische übersetzen zu lassen. Ich war blamiert. Seit Tagen hatte ich mich bemüht, so viel wie möglich Russisch zu denken, so dass mir auch die einfachsten französischen Wörter nicht einfallen wollten. Nachdem ich den Satz zurechtgestoppelt hatte, setzte der Lateinlehrer dem Ganzen die Krone auf, indem er den verhaßten

Satz lateinisch hören wollte. Ich gab auf! Schließlich hatte ich seit Wochen kein Lateinbuch mehr angerührt.

Auch in der Französischprüfung wollte ich wieder durch etwas Besonderes Eindruck schinden. Für die Grammatik hatte ich mir ein berühmtes Zitat des Grafen Algarotti gemerkt, auf das ich in der Habilitationsschrift meines Bruders gestoßen war: Petersbourg, c'est la grande fenêtre, ouverte dans le nord, par où la Russie regarde vers L'Europe." Ich versprach mir nicht wenig Erfolg davon. Leider kam ich mit einer Frage dran, zu der ich nur den Beispielsatz „Notre professeur, c'est une femme" fertig brachte. Es folgte schallendes Gelächter. Das war einer der wenigen Sätze, die wohl alle verstanden hatten. Die Russischlehrerin war entsetzt. Ich auch. Diesen schrecklichen faut pas machte ich wieder gut durch die Rezitation der Fabel „Le loup et l'agneau" von Lafontaine. Ich rezitierte mit so französischem Tonfall, dass ich wohl der berühmtesten l'actrice de Paris Konkurrenz gemacht habe. Das sahen offenbar auch die werten Prüfungskommissäre so und entließen mich gnädig mit gütigen, schmunzelnden Gesichtern.

Mit einer Biologieprüfung hatte ich nie gerechnet. Ich hatte keine Ahnung mehr über Bakterien, Pflanzen, Generationswechsel, aus Gebieten der Zoologie usw. Am meisten graute mir vor einer Pflanzenbestimmung. Eine Stunde vor der Prüfung machte ich das zum ersten Mal und landete statt beim Flachs bei der Gänsekresse. So vertraute ich auf mein Glück in Gestalt des Wohlwollens meiner Lehrer. Ich hatte Glück. Es hieß: Berichten Sie über das menschliche Blut, sprechen Sie über die Bedeutung der Agglutinine, Präzipitine, Leukozyten und des Rh-Faktors. Nichts war mir lieber als das. Ich bereitete mich gar nicht erst vor, sondern schaute mir nur lächelnd den hohlen Schädel an, den ich auch beschreiben sollte. Ins Prüfungszimmer trat ich mit meinen Schreibutensilien und dem unteren halben Schädel in der einen Hand, wobei ich das Gebiss lässig an den kleinen Finger gehängt hatte und den oberen halben Schädel in der anderen Hand. So bewaffnet, legte ich los. Alles ging glatt.

Nachdem alle Prüfungen geschafft waren und der erste Freudentaumel vorbei war, wurde ich fast traurig. Nun hatte ich plötzlich kein Ziel mehr, sondern musste auf den Bescheid von der Leipziger Universität warten."

Krankheit – meine persönliche Universität

Meine Schulzeit war durch eine schwere Erkrankung um zwei Jahre unterbrochen worden. Diese Aussage schreibt sich nach sechzig Jahren ziemlich locker und nüchtern auf. Es ist alles andere als das.

Oh, wenn es mir doch gelingen könnte, das Erlebte mit seinen unabsehbaren Konsequenzen in verständliche Worte zu fassen! Ich habe in diesen zwei Jahren einen unfreiwilligen, ungeplanten, umfangreichen Bildungsweg durchlaufen, der meine Persönlichkeit maßgeblich geformt hat.

Ich habe Gesundheit kennen gelernt. Bisher war ich gesund gewesen ohne es zu bemerken.

Ich habe die Diskrepanz erfahren, die zwischen der Wahrnehmung der Patienten und der ihrer Ärzte besteht. Ich habe mit dieser Erkrankung ein unersetzliches, ungewöhnliches Berufspraktikum absolviert. Ich habe verstanden, was das Sprichwort „Der Mensch ist ein Gewohnheitstier" bedeutet. Ich habe begonnen zu begreifen, dass ich Grenzen und Fähigkeiten habe, dass ich in einem Raum lebe, in dem das Maß an Abhängigkeit und Ausgeliefertsein einerseits und das an Selbstbestimmung und Eigenverantwortung andererseits nicht definiert ist, sondern ununterbrochen neu gesucht werden muss.

Viel klarer werden meine durch die Krankheit gewonnenen Erkenntnisse durch einen Aphorismus von Fernando Pessoa zusammengefasst:

„Von allem bleiben drei Gewissheiten zurück:
Die Gewissheit, dass wir immer am Anfang stehen
Die Gewissheit, dass wir weitermachen müssen
Die Gewissheit, dass wir unterbrochen werden, bevor
wir zu Ende sind.“

Was war geschehen?

Ich hatte das Glück, in den Weihnachtsferien 1956 wieder einmal zu meinem Bruder Dieter und seiner Familie, die inzwischen nach Tübingen gezogen war, reisen zu dürfen. Alles verlief wie geplant und erwartet. Die Tage waren angefüllt mit unterhaltsamen Unternehmungen und mehr oder weniger nachhaltigen Eindrücken. Aber es geschah nichts Ungewöhnliches.

Eines Abends, ich hatte mich zum Schlafen hingelegt, wurde das Zimmer um mich herum lebendig. Die Wände stellten sich schräg, beschrieben gewagte Schlangenlinien und schoben sich über mir zusammen, ohne mich zu berühren. War ich selbst durchlässig geworden oder waren es die Wände? Das Tapetenmuster veränderte seine Struktur, formte sich zu bizarren Gestalten, die bald lächerlich, bald beängstigend wirkten. Auch in mir selbst vollzogen sich undefinierbare Veränderungen. Ich wusste nicht mehr, ob ich atmete oder schrie, ob ich mich bewegte oder still lag. Mit Befremden nahm ich das wahr, ohne mir Fragen zu stellen. Ich wunderte mich und staunte. Ich stellte nichts in Frage, hatte auch keinerlei Angst oder Sorge. Ich war vollständig in Anspruch genommen, war wie gebannt, fasziniert. Ich konnte keine Wahrnehmung festhalten oder zuordnen. Zeit- und Raumgefühl waren außer Kraft gesetzt. Aber ich hörte Stimmen, von denen eine meiner Schwägerin Sigi gehörte. Was sie sagten, ergab keinen Sinn, doch merkte ich, dass es mit mir zu tun hatte. Offenbar dachten die daran, mich in ein Krankenhaus zu bringen. Das erschien mir absurd, denn ich musste ja in ein paar Tagen wieder nach Hause fahren. Ich war zum Geburtstag eingeladen worden und hatte mein Kommen zugesagt. Außerdem standen wichtige Schwimmwettkämpfe bevor.

Wie ich ins Krankenhaus kam, weiß ich nicht. Eine Krankenschwester beugte sich über mich und wischte mir das Gesicht ab. Als ich zur Toilette gehen wollte, merkte ich, dass ich nicht laufen konnte. Die Beine schienen ein Eigenleben zu führen. Ich hatte nur noch wenig Einfluss auf mich. Ich schämte mich, als ich merkte, dass ich regelrecht geschleppt und geschoben wurde. Auch dass ich mich gar nicht mehr zurechtfand, war ausgesprochen peinlich. Plötzlich stellte ich fest, dass ich alles doppelt sah. Wie war denn so etwas möglich!?

Ich erlebte mich selbst wie verdoppelt, als existiere ich auf zwei Ebenen, die nichts miteinander zu tun hatten. Die eine Ebene war die meines bisherigen, gewohnten Lebens, in dem die Weihnachtsferien rasch zu Ende gingen, ich also nach Haus fahren musste. Gleich in der ersten Schulwoche war der Geburtstag. Diesen Termin musste ich unbedingt einhalten; ich zerbrach mir den Kopf über das Geschenk. Außerdem wollte ich schnellstmöglich wieder in die Schule gehen, auch um das Schwimmtraining keinesfalls zu lange zu unterbrechen. Die andere Ebene war diese komische Situation eines Krankenhauses, in dem ich im Bett lag als gehöre ich dorthin und nirgends sonst. Ich war mir selbst richtig fremd. Zu dieser Welt gehörten Schwestern, Ärzte, andere Patienten und Menschen, das Warten auf die Visite oder auf das Essen, die Untersuchungen und Medikamente. In dieser Welt wurde an mir gehandelt; ich hatte keinen Einfluss darauf. Ich lernte ein Riesenrepertoire an Untersuchungsmethoden kennen. Bald wurden Reflexhammer, Taschenlampe, Augenspiegel zu gewohnten Gegenständen. Bald prägten sich mir Begriffe ein, die in meinem bisherigen Leben nie vorgekommen waren.

Ich wurde an ein Gerät angeschlossen, mit dem die Hirnströme gemessen wurden. Es hieß EEG und galt als modernste Technik. Darüber wurde bei den Visiten viel diskutiert, verschiedene Wellen und Effekte als bedeutsam interpretiert. Die Ärzte kontrollierten täglich meinen Nystagmus, den sie für besonders aussagekräftig hielten. Sie hatten eine Stauungspapille festgestellt, deren Dioptrien sie bei jeder Visite erörterten. Irgendwie einigten sich die Verantwortlichen, mir den Kopf aufzubohren, um eine Ventrikulographie durchzuführen. So komplizierte Worte konnte ich behalten, aber Mitspracherecht hatte ich keins. Mir wurde der Kopf rasiert, nur über der Stirn blieb ein Haarschopf stehen. Ich ließ alles mit mir geschehen. Ich hatte doch gar keine Wahl! Während der Operation wachte ich aus der Narkose auf und hörte das Bohren und Kreischen. Es tat nichts weh, aber ich hatte entsetzliche Angst. Gleich würde der Schmerz kommen! Und noch Schlimmeres! Ich wollte mich bemerkbar machen, aber es ging nicht. Ich konnte weder schreien, noch mich bewegen. Zum Glück schlief ich bald wieder ein.

Mehrere Wochen gelang es mir nicht, die beiden Ebenen miteinander zu verbinden. Sigi und Dieter kamen täglich zu Besuch, was mir einerseits ganz normal erschien, andererseits wunderte ich mich sehr, wie die beiden mir so viel Zeit widmen konnten. Für mich waren die Besuche die schönsten Minuten des Tages. In Gegenwart der vertrauten, liebevollen Zuwendung hatte alles seine Richtigkeit. Ich fühlte mich sicher, umsorgt, ernst genommen und beschenkt. Die beiden übersetzten mir die absurde Situation in einen langsam verstehbaren Zusammenhang, so dass ich Stück für Stück begreifen und annehmen konnte, dass ich wirklich krank war. Die Besuche schafften die Verbindung zwischen den beiden Ebenen.

Als auch meine Mutter mich zum ersten Mal besuchen kam, wurde mir klar, dass ich so bald nicht mehr nach Hause kommen würde. Anfangs rechnete ich in Tagen, dann in drei bis vier Wochen, später wurden daraus Monate und Jahreszeiten.

Ich befand mich im B-Saal der Universitätsnervenklinik in Tübingen, das war die Station für neurologisch erkrankte Frauen. Da Dieter Universitätsmitarbeiter war, hatte man die Behandlung übernommen, obwohl ich gar nicht versichert war. Es hieß, ich habe eine Encephalitis. Die Ursache dafür blieb unklar. Die diagnostischen Möglichkeiten in den fünfziger Jahren waren noch recht bescheiden. Ein Erreger konnte nicht nachgewiesen werden. Deshalb hatten die Ärzte eine Hirnbiopsie vorgeschlagen, was meine Eltern ablehnten. Ich danke es ihnen noch heute. Der Forscherdrang in allen Ehren, aber ohne therapeutische Konsequenz hält sich noch heute mein Wissensdurst in Grenzen.

Mein behandelnder Arzt war Dr. Hermann Roßkamp. Er verstand es mit jungenhaftem Charme, eine befreiende Leichtigkeit im Krankenzimmer zu verbreiten. Alle

Patientinnen liebten ihn. Mir machte er immer Mut, gab mir das Gefühl, dass ich ihm persönlich am Herzen liege. Bei meinem Besuch in Tübingen 1977 hatte ich Gelegenheit, ihn in seiner psychotherapeutischen Praxis zu besuchen, aber die vergangenen Jahre hatten eine zu große Distanz entstehen lassen.

Oberarzt war damals Prof. Dr. Johannes Hirschmann, der später Direktor der neu errichteten Neurologischen Universitätsklinik wurde. Aber über allen und allem schwebte Prof. Dr. Ernst Kretschmer, klein von Statur, aber von immenser Bedeutung. Wie bedeutend er war, sollte ich während meines Medizinstudiums noch erfahren und erst recht während meiner Facharztausbildung. Vorerst lernte ich ihn nur als den zentralen Punkt inmitten einer großen weißen Wolke kennen, die aller vier Wochen zur *Höschenvisite* einschwebte und die ganze Klinik in Aufruhr versetzte. Schon Tage voraus brach das große Reinemachen an, das vom obersten Lampenschirm bis zur Unterkante des Bettgestells alles Inventar einschloss. Auch wir Patienten wurden zurecht gerückt. Selbstverständlich bekam jeder frische Bettwäsche und ein neues Nachthemd und wurde angewiesen, gerade und auf dem Rücken liegend das Bett nicht zu zerwühlen, sondern die Hände *an der Hosennaht* zu platzieren.

Das Leben draußen trat mehr und mehr in den Hintergrund. Es kam nur noch als Erzählung in mein Zimmer. Ich lag in dem Bett gleich links neben der Tür und konnte durch das gegenüberliegende Fenster einige Bäume, Himmel und Wolken und manchmal Vögel sehen. Im Zimmer standen sieben weitere Betten, alle belegt mit Frauen, die sich in ihrem schwäbischen Dialekt unterhielten. Ich verstand nur Bruchstücke. Als ich nach

Monaten in mein Heimatkrankenhaus verlegt wurde, merkte ich, dass ich selbst schwäbisch schwätzte. Ich war die Jüngste im Zimmer, was immer wieder zu Situationen führte, die mich ein wenig an zu Haus erinnerten, wo ich auch mitunter geschont und verwöhnt wurde, andererseits mich ausgeschlossen fühlte, weil man an mir vorbei redete oder mich nicht für voll nahm. Von meinem Bett aus konnte ich eine Glastür erkennen, die in einen Raum führte, in dem Patienten lagen, von denen es hieß, sie machten eine Schlafkur oder eine Insulinkur. Das musste etwas ziemlich Übles sein, denn durch die Tür drang oft Stöhnen, Klagen, Weinen oder aufgeregte Geschäftigkeit. Neben dieser Tür stand ein großer, tiefer Sessel, in dem die Nachtschwester Wache hielt. Sie hatte ein schwaches Licht zur Verfügung. Meist las oder strickte sie oder beides gleichzeitig. Nicht selten musste sie am Morgen einen Teil der Arbeit wieder auftrennen. Ihrem allzeit fröhlichen Wesen schien das nichts anhaben zu können. Auf Geheiß der Oberschwester musste sie eine *Stupfuhr* betätigen, das bedeutete, dass sie aller fünfzehn Minuten auf einen Knopf drücken musste, um ein Löchlein in einen Papierstreifen zu stupfen, also zu stechen. So konnte überprüft werden, ob sie wirklich wachte und nicht schlief. Später, als ich schon vertraut mit dem Klinikleben war, durfte ich mitunter die Stupfuhr hüten. Den Viertelstundentakt gab zuverlässig die Turmuhr der Stiftskirche an.

Unmerklich flossen die Tage dahin. Ich dachte daran, etwas für die Schule zu tun, aber es wurde nichts Rechtes. Warum?

Am intensivsten erinnere ich mich an die krankengymnastische Behandlung. Meine beiden Beine und der rechte Arm waren spastisch gelähmt und mussten täglich bearbeitet werden. Das war eine furchtbar schmerzhafte Prozedur. Wie oft stellte ich mich schlafend in der Hoffnung verschont zu werden! Aber umsonst, kein Erbarmen! Dennoch mochte ich die Krankengymnastin sehr, was wohl auf Gegenseitigkeit beruhte. So wurde die Tortur wenigstens durch menschliche Wärme und tröstendes Mitgefühl ergänzt. Doch der Erfolg blieb unbefriedigend. Die rechte Hand hatte sich zu einer Faust zusammengezogen, die sich kaum auseinander biegen ließ. Um einer Versteifung vorzubeugen, mussten die Finger aber bewegt werden. Nun versuchte man es mit einem wahren Folterinstrument. Mir wurde ein Handschuh übergezogen, der an jedem Finger einen Gummischlauch hatte, an dem man ziehen konnte. Für ein paar Stunden am Tag – oder waren es nur Minuten? – wurden diese Schläuche an eine Art Tennisschläger gebunden, so dass sie Zug auf die Finger ausübten. Es war grausam, auch beschämend. Ich weinte heimlich und wütete laut. Wie gut es half und ob es überhaupt nützte, kann ich nicht sagen. Später legte ich die Finger unter den Kopf, um sie zu strecken, aber da musste es wohl schon besser geworden sein.

Auch der rechte Fuß war in einer Streckstellung versteift, so dass an ein Stehen oder Auftreten gar nicht zu denken war. Mit Hilfe einer Spezialschiene sollte der Spitzfuß allmählich aufgerichtet werden. Um die Schiene überhaupt anlegen zu können, hielten die Ärzte eine Narkose für notwendig. Mir war das recht, denn alles, was nicht weh tat, war willkommen. Gesagt, getan. Das erste, was ich danach wahrnahm, waren lauter Weißkittel, die um mein Bett herum standen und sehr geschäftig an mir hantierten. Ich konnte nicht atmen, überhaupt nicht. Ich schaute mit Todesangst von einem zum anderen. „Tut doch was! Tut was, schnell! Ich sterbe!", das ging mir durch den Kopf. Dann erlebte oder träumte ich etwas, was heute von Leuten beschrieben wird, die das mit dem Begriff Nahtoderfahrung bezeichnen: Ich befand mich in einem geräumigen Tunnel, an dessen Ende helles Licht zu sehen war. Auf dieses Licht rannte ich zu. Die Tunnelöffnung weitete sich, bis ich plötzlich vor einem Berg stand, der wie eine Halbkugel geformt war. Er war vollkommen verschneit und ohne jegliche Unebenheit, kein Baum, kein Fels, kein Schatten, keine Struktur. Hinter dem Berg leuchtete ein klar blauer Himmel. Ich wusste, dass ich den Berg hinaufgehen musste. Ohne jegliche Anstrengung stieg oder schwebte ich den Berg hinauf. Ich dachte nichts und fühlte nichts, ich folgte automatisch dem vorgegebenen unsichtbaren Weg zur Bergkuppe. Plötzlich tauchten vor mir am Horizont wie aus einem Nebel bunte Figuren auf. Sie hielten sich an den Händen, standen breitbeinig da und versperrten mir den Weg. Im Näherkommen glaubte ich meine Mutter zu erkennen und einige Klassenkameraden. Ich ging weiter, kam aber nicht mehr vorwärts. Irgendwann wachte ich auf. Jemand wusch mich, redete auf mich ein und schien sich sehr um mich zu kümmern. Ein paar Tage später sah ich, dass mein ganzer Brustkorb grün und blau aussah, als sei ich geschlagen worden. Auf meine zaghafte Frage erklärte man, dass man Mühe gehabt hätte, mich am Leben zu erhalten.

Der Fuß ließ sich durch die Schiene nicht aufrichten. Monate vergingen. Die Lähmung besserte sich, aber laufen konnte ich nicht. Deshalb musste die Achillessehne operativ verlängert werden. Auch diese Operation ließ ich über mich ergehen und musste noch monatelang einen Gipsverband tragen. Aber diesmal waren die Quälereien so erfolgreich, dass ich wieder richtig laufen lernte und zwar so gut, dass das Wandern eins meiner schönsten Hobbys wurde. Das Fußgelenk blieb allerdings nur in ganz geringem Umfang beweglich, was zur Folge hatte, dass ich das rechte Hüftgelenk falsch belastete und dadurch eine Arthrose entstand, die nach vielen Jahren eine künstliche Hüfte notwendig machte. Mittlerweile plagt mich die Arthrose des Sprunggelenks leider auch, so dass meine Wanderstrecke weniger durch Ermüdung als durch Schmerzen eingeschränkt wird.

Unvergessen ist mein erster Ausflug in die freie Natur. Nach vielen Wochen, in denen ich nur den Blick ins Freie richten konnte, ansonsten eingeschlossen war in die kleine Welt des Krankenzimmers, packte eine der liebenswerten Schwestern mich in einen kompakten Rollstuhl und fuhr mich hinaus auf den Klinikvorplatz. Für die vielen Menschen, die dort täglich vorüber eilten oder auch wartend verweilten, war dieser Platz einfach nur hübsch und gepflegt, sicher kaum der Rede wert. Für mich aber war er eine Offenbarung. Ich kam aus dem Staunen nicht heraus. So viel gab es zu sehen und so herrlich war alles um mich herum: Die Sonne schien und berührte mich mit schmeichelnd warmen Strahlen, die Natur strotzte vor Kraft in üppig frischem, frühsommerlichem Grün. Ein solch saftiges Gras glaubte ich noch nie gesehen zu haben. Die Bäume erschienen so mächtig, so ehrwürdig, so wundervoll. An den Blumenrabatten mitten in der Wiese und den kostbaren Blumenkübeln, aus denen eine unglaubliche Blütenpracht in allen Farben und Formen hervorquoll, konnte ich mich gar nicht satt sehen. Ich war überwältigt, sprachlos. Mein Staunen und Wundern wurde erst unterbrochen als die Schwester mich an die Brüstung schob und meinen Blick in die Ferne lenkte. Ich sah mich hoch über der Stadt, deren rotes Dächergewirr ich erst allmählich in erkennbare Strukturen auflösen konnte. Jetzt sah ich plötzlich Dinge, von denen ich bisher nur aus Erzählungen gehört hatte. Gleich gegenüber grüßte der dicke Turm des Tübinger Schlosses, in dem Dieter sein Arbeitszimmer hatte. Unten im Tal fand ich die markanten Umrisse der oft erwähnten Stiftskirche. Weiter drüben glitzerte das silberne Band des Neckars. Ganz im Dunst zeichneten sich die Höhenrücken und Kegel der Schwäbischen Alb ab. Wie sehr liebte ich schon damals dieses Land!

Nach acht Monaten hielt man mich für stabil genug, um in das Heimatkrankenhaus verlegt werden zu können. Doch das war nicht allein eine medizinische Frage, sondern auch eine politische. Im August 1957 war es nämlich schon wieder vorbei mit dem Interzonenverkehr, wie die Reiseverbindung zwischen Ost- und Westdeutschland noch immer hieß. Während sich die DDR als souveräner Staat betrachtete, nahm die Bundesrepublik für sich in Anspruch, für alle Deutschen zuständig zu sein und jeden DDR-Bürger automatisch wie einen Bundesbürger zu behandeln, sobald er in die BRD einreiste. Das erleichterte natürlich die Entscheidung, wenn man der DDR den Rücken kehren wollte. Allein zwischen 1953 und 1957 verließen mehr als 1,5 Millionen DDR-Bürger ihre Heimat, um in der Bundesrepublik neu anzufangen. So war die Entscheidung der DDR, die innerdeutsche Grenze für Otto Normalverbraucher wieder zu schließen, nicht verwunderlich. Aber erst der Mauerbau konnte die Massenflucht wirklich stoppen.

Jedenfalls mussten umständliche Formalitäten erfüllt werden, ehe ich die Reise antreten konnte. Eine Krankenschwester wurde als Begleitperson mitgeschickt. Meine Mutter durfte diese Rolle jedenfalls nicht übernehmen. An der Grenze wurde ich aus dem bundesdeutschen Krankenwagen in ein DDR-Fahrzeug umgeladen und musste mich von der mir ans Herz gewachsenen Schwester verabschieden, da nun auch eine DDR-Krankenschwester zuständig war.

Für mich war diese komplizierte Fahrt eine willkommene Abwechslung, und natürlich freute ich mich auf zu Hause, auch wenn damit vorerst nur das Krankenhaus gemeint war. Aber welcher Schock mich erwartete, hatte ich nicht ahnen können. Wahrscheinlich hätte niemand voraussehen können, dass der Unterschied zwischen den beiden Krankenhäusern so gravierend war. Abgesehen davon, dass ich von dem heimischen Dialekt ganz überrascht worden war – ich hatte das Schwäbische völlig unbemerkt angenommen –, kam ich aus dem Staunen und mich Wundern kaum heraus. Wie war es möglich, dass ein Krankenhaus so schmutzige Wäsche hatte, grau, geflickt, sogar zerschlissen, hart und rau? Wieso trugen Schwestern und Ärzte alte verwaschene, schlechtsitzende Kittel? Erst sehr viel später realisierte ich, dass die Wäsche durchaus sauber war, aber eben viel zu oft gewaschen und zwar nicht mit optischen Aufhellern, uralt und schlecht gemangelt. Warum tauschte niemand die halb verrosteten Bettgestelle, Nachttische oder Bettschüsseln aus? Überall, wo ich hinschaute, sah ich schadhafte oder kaputte Dinge: Die Fensterscheibe hatte einen Sprung, die Farbe an Türen, Wänden und Fensterrahmen blätterte ab oder fehlte schon ganz. Ein dunkelgrünbrauner Ölsockel zog sich durch alle Flure und Räume und verstärkte den ungepflegten, lieblosen Eindruck. Völlig im Widerspruch zu dieser deprimierenden äußeren Atmosphäre standen von Anfang an die menschlichen Begegnungen. Alle strahlten eine unvermutete Herzlichkeit aus, zeigten sich äußerst fürsorglich und entgegenkommend. Ich bekam den Fensterplatz in einem Zweibett-Zimmer und die Mitpatientin Hilde.

Hilde war für mich ein Geschenk des Himmels, aus dem sich eine lebenslange Freundschaft entwickelte. Hilde gehörte praktisch zum Inventar des Krankenhauses, denn sie wurde dort mit einigen Unterbrechungen seit sechs Jahren behandelt. Sie war bei der entsetzlich wütenden Polio-Epidemie 1951 so schwer erkrankt, dass sie beatmet werden musste und das war nur in Greiz möglich, da dort zwei der wenigen *Eisernen Lungen* standen, die damals eine künstliche Beatmung ermöglichten. Hilde war am ganzen Körper gelähmt; sie konnte den Kopf heben und drehen und die Hände einigermaßen bewegen, wenn sie die Unterarme aufstützte. Ansonsten lag sie völlig unbeweglich so wie sie hingelegt wurde. Sie war einundzwanzig Jahre alt als sie erkrankte. Wann mag sie geahnt haben, dass sie dieses eingeschränkte Leben noch vierundvierzig Jahre bewältigen musste?

Hilde war nicht nur eine erfahrene Patientin, die das Krankenhaus samt Personal, Vorschriften und allen Besonderheiten genauestens kannte, sie war vor allem ein Mensch wie ich mir damals keinen besseren hätte wünschen können. Hilde war zehn Jahre älter, interessierte sich für alles, war sehr belesen, hatte eine bewundernswerte Phantasie und die Fähigkeit, die Welt, zu der sie keinen Zutritt hatte, durch Geschichten und Menschen zu sich ins Zimmer zu holen. Durch sie trat das Kranksein trotz aller Beeinträchtigungen in den Hintergrund. Leben wurde auch im Krankenhaus möglich. Es zählte weniger das, was nicht ging als das, was ging. Das Krankenzimmer wurde zu einer Künstlerwerkstatt. Hilde häkelte und machte Scherenschnitte und ich machte es ihr nach. Manchmal wurden die Betten auf den sonnigen Balkon geschoben und wir beide lagen da wie in der Sommerfrische. Kein Wunder, dass Vorbeikommende mit Kommentaren grüßten wie: „Na, ihr habt es gut!" oder „So möchte ich auch krank sein!" oder „Wollen wir tauschen?" Es sehnt sich eben jeder nach dem, was er nicht hat.

Nach genau einem Jahr durfte ich über die Weihnachtsfeiertage zum ersten Mal auf Urlaub nach Hause. Ich war ganz schön aufgeregt und freute mich unbändig. Endlich würde ich wieder teil haben am ganz normalen Leben. Ich würde meine Freundinnen sehen, und alles würde wieder sein wie früher. Mein Vater hatte als Überraschung einen Plattenspieler gekauft und zwei oder drei Langspielplatten. Bis dahin hatte ja kaum jemand Musik aus der Konserve, mal abgesehen von dem altersschwachen, krächzenden Grammophon meiner Großeltern und einem Xylophon, mit dem mein Bruder Hans und ich in der Weihnachtszeit auf der Straße Musik gemacht und ein paar Pfennige eingenommen hatten. Eine der neu erworbenen Platten besitze ich noch, es sind die Lieder aus dem italienischen Liederbuch von

Hugo Wolf, gesungen von Dietrich Fischer-Diskau. Mein Vater hatte sie so oft gehört bis sie auch mir vertraut waren. Aber es mussten noch einige Jahrzehnte vergehen, ehe ich diese Musik wirklich ins Herz geschlossen hatte. Damals hätte ich sicher lieber leichtere, heitere Stücke gehört, aber Tanzmusik, Schlager oder gar Jazz wurde in meinem Elternhaus nicht gespielt.

Ansonsten war der Urlaub vor allem enttäuschend. Nichts war mehr wie ich erwartet hatte. Die Freundinnen erzählten ihre wichtigsten Neuigkeiten, wer wem den Hof machte, wer mit wem am häufigsten tanzte, welche Pläne für das neue Jahr anstanden, in dem sie das Abitur ablegen würden. Meine Freundinnen vom Schwimmclub berichteten begeistert von den Fortschritten im Training und von den Auswahlwettkämpfen für die mögliche Teilnahme an den Olympischen Spielen 1960 in Rom. Ich war bis zu dieser Erkrankung eine der besten Rückenschwimmerinnen gewesen, aber jetzt hatte das alles mit mir nichts mehr zu tun. Ich konnte nicht schwimmen, nicht tanzen, hatte keinen Freund und an die Schule durfte ich gar nicht denken. Mein Arzt hatte mir prophezeit, dass es nichts mehr werden würde mit dem Lernen. „Mein Kind, du wirst einmal Rosen beschneiden und Blumen pflanzen“, damit könne ich noch ganz glücklich werden.

Die traurige Erfahrung dieses Urlaubs hatte nicht ausgereicht, um mich vor der nächsten, noch schlimmeren Enttäuschung einige Monate später zu bewahren. Ich hätte auf mich selbst hören sollen. Von mir aus wäre ich nicht auf die Idee gekommen, zum Abiturientenball meiner alten Klasse zu gehen. Ich wusste, ich gehöre da nicht hin. Aber meine Lust war ebenso groß wie meine Neugier und vor allem meine Sehnsucht, dass alles doch so schön werden möge wie alle behaupteten. Es war inzwischen Frühsommer geworden. Ich war endgültig aus dem Krankenhaus entlassen und entschlossen, mit dem neuen Schuljahr wieder einzusteigen. War es Anhänglichkeit oder Mitleid oder Pflichtgefühl, ich weiß es nicht, was meine Klassenkameraden bewogen hatte, mich immer wieder einzuladen und auf Feste mitzunehmen. Ich freute mich darüber, aber ich fühlte mich nicht wohl. Ich war aufgedunsen und dick geworden, noch schwerfällig in den Bewegungen, kein bisschen flott und jugendlich, ich konnte bei den aktuellen Themen nicht wirklich mitreden und fand mich rundherum unattraktiv. Doch alle hatten mir zugeredet, selbst meine Eltern und Lehrer hielten es für richtig, dass ich der Einladung folgen sollte. Also putzte ich mich heraus so gut ich konnte und machte mich mit klopfendem Herzen auf den Weg. Obwohl mir sofort beim Betreten des Ballsaales bewusst wurde, dass mein Kommen falsch war, hielt ich an den Absprachen fest und suchte meinen Platz. Man hatte mich zwischen die Gäste platziert, also zwischen Eltern, Tanten, Onkel und älteren Geschwistern. So fiel nicht sofort ins Auge, dass ich keinen Begleiter hatte. Alle anderen waren ja paarweise unterwegs! Und welch herrliche Kleider die Mädchen anhatten! Die meisten trugen durchsichtige Perlonstrümpfe mit kerzengerader Naht und Stöckelschuhe! Und die Jungen zeigten sich mit glatt gebügeltem, glanzvollem Haar als vollendete Kavaliere in ihren Anzügen mit gestärktem Hemdkragen und Fliege. Anfangs bemühte ich mich noch um ein freundliches Gesicht, gab bereitwillig Antwort auf die höflichen Fragen und nahm aufmunternde Worte entgegen. Die offizielle Begrüßung ließ mich zum Teil aller werden, das ging ganz gut. Auch den ersten Tusch der Tanzkapelle ignorierte ich als Aufforderung zum Tanz. Doch als sich alle Abiturienten zur großen Eingangspolonaise aufstellten, schossen mir die Tränen aus den Augen. Ich konnte keinen Augenblick länger bleiben. Ich rannte hinaus, wollte nur noch weg, weit, weit weg. Ich hielt erst an als ich im nahe gelegenen Wald stand und sicher war, dass niemand mich sah. Ich heulte und schluchzte und konnte nicht mehr aufhören bis alle Tränen verbraucht waren. Was nun!? Ich könnte mich umbringen, an einem Baum erhängen. Aber wie? Ich ließ mich auf den weichen Waldboden fallen, fühlte mich nur noch leer, wie eine trockene Hülle, weggeworfen. Erst als die Dämmerung die aufkommende Nacht anzeigte, setzten die ersten geordneten Gedanken wieder ein. Natürlich würde ich mich nicht umbringen. Ich wollte leben, in die Schule gehen, Ärztin werden, heiraten, Kinder haben. Nur wie sollte ich je wieder unter Leute gehen? Ich schämte mich so sehr. Wenn wenigstens meine Mutter zu Haus gewesen wäre, ihr hätte ich mich anvertrauen können. Aber ich wusste, dass nur mein Vater da war! Ein Mann würde nie verstehen wie mir zumute war. Er würde mich auslachen oder tadeln, weil ich weggelaufen war. Trotzdem trottete ich in die Dunkelheit hinein nach Haus. Wohin auch sonst? Je näher ich kam, desto langsamer wurden meine Schritte. Dann stand ich vor meinem Vater, totunglücklich, ängstlich, verzweifelt. Mein Vater sagte nichts und fragte nichts. Er stand da, breitete seine beiden Arme aus und hielt mich ganz fest und warm an sich gedrückt. Wie hatte ich nur denken können, dass ein

Vater nicht trösten könnte! Es hätte niemand besser gekonnt.

Jedenfalls war ich nach den enttäuschenden Urlaubstagen über Weihnachten froh, als ich wieder mit Hilde zusammen war, von der ich mich verstanden fühlte, sowohl in meinen Einschränkungen als auch in meinen Sehnsüchten. Das Krankenhaus mit seiner Schonatmosphäre und seinen eigenen Regeln war mir inzwischen zum vertrauten Ort geworden. Hier war ich die Gesunde unter den Kranken, hier erfuhr ich nicht auf Schritt und Tritt, dass mir etwas fehlte, dass ich etwas versäumt hatte oder dass ich untauglich war.

Doch hatte der Ausflug in die Welt der Gesunden mich auch in einer merkwürdigen Weise verunsichert. Ich hätte nicht sagen können, was sich verändert hatte; ich dachte auch nicht darüber nach. Jedoch hängte sich an jeden Gedanken oder jeden Plan ein nicht unterdrückbares Aber. Ich wollte so gern wieder in die Schule, aber.... Ich konnte nicht ewig im Krankenhaus bleiben, aber.... Ich würde am liebsten beide Welten vereinen, aber....

Letzten Endes war es wohl meine Mutter, die den Weg aus der Sackgasse fand. Sie riet mir zu kleinen Schritten, mit denen ich leicht die Richtung korrigieren könnte, zu Entscheidungen, deren Risiken überschaubar waren. Schließlich kramte ich die alten Schulbücher hervor und fand mehr Bekanntes als erwartet. Ich wurde mutiger, zog mich weniger zurück. Einen ordentlichen Schritt hin zum notwendigen Selbstvertrauen brachten mir Nachhilfestunden, die ich jüngeren Geschwistern meiner Schulkameraden gab.

Wenn nur nicht diese unaussprechlichen Situationen immer wieder aufgetreten wären, die mich so ohne jede Vorwarnung völlig außer Gefecht setzten! Die einen nannten das „Zustände", die anderen „Anfälle" und die ganz Rigorosen sprachen von „Epilepsie".

Ich selbst brauchte viele Jahre, ehe ich dieses Wort im Zusammenhang mit mir selbst benutzen konnte. Epilepsie, die *Heilige Krankheit*, die *Fallsucht*, das war ein Tabuthema. Die Betroffenen standen in einer Reihe mit Aussätzigen, Minderwertigen, gefährlich Unberechenbaren, Anrüchigen, Stumpf- und Blödsinnigen. Einem Epileptiker konnte man nicht trauen. Jeder Anfall wurde von der Umgebung mit Aufregung und Angst beantwortet. Nicht wenige befürchteten mögliche Ansteckung. In der Öffentlichkeit hatten Epileptiker nichts zu suchen. In der Regel wurden sie zu Hause gehalten, versteckt oder in Anstalten untergebracht. Im *Dritten Reich* waren sie *zur Reinigung des Volkskörpers* systematisch getötet worden.

Dass ich selbst an Epilepsie erkrankt sein sollte, als deren Ursache man die Enzephalitis annahm, das hielt ich für eine ärztliche Diagnose, aber nicht für meine Wirklichkeit. Auch als ich schon Fachärztin für Neurologie und Psychiatrie war, bohrte in mir ein ständiger Zweifel. Allerdings fand ich auch keine bessere Diagnose. Es irritierte mich, dass das, was ich in den Lehrbüchern und Fallbeschreibungen las oder während meiner ärztlichen Tätigkeit beobachtete, mit meinem eigenen Erleben nur unzureichend übereinstimmte. Meine Anfälle liefen nicht immer nach dem gleichen Muster ab und sie veränderten sich auch im Verlauf der Jahre. Es gab keine zuverlässigen Abhängigkeiten, die einen Anfall auslösten.

Monatelang, später sogar jahrelang war ich anfallsfrei, dann gab es wieder Zeiten, in denen sich die Anfälle häuften und ich wegen nicht enden wollender Anfallsserien intensiv medizinisch behandelt werden musste.

Lange Zeit begann jeder Anfall mit einem penetranten Ton im Kopf, der immer lauter wurde bis er mein ganzes Bewusstsein vereinnahmte. Oder ich spürte plötzlich ein Brennen in der Magengrube, das sich innerhalb kürzester Zeit zu sehr unangenehmen Schmerzen steigerte. Einige Jahre standen nächtliche Anfälle im Vordergrund. Ich erwachte aus traumlosem Schlaf. Noch ehe ich mich recht besinnen konnte, zog es mir den Kopf zur Seite, auch das Gesicht verzerrte sich, dann streckten sich die Arme nach unten, der ganze Körper wurde steif, bäumte sich auf und mein Atem blieb stehen. Nicht immer verlor ich das Bewusstsein. Ich hörte, dass ich komische Laute von mir gab, schnaufte oder mit den Zähnen klapperte. Manchmal merkte ich, dass ich mich in die Zunge oder auf die Lippe biss oder ins Bett machte, aber ich hatte nicht den geringsten Einfluss darauf. Wenn sich der ganze Körper wieder entspannt hatte und der Spuk vorüber war, nahm eine wohlige Müdigkeit mich gefangen, der ich nichts entgegen zu setzen hatte, die ich aber richtig genießen konnte.

Am häufigsten kündigten sich die Anfälle an. Es war, als müsse ich plötzlich innehalten, lauschen, einen Augenblick wusste ich nicht, was passierte, dann die Erkenntnis: Es geht wieder los! Ich rief innerlich nein, nein, nicht jetzt, bitte nicht! Meist konnte ich mich in dieser Phase noch irgendwo hinsetzen oder legen. In der Regel wurden die Leute in meiner Umgebung schon stutzig, fragten, was los sei, ob sie helfen könnten. Ich hörte, wie sie sich berieten und ihre Erfahrungen austauschten. Aber ich war unfähig zu reagieren. Gern hätte ich gesagt: Macht euch keine Sorgen, das geht vorbei, das ist nicht schlimm. Aber das konnte ich nicht. Ich konnte überhaupt nichts. Nur in meinem Kopf arbeitete es wie wild. Das, was außerhalb meines Körpers vor sich ging, verlor immer mehr an Bedeutung. Alle Aufmerksamkeit wurde mit unwiderstehlicher Gewalt nach innen gezogen. Es war als müsse ich eine Offenbarung erwarten, als dürfe ich nichts verpassen. Manchmal schossen Blitze und rasante Farbspiele durch das Bild. Manchmal flüsterte es über meinem Kopf oder hinter dem Ohr, ohne dass ich Inhalte verstand. Trotzdem hörte ich mitunter Worte oder Geräusche aus meiner Umgebung, nur konnte ich die nicht deuten. Wenn ich wieder ansprechbar war, stellte ich überrascht und ungläubig fest, dass mein Erleben und die Beobachtung der anderen nicht allzu viele Gemeinsamkeiten aufwiesen.

Das trug nicht gerade dazu bei, über meine Erkrankung zu sprechen. Selbst als meine halb erwachsene Christina mir erzählte wie offen eine ihrer Mitschülerinnen mit ihrer Epilepsie umging und wie viel Sicherheit das der ganzen Klasse brachte, konnte ich mich nicht zu solcher Offenheit durchringen. Natürlich wussten meine engsten Kollegen Bescheid, aber sie respektierten meine Bitte um Verschwiegenheit. Auch heute noch kommt es mir wie eine Beichte vor, wenn ich meine Epilepsie erwähnen muss.

Abgesehen von den sozialen Einschränkungen und den genannten Vorurteilen, die auch heute keineswegs überwunden sind, bestand für mich die größte Bürde in der Tatsache, nie frei, nie sicher zu sein, mir selbst ständig zu misstrauen. Ich hatte niemals abfällige Bemerkungen aus meiner Umgebung gehört, im Gegenteil, alle Leute reagierten stets hilfsbereit, verständnisvoll, fürsorglich, allerdings auch ängstlich.

Ich selbst bin es, die die Epilepsie ablehnt. Ich hatte viele Anfälle, über die ich mich nicht aufregte, die mich nicht aus dem Gleichgewicht warfen. Das war vor allem der Fall, wenn ich allein war und in der Geborgenheit des eigenen Hauses. Doch die Unberechenbarkeit im Auftreten eines Anfalls bedeutete, dass ich allgegenwärtig mit den aller peinlichsten Situationen rechnen musste. Es traf mich während des Unterrichts, mitten in der Chorprobe, beim Klavierspielen, während meiner ärztlichen Tätigkeit, in Besprechungen, beim Warten an der Bushaltestelle, beim Gehen auf der Straße, während einer Untersuchung, in der Badewanne, niemals jedoch beim Wandern, Radfahren und niemals beim Schwimmen. Unzählige harmlose oder brenzlige Situationen wurden für mich so zu katastrophalen, unmöglichen Ereignissen, für die ich mich unendlich schämte.

Selbst in den längsten anfallsfreien Perioden konnte ich die Schmach nicht vergessen, denn ich musste regelmäßig Medikamente einnehmen. Allein diese Tatsache erzeugte in mir eine unbändige Wut. Nicht das Schlucken der mehr oder weniger unförmigen Pillen machte mir zu schaffen, sondern die Tatsache, dass ich gezwungen war, diese Dinger mir einzuverleiben, bereitete mir Widerwillen und Ekel.

Gut ein halbes Jahrhundert brauchte ich, ehe ich mich mit diesem Makel oder Elend oder der Tatsache einigermaßen abgefunden hatte und schließlich mich sogar fast damit versöhnen konnte.

Studienvorbereitung

Der Entschluss Medizin zu studieren, resultierte aus meinem ersten Kontakt mit dem Krankenhausmilieu als ich mir die Gaumenmandeln hatte entfernen lassen müssen. Ich war damals zwölf Jahre alt. Bis zu diesem Erlebnis war mein Traumberuf der einer Sportlehrerin gewesen. Die liebevolle, freundschaftliche Fürsorge durch die Schwestern der Kinderstation sorgte für eine Neuorientierung hin zur Krankenschwester. Bei weiterem Nachdenken wurde mir jedoch klar, dass ich als Ärztin die interessanteren Aufgaben übernehmen könnte und nicht nur auf Anweisung handeln musste. Ich wollte selbst entscheiden und anordnen. Ob die etwas doppelsinnige, aber häufig geäußerte Behauptung meiner Mutter „Ein guter Ansteller ist mehr wert als drei schlechte Arbeiter" meine Arbeitshaltung geprägt hat, sei dahingestellt.

Bewerbungsdesaster

Wie holprig sich der Eintritt in mein Studentendasein gestaltete, wurde bereits erwähnt. Die hier zusätzlich aufgeführten Einzelheiten werfen ein Licht auf die Art wie damals in der DDR der Kampf gegen Entscheidungen, Behörden, Ämter und Personen aussah. Ich kämpfte den aussichtslosen Kampf des Don Quichotte gegen die Windmühlen, sprich gegen die gnadenlose DDR-Nomenklatura.

Vom Prorektorat für Studienangelegenheiten der Karl-Marx-Universität Leipzig erhielt ich den Bescheid, dass ich „wegen Kontingentschwierigkeiten für das Studienjahr 1962/63 vorimmatrikuliert“ sei mit dem Vermerk: „Wir raten Ihnen in diesen zwei Jahren eine abgeschlossene Berufsausbildung anzustreben in einem sozialistischen Betrieb, in der Landwirtschaft oder im staatlichen Gesundheitswesen. Wir sind gewiß, daß Sie die Entscheidung der Auswahlkommission durch gute Arbeitsleistungen und aktiven Einsatz für unseren Arbeiter- und Bauernstaat rechtfertigen werden.“ Übersetzt in meine Worte hieß das, ich müsse dankbar sein für die Zulassung zu einem Studium, auch wenn dies erst in zwei Jahren möglich wäre.

Meine Mutter erhob umgehend schriftlich Einspruch mit nachfolgender Begründung:

„Meine Tochter hat durch eine langwierige schwere Erkrankung zwei Jahre Schulzeit versäumt. Sie hat mit großer Energie ihre schulische Ausbildung wieder aufgenommen, um den seit Kindheit gehegten Wunsch, Ärztin zu werden, verwirklichen zu können.

Das Abitur hat sie mit „Sehr gut“ bestanden.

In der gesellschaftlichen Tätigkeit hat sie sich bewährt, wie das aus der schulischen Beurteilung ersichtlich ist.

Im DRK hat sie sich lernend und lehrend eingesetzt.

Um sich auch praktisch für ihren Beruf zu bilden, arbeitete sie freiwillig und unentgeltlich im Kreiskrankenhaus als Hilfsschwester.

Die für die Vorimmatrikulation angegebenen Gründe (Überfüllung des Studienfaches, Sonderbestimmungen) sind grundsätzlich anzuerkennen. Die von der Auswahlkommission geübten Praktiken erkenne ich nicht an, nachdem meine Nachprüfungen folgende Fälle aus

Greiz ergeben haben: Fall 1 besteht das Abitur nicht, ist aber mit nur einem Jahr Wartezeit vorimmatrikuliert. Fall 2 besteht das Abitur mit „Bestanden“ und wird zum Direktstudium zugelassen. Fall 3 besteht das Abitur mit „Gut“ und wird für das Studienjahr 1962/63 vorimmatrikuliert. Auf besondere Veranlassung des Herrn Prorektor M. wird diese Entscheidung in eine Sofortimmatrikulation umgewandelt.

Ich nehme an, dass der Auswahlkommission bei meiner Tochter ein Irrtum unterlaufen ist, den ich zu berichtigen bitte.“

Auf diesen Einspruch erfolgte keinerlei Reaktion.

Der Direktor der Theo-Neubauer-Oberschule schrieb folgenden Brief an den Prorektor:

„Sehr geehrter Herr Prorektor,

die Abiturientin G. wurde von Ihnen für das Studienjahr 1962/63 vorgemerkt. Gegen diese Entscheidung möchten wir Bedenken anmelden und darum ersuchen, daß in diesem Fall die Entscheidung in eine Sofortimmatrikulation umgewandelt wird. Aus dem Antrag und den entsprechenden Beurteilungen, die bereits bei Ihnen liegen ist ersichtlich, daß es sich bei der Abiturientin um eine sehr wertvolle Schülerin handelt. Diese Dinge sollen hier nicht wiederholt werden. Es ist nur zu ergänzen, daß G. zu den 6 besten Reifeprüflingen unserer Schule gehört. Besonders möchten wir betonen, daß bei der Schülerin eine große Reife in politischer und charakterlicher Seite vorliegt, daß das Verantwortungsbewußtsein für alle Dinge vorbildlich ist. Sie war in den Jahren ihrer Schulzeit führend und vorbildlich für alle Schüler tätig, und es ist unbegreiflich, daß sie nunmehr die ungünstigste Immatrikulation erhalten hat. Wir möchten abschließend betonen, daß G. aus Berufung und Eignung, die sie sich in vielen praktischen Einsätzen im Krankenhaus erworben hat, den Beruf des Mediziners einschlagen will.

Die Schule vertritt also die Meinung, daß in diesem Fall eine Sofortimmatrikulation vorgenommen wird. Das würde auch im Interesse der Erziehungsarbeit an unserer Schule liegen, denn die Abiturientin wurde stets den übrigen Schülern als Beispiel für die Anteilnahme am Unterricht, für die Einsatzfreudigkeit bei gesellschaftlichen Einsätzen und für persönliche Reife vorgestellt. Wir sind deshalb sehr daran interessiert, wenn dieses Verhalten auch bei der Aufnahme an der Universität stark berücksichtigt wird.

In der Hoffnung, daß unsere Meinung zur Grundlage einer Revision der ersten Entscheidung genommen wird, zeichne ich mit sozialistischem Gruß."

Das Schreiben wurde nicht beantwortet. Weitere schriftliche Eingaben in dieser Angelegenheit wurden vom DRK, vom Kulturbund und zwei Abgeordneten der Volkskammer vorgelegt. Sie blieben alle unbeantwortet.

Eine in Aussicht gestellte Verhandlung vor der Beschwerdekommission war ohne Begründung abgesagt worden.

Auch der Hinweis, dass eine zum Direktstudium zugelassene Klassenkameradin Republikflucht begangen habe und somit ein Platz frei geworden sei, wurde nicht beachtet.

Um die Eulenspiegelei zu vervollständigen, sei noch Folgendes aufgeführt:

In einem unpersönlichen Informationsschreiben wurde mir mitgeteilt, dass „durch eine Regelung des Staatssekretariats alle Studienbewerber, die für 1962/63 vorgesehen waren, nun für 1961/62 vorimmatrikuliert" sind. Ich erhielt ein Rundschreiben der Universität Leipzig, dass meine Unterlagen nach Jena geschickt worden seien. Ihm lag die Bemerkung bei: „Wir machen Sie ausdrücklich darauf aufmerksam, dass eine andere als die genannte Universität nicht infrage kommt." Zwei Wochen später erhielt ich aus Rostock die Nachricht, dass ich nunmehr an ihrer Universität vorimmatrikuliert sei. Eine Nachfrage beim Staatssekretariat ergab, dass nicht Rostock, sondern Jena die zuständige Universität sei. Völlig unerwartet flatterte ein Brief ins Haus, in dem mitgeteilt wurde, dass ich an der Karl-Marx-Universität Leipzig vorimmatrikuliert sei.

Diese ganze Zulassungsprozedur entsprach keineswegs einer ungewöhnlichen Praxis, sondern enthielt eine Reihe typischer Abläufe innerhalb der staatlichen Stellen, wenn es darum ging persönliche Interessen durchzusetzen oder auf Entscheidungen Einfluss zu nehmen. Außer dem angefochtenen amtlichen Bescheid gab es keinerlei schriftliche Unterlagen; die Gespräche wurden mit ideologischen Floskeln geführt und mit skrupellosen Falschbehauptungen und Drohungen angereichert; eine Änderung oder Korrektur war nicht vorgesehen. Bei allen diesen amtlichen Kontakten hatte ich mit Hilflosigkeit und Wut zu kämpfen angesichts der mir entgegen gebrachten Geringschätzung und der allgegenwärtigen Abhängigkeit.

In diese Charakterisierung behördlicher also staatlicher Gepflogenheiten gehören auch die nachfolgend beschriebenen Umstände aus späteren Jahren, die mich wegen ihrer menschenverachtenden Haltung tief getroffen hatten:

Ich bewohnte mit meinem Mann und der einjährigen Tochter ein fünfzehn Quadratmeter großes Zimmer zur Untermiete. Die Küche durften wir mitbenutzen. Dort befand sich die einzige Wasserstelle mit einem kleinen Ausguss. Ein Bad gab es nicht, die Toilette lag eine halbe Treppe tiefer. Natürlich waren wir als Wohnungssuchende gemeldet. Bei einer unserer ständigen Nachfragen auf dem Wohnungsamt und der unübersehbaren Tatsache, dass die Geburt des zweiten Kindes unmittelbar bevorstand, hieß es: „Warten Sie doch erst einmal ab, ob das Kind überhaupt lebend geboren wird!"

Anlässlich des Todes meines Vaters 1981 beantragte ich für den in der Bundesrepublik lebenden Bruder Dieter eine Aufenthaltsgenehmigung. Diese wurde mit den Worten quittiert: „Na, wenn er tot ist, braucht er auch nicht mehr zu kommen!"

Nach der Ausreise aus der DDR erhielt mein Mann weder anlässlich der lebensbedrohlichen Erkrankung seiner Pflegemutter noch nach deren Tod eine Einreisebewilligung. „Sie wollten ja ausreisen, nun brauchen Sie auch nicht wieder zurückkommen."

Hilfspflegekraft

Um die vorgeschriebenen Bedingungen zu erfüllen, meldete ich mich im Greizer Kreiskrankenhaus zur Arbeit und wurde zusammen mit zwei Klassenkameradinnen als Hilfspflegekraft in das staatliche Pflegeheim „Anna Seghers" weitergeleitet. Dort musste ich als eine der ersten Arbeiten unzählige Fenster putzen und die Leichenhalle reinigen. Das waren vorsätzliche Versuche der Demütigung, mit der der Heimleiter den seiner Meinung nach hochnäsigen Abiturienten zeigen wollte, dass sie ein Nichts seien.

Die Zustände in dem Pflegeheim waren erschreckend. Es fehlte an allem: Seife, Toilettenpapier, Zellstoff, Bettwäsche, Handtücher, Geschirr, medizinische Instrumente. Gummikatheter und Spritzen wurden im offenen Kochtopf neben dem Kaffeekessel auf dem Herd ausgekocht. Ich wurde angewiesen, nicht für jeden *Insassen* einen neuen, sprich frisch gereinigten Katheder zu verwenden. Wegwerfartikel waren noch nicht bekannt. Deshalb mussten die Unterlagen oder Windeln ebenso wie das Verbandsmaterial, beschmiert mit allen Ekel erregenden menschlichen Ausscheidungen von Hand ausgewaschen werden. Zur Grobreinigung erhielten wir eine harte Bürste und scharfes Desinfektionsmittel, aber keine Handschuhe. Mitunter gab es für die Behandlung offener, eitriger, bis auf die Knochen reichender Druckgeschwüre nicht einmal Verbandszeug. Als Ersatz wurden Stofftaschentücher auf die offenen Wunden gelegt. Bei jedem Wechsel rissen die Wunden wieder auf und Blut und Eiter mussten aus den Tüchern ausgewaschen und ausgekocht werden. Anschließend kam die Wäsche in eine zentrale Wäscherei. Unglaublich erscheint aus heutiger Sicht, dass niemand von uns daran dachte, sich zu weigern. Es gab keinen anderen Weg, die Situation entsprach der Normalität.

Die Zimmer waren eng belegt, dunkel, abgewohnt und mit erbärmlichen Möbelresten und Bettdecken ausgestattet.

Gleich im Januar 1990, als ich nach dem Fall der Berliner Mauer erstmals wieder in die DDR reisen durfte, besuchte ich meine liebe Hilde. Sie lebte nach dem Tod ihrer Eltern in diesem Heim in einem sechs Quadratmeter großen Zimmer. Der Anblick ihrer Behausung erschütterte mich tief. Dass sie ihre Existenz überhaupt als Leben hinnehmen konnte, verdankte sie allein ihrer unglaublich tapferen, bescheidenen Persönlichkeit. Sie hatte sich mit einer jungen Frau angefreundet, die angeblich schwachsinnig war und deshalb im Pflegeheim untergebracht war. Sie durfte zu bestimmten Zeiten, die niemand sicher voraussagen konnte, ihre geschlossene Abteilung verlassen und zu Hilde ins Zimmer gehen. Dort half sie der fast völlig bewegungsunfähigen Hilde mit vielen nützlichen Handreichungen. Hilde dagegen las ihr vor, ermutigte sie zu malen und schreiben und häkeln zu lernen. Die beiden ergänzten sich großartig und profitierten unübersehbar voneinander. Dennoch wurde dieser Kontakt in keiner Weise gefördert. Er blieb der Willkür des Personals überlassen. Meine Intervention wurde mit wenig nachvollziehbaren Sicherheitsbestimmungen und Hausregeln abgetan. Die dreißig Jahre, die zwischen meinem Besuch und meiner Zeit als Hilfspflegerin vergangen waren, hatten zu keiner sichtbaren Verbesserung geführt.

Das Elend wirkte schon 1960 auf mich umso bedrückender, als es in einem erschütternden Kontrast stand zu dem noch überall erkennbaren einstigen Wohlstand des als „Ernst-und Lina-Arnold-Stift“ von dem Greizer Fabrikanten erbauten Heims.

Das Stift war neben einem Kinderkrankenhaus und einem Kinderheim das dritte soziale Projekt, das die

Ernst- und Lina-Arnold-Stiftung der Stadt geschenkt hatte. Es war im Jahre 1900 im besten Gründerzeitstil erbaut worden. Es konnte einhundert pflegebedürftige Greizer aufnehmen, hatte außerdem Wohnungen für die *Hauseltern* und das übrige Personal. Das Anwesen hatte mich schon als kleines Mädchen neugierig gemacht, weil es sich wie ein romantisches Schloss an den bewaldeten Berghang des Roth anschmiegte, unweit des rot aufragenden Pulverturms und in unmittelbarer Nachbarschaft des beliebten Greizer Parks. Mit seiner roten Sandsteinfassade auf bossierten Granitblöcken, dem schieferblau gedeckten Uhrturm, einem markanten Erker und der herrschaftlichen Auffahrt passte es genau in meine Vorstellung vom typischen Wohnsitz einer Märchenprinzessin. Ich spüre noch heute mein Erstaunen als ich bei einem sonntäglichen Familienausflug erfuhr, dass es sich um ein Alters- und Pflegeheim handelte. Mein Bild vom reichen Fabrikbesitzer und ausbeuterischen Kapitalisten bekam eine ganz unerwartete neue Note.

Als ich damals als frisch gebackene Hilfspflegekraft durch das reich geschmückte Hauptportal in die Säulen tragende Eingangshalle trat, hielt ich Herz und Sinne weit offen. Der schmuckreichste Teil des Hauses, die Kapelle mit Kreuzgewölbe, reichen Wandgemälden und Goldverzierungen, Bogenfenstern mit bunter Glasmalerei war leider nicht mehr zugänglich und diente – wie es schien – als Abstellraum. Vom Vorraum führte eine breite Marmortreppe ins Innere des Hauses. Die meisten Zimmer waren als Einzel- oder Doppelzimmer konzipiert, einige wenige sogar als Wohnungen für Ehepaare vorgesehen. Der zentrale Speisesaal war mit Parkett ausgelegt. An den Wänden bildeten die typischen Spuren abgenommener großer Bilder den einzigen Schmuck. Es gab eine geräumige, lichtdurchflutete Wandelhalle, Wannenbäder, Wassertoiletten (mein Elternhaus in der Greizer Neustadt war auch Mitte der 1980er-Jahre noch nicht an die Kanalisation angeschlossen) und Zentralheizung. Eine große Veranda lud zum Verweilen ein und faszinierte mit einem fantastischen Blick über den Greizer Park und die ganze Stadt. Auch die einstige Schönheit der Gartenanlagen mit ihren Terrassenplätzen, verschlungenen Promenadenwegen und schönem Baumbestand ließ noch einen Hauch der vergangenen Eleganz und Behaglichkeit ahnen.

Obwohl ich in späteren Jahren viele Pflegeheime kennen lernte, habe ich doch keines gesehen, das besser durchdacht, großzügiger angelegt und so ganz auf die Bedürfnisse alter Menschen ausgerichtet war als dieses. Und das vor mehr als hundert Jahren!

Der allgemeine, DDR-typische Mangel traf auch auf das Personal zu. Da alle Zimmer mit zwei bis fünf Betten belegt waren, müssen deutlich mehr als hundert Menschen im Heim gewohnt haben. Dennoch gab es höchstens zwei ausgebildete Pflegekräfte. Außer uns drei Schulabgängern arbeiteten im Haus vorwiegend Frauen und Männer, die aus irgendwelchen Gründen aus der Produktion hierhin abkommandiert worden waren. Ihr Umgang mit den zu Pflegenden war ruppig, herablassend, entwürdigend. Die Atmosphäre erinnerte eher an einen Strafvollzug, in dem die Insassen rechtlos, schuldig, ausgeliefert waren und dem Personal als Blitzableiter dienten. Schon nach kürzester Zeit mussten wir Neulinge fast alle Pflegearbeiten selbst ausführen. An fachliche Anleitung oder Kontrolle kann ich mich nicht erinnern, ebenso wenig an Hilfsmittel, die die Pflege erleichtert hätten. Üblich war der sogenannte Teildienst, der von morgens sechs Uhr bis abends neun Uhr dauerte und von vier bis fünf Freistunden unterbrochen war. Da der Weg von meinem Zuhause ins Heim etwa drei bis vier Kilometer betrug und zu Fuß zurückgelegt werden musste, waren die Arbeitstage sehr lang.

Bei einer meiner Nachtwachen, bei denen ich allein für das ganze Haus zuständig war, ließ sich eine Zimmertür nur schwer öffnen. Ursache war ein Bewohner, der sich an der Türklinke erhängt hatte, im Beisein seines Zimmergenossen. Als ich in meiner Aufregung fragte, warum er denn nicht geklingelt habe, war seine Antwort: „Wenn der sich erhängen will, soll man ihn nicht daran hindern; ich würde es auch tun, wenn ich könnte.“ In dem Heim lebten zwar vorwiegend alte Menschen, aber auch jüngere körperlich oder geistig schwer behinderte. Letztere wurden in der Regel eingesperrt und waren zum Teil verwahrlost.

Wir Schülerinnen, die bis dahin von so brutaler Realität verschont gebliebenen waren, zeigten unser Entsetzen über die unvorstellbaren Zustände dem Kreisarzt an und informierten ihn ausführlich. Es änderte sich nichts.

Ähnliche, wenn auch nicht ganz so dramatische Missstände erlebte ich später in der Psychiatrie. Leider war dieses Problem nicht nur für die DDR typisch, sondern Ausdruck der gesellschaftspolitischen Vernachlässigung jener Personengruppen, die sich nicht selbst helfen konnten und nur zu schwache Fürsprecher fanden. Auch in der Bundesrepublik nahm man sich der *elenden und menschenunwürdigen Zustände* erst Anfang der 1970er-Jahre an. Der

Bundestag hatte damals eine große Expertenkommission mit der Untersuchung beauftragt, die 1975 ihren erschütternden und aufrüttelnden Bericht auch der Öffentlichkeit vorlegte. Wenngleich danach eine beachtliche Entwicklung begonnen wurde, so sind die damals formulierten Ziele bis heute leider noch immer nicht befriedigend umgesetzt.

Während der letzten Monate meines sogenannten *Praktischen Jahres* wurde ich im Krankenhaus eingesetzt und lernte die Arbeit wirklich von der Pike auf kennen. Auf der Station herrschte eine Atmosphäre aus militärischem Drill gemischt mit Barmherzigkeit. Es gab unumstößliche Regeln und Pflichten und eine strenge Hierarchie. Die Patienten hatten kein Mitspracherecht, aber sie wurden umsorgt. „Zu Weihnachten gehört unsere Zeit den Patienten", das war die Devise der gestandenen Rot-Kreuz-Schwester, die das Sagen hatte. Sie ließ nicht den kleinsten Fehler durchgehen, kontrollierte die Sauberkeit mit weißen Handschuhen, verlangte unbedingte Höflichkeit und Achtung den Patienten gegenüber. Das Essen wurde serviert, nicht ausgeteilt. Im Nachtdienst brauchte ich hier keine *Stupfuhr*. Ich wurde durch die Fülle der Aufgaben auf Trab gehalten. Sämtliche Bettschüsseln und Nachtstühle mussten gereinigt werden, die Sammelurine gemessen, Verbandswagen aufgefüllt, die frisch gewaschenen Elastikbinden mühsam aufgewickelt, Spritzen und Instrumente mussten geputzt und sterilisiert werden. Die Zeit der Wegwerfgesellschaft war noch in weiter Ferne. Medikamente für den nächsten Tag mussten wir zurechtstellen, Bestelllisten führen, Wäsche einräumen, sämtliche Blumensträuße aus allen Patientenzimmern frisch machen und natürlich die laufende

Arbeit an und mit den Patienten verrichten. Mitunter fing ich bald nach Mitternacht an, die ersten Patienten zu waschen, denn mit Beginn der Frühschicht musste die Morgentoilette beendet sein.

Ich habe mein Leben lang von diesen Erfahrungen profitiert. Insofern war das *Praktische Jahr* keine verlorene Zeit.

Natürlich hatte ich als Jüngste in der Hierarchie auch typisches Lehrgeld zu zahlen. So hieß es einmal: „Gehen Sie den Staub-Traugott (ein damals üblicher Test in der Diabetes-Diagnostik) anmelden.“ Ich hatte von diesem Test noch nie gehört, begab mich also eilends in die Verwaltung, um Herrn Traugott Staub als neuen Patienten anzumelden. Mein Missgeschick machte mit belustigtem Gelächter rasch die Runde. Oder es hieß in hektischer Eile: "Holen Sie den Säugling so schnell Sie können!“ Ich rannte auf die Kinderstation und erwartete, dass mir ein Baby in den Arm gelegt würde, stattdessen bekam ich ein Absauggerät in die Hand gedrückt. Erneut amüsiertes Gelächter! In einer meiner Nachtwachen kam ein Mann mit einer akuten Blinddarmentzündung zur Aufnahme. Ich bekam die Anweisung ihn zu rasieren, bevor ich ihn in den Operationssaal bringen sollte. Gesagt, getan: Gesicht eingeseift und mit zittrigen, ungeübten Händen Schaum samt Stoppeln mit einem altertümlichen Rasiermesser abgeschabt. Im OP schallte das Hohngelächter laut, weil ich natürlich den Operationsbereich hätte rasieren sollen.

Aber solche Episoden waren ja auch Würze im Alltag.

Übrigens verdiente ich während dieses Praktischen Jahres insgesamt dreitausend sechshundert sieben Mark und vierzig Pfennige brutto.

Studienbeginn

Im Herbst 1961 war es endlich soweit. In einer akademischen Feierstunde in der Kongresshalle am Zoo wurden die Neuimmatrikulierten der Medizinischen Fakultät der Karl-Marx-Universität Leipzig würdig begrüßt und über ihre Pflichten als sozialistische Studenten aufgeklärt. Ohne wirklich hinzuhören, ließ ich die üblichen Parolen, markigen Sprüche und Ermahnungen über mich ergehen. Das war ich gewohnt, das gehörte zum Dasein, es lohnte nicht, darüber zu reden oder gar sich aufzuregen. Neu war, dass ich gezwungen wurde eine Erklärung zu unterschreiben, nach der ich mich verpflichtete, mich jederzeit an jedem Platz zur Verfügung zu stellen, wenn Partei und Regierung es für notwendig hielten. Diese Unterschrift bereitete mir Bauchschmerzen. Ich ahnte, worauf ich mich einließ, aber ich sah keinen anderen Weg, wenn ich studieren wollte.

Das Studentendasein begann, der Jahreszeit entsprechend, mit einem Einsatz in der Kartoffelernte. Schließlich ermöglichte der Arbeiter- und Bauernstaat seiner Jugend ein sorgloses Studium, folglich war es nur recht und billig, einen kleinen Beitrag beim Einbringen der sozialistischen Ernte zu leisten. Meist wurden Kartoffeln und Rüben geerntet, wer Glück hatte, konnte auch mal zur Tabakernte oder gar zur Obsternte abkommandiert werden.

Ich hatte ein anderes Glück. Ich gehörte als Mitglied des Akademischen Studentenorchesters zu den kulturellen Erntehelfern, die den fleißigen Feldarbeitern den sauer verdienten Feierabend mit einem Konzert versüßen sollten. Ich genoss das Musikerleben in vollen Zügen. Ich hatte noch nicht viel Schöneres erlebt als mit Gleichgesinnten zu proben, zu lernen und zu hören, dass sich die Arbeit immer mehr zu richtiger Musik wandelte. Mein Vergnügen währte allerdings nur drei Wochen, dann bekam ich die Nachricht, dass ich mit sofortiger Wirkung exmatrikuliert sei, da ich nicht zum Kartoffeleinsatz erschienen sei. Dieses Missverständnis ließ sich nach dem ersten gehörigen Schrecken schnell auflösen, so dass ich noch sechs Jahre ungetrübt Musik machen und auch Medizin studieren konnte.

Studentenjahre

In meinem Inneren liegen diese Jahre ausgebreitet wie eine weiche, grenzenlose Wiese, auf der ich mich unbekümmert und voller Leichtigkeit tummeln konnte, ausschließlich dem eigenen Wohl verpflichtet.

Ganz vorn in meinen Erinnerungen rangiert das *Hochstein*, eine ziemlich heruntergekommene Kaschemme, in praktischer Nachbarschaft zur Anatomie und anderen medizinischen Instituten. Hier spielte ich Tag für Tag und stundenlang im verrauchten Untergeschoss Skat. Das ehemalige und inzwischen wieder piekfein herausgeputzte Hotel war so etwas wie das Herz der Medizinstudenten in den ersten Semestern. Hier fand sich ein, wer nichts Besseres zu tun wusste, wer Kontakt suchte oder Informationen brauchte oder einfach faul rumhängen wollte. Hier konnte man einen halben Tag lang bei einem Glas Limonade sitzen ohne dass jemand das anstößig gefunden hätte. Hier war stets voller Betrieb, ein ständiges Kommen und Gehen. Wer ins Hochstein ging, war immer auf dem Laufenden.

Ein etwas weniger gewichtiger, aber von mir und meinesgleichen zunehmend häufiger frequentierter Treffpunkt war das *Corso* im Gewandgässchen in der Innenstadt. Hier wurde nicht Skat gespielt, sondern „gearbeitet", vor allem wurde diskutiert und debattiert bis außer den Zigaretten auch die Köpfe rauchten und die Pläne für die Welterneuerung Konturen annahmen. Das *Corso* bestand aus den Überresten eines traditionsbewussten Kaffeehauses im Wiener Stil, von außen kaum wahrnehmbar in der engen, dunklen Gasse. Innen eng, auf zwei Etagen, mit zusammengestoppelten Stühlen, abgeschabten Hochglanztischen oder kleinen runden Tischen mit schweren, selten unversehrten Marmorplatten. Wie das *Hochstein*, so lebte auch das *Corso* von der ganz eigenen Atmosphäre. Hier waren die Mediziner eher in der Minderzahl, hier drängten sich ältere Semester aller Fakultäten. Nein, nicht aller Fakultäten, denn die von der Wifa (Wirtschaftswissenschaftler) oder die ML (Marxismus-Leninismus) studierten, verirrten sich nicht in das dekadente Ambiente. Für mich war der Aufenthalt im *Corso* so etwas wie eine Brücke in die weite Welt, zu der ich zwar keinen Zugang hatte, aber mich doch so fühlen konnte als ob. Hier trafen sich Künstler, Literaten, Schauspieler und Tänzer, und ich erfuhr wie man an Eintrittskarten oder Bücher kam, die nicht einfach zu haben waren, weil sie zur „Bückware" gehörten, denn die Verkäufer bückten sich unter den Ladentisch und schoben einem das eingewickelte Paket zu, das, wie die Katze im Sack, bezahlt wurde. Ich lernte einen Hauch von Großzügigkeit kennen, die in meinem Elternhaus den Zeigefinger herausgefordert hätte. Wer im *Corso* verkehrte, war auch bald im Operncafé, im *Erdener Treppchen* oder im *Falstaff* willkommen.

Untrennbar mit der Erinnerung an die Studentenzeit ist mein Dasein als dritte, manchmal zweite Flötistin des Akademischen Orchesters verknüpft. Ich hatte mich während der letzten Schuljahre in die Querflöte verliebt, spielte leidenschaftlich gern, übte durchaus fleißig, leider nur mit mäßigem Erfolg. Aber ich war aufgenommen worden, erhielt Unterricht beim Soloflötisten des Gewandhauses, Karl-Heinz Passin, und durfte bald in den

Konzerten mitspielen. Unvergessen ist meine erste Probewoche auf der berühmten Leuchtenburg, hoch über der Saale. Die ehrwürdige mittelalterliche Burg, die *Königin des Saaletals,* diente damals als Jugendherberge. Es war ein heißer Spätsommer. Wer üben wollte, blieb nicht im Zimmer, sondern suchte sich ein Plätzchen zwischen Bäumen und Mauern, auf der Terrasse oder im Hof. Überall fiedelte, trompetete oder tönte es in allen Qualitäten. Umwerfend das Bild des Fagottisten, der, sein Instrument über dem nackten Bauch, mit Inbrunst die Figaro-Ouvertüre übte. Die Bässe standen in Badehosen eng beieinander und bearbeiteten schwitzend ihre Instrumente. Von fern tönte das Hornsolo aus einer Beethoven-Sinfonie, immer wieder und immer gekonnter. Tutti-Proben im großen Rittersaal waren das Aufregendste für mich und zugleich das Schönste. Ich konnte nicht genug davon bekommen, mitzuerleben, wie aus mühsamen Bruchstücken, aus Gepfeife und Gekratze allmählich richtige Musik geboren wurde. Es gibt sicher kein beglückenderes Musizieren als das in der Gemeinschaft eines großen Sinfonieorchesters. Musik hören, ist schon etwas Erhebendes, aber am Musik Erzeugen beteiligt zu sein, ist vielleicht noch befriedigender. Ich lernte große und kleine, bekannte und unbekannte Werke auf eine ganz intime Weise kennen. Früher hatte ich mich über Bekanntes gefreut; jetzt war ich neugierig auf Neues.

Natürlich erfüllte es mich auch mit Stolz, die große Musikliteratur mit großen Könnern und Künstlern gestalten zu dürfen.

Unter dem Motto *Werktätige musizieren für Werktätige* gab das Akademische Orchester jährlich sechs Anrechtskonzerte, zusätzlich Kammermusikabende oder Sonderkonzerte aus unterschiedlichen Anlässen und vielfältige, beliebte Mucken, bei denen man mancherlei Vergünstigungen oder ein paar Pfennige einheimsen konnte. Besonders aufregend waren Konzerte, wenn wir berühmte Solisten gewinnen konnten. Ich erinnere mich an ein Cellokonzert von Joseph Haydn mit Friedemann Erben, bei dem ich erstmals die erste Flöte spielen durfte und dann in einen reinen C-Dur-Akkord ein unüberhörbares F blies. Zwar konnte ich schnell innehalten, doch war der Rest des Konzerts wie ein Tanz auf dem Hochseil. Wir spielten Beethovens berühmtes Violinkonzert mit dem Konzertmeister des Gewandhauses, Gerhard Bosse, und mit dem berühmten Igor Oistrach. Ein mit dem Gewandhauskapellmeister Franz Konwitschny vorbereitetes Konzert konnte durch den plötzlichen Tod des Dirigenten nicht realisiert werden.

Konzertreisen führten mich nach Budapest, Prag und zu den Karlsbader Festspielen. Auslandsreisen, selbst in die *sozialistischen Bruderländer*, waren Anfang der 1960er-Jahre etwas ziemlich Seltenes. Abgesehen davon, dass es ausgesprochen schwierig war als Privatperson eine Reisegenehmigung zu bekommen, fehlte natürlich auch das Geld. So saugte ich alle Eindrücke mit wachen Sinnen in mich auf und zehrte Jahrzehnte davon.

Für alle Studenten war die Zeit der Leipziger Messe zweimal im Jahr eine Ausnahmesituation. Da wurde die Stadt herausgeputzt, es gab Veranstaltungen mit Künstlern aus dem *NSW* (*nicht sozialistischen Wirtschaftsraum*), das Angebot in allen Läden wurde reichhaltiger und es kam viel Westbesuch. Alle Leute, die von jenseits des *Ei-*

sernen Vorhangs kamen, waren leicht identifizierbar. Sie waren eleganter, leger, auf ganz natürliche Weise freundlich, offen. Ihr Gang wirkte elastischer, freier, ungezwungen. In ihren Gesichtern sah man, dass sie keine Angst hatten. Sie sahen sich neugierig, aber nicht sichernd um. Sie waren forsch und bescheiden zugleich. Natürlich fielen sie auch durch ihre Kleidung auf, obwohl sie sich nicht auffallend kleideten. Schnitte und Farben, Stoffe und vor allem die Schuhe verrieten ihre Herkunft. Am typischsten aber war ihr Geruch. Wer es nicht erlebt hat, kann es wohl kaum glauben, aber sie rochen so wie nur Westpakete rochen, also nach Westen, das heißt nach Freiheit, nach der großen weiten Welt.

Während der Messe mussten viele Studenten ihre Zimmer räumen, da diese für Westmark an Messegäste vermietet wurden. Das war ganz legal. Sogar Studentenwohnheime wurden für diesen Zweck geräumt. Ein paar Devisen waren nicht nur den Privatpersonen willkommen.

In den Gaststätten explodierten die Preise. In der Regel verdoppelten sie sich. In besonders beliebten Lokalitäten durfte ausschließlich mit Westgeld bezahlt werden. So wurde die Spreu vom Weizen getrennt. Als ich schon als Ärztin tätig war, merkte ich, dass die Spreu auch noch auf andere Weise ausgesondert wurde. Psychisch kranke Menschen, die in Krankenhäusern behandelt wurden oder in Einrichtungen untergebracht waren, erhielten für die Dauer der Messe Ausgangssperre, nicht wenige wurden in dieser Zeit sogar in Verwahrung genommen. So wurde sichergestellt, dass weder Bettler, noch Alkoholiker, noch eventuelle Störenfriede in der Öffentlichkeit erschienen.

Für uns Studenten war die Buchmesse von besonderer Bedeutung, denn dort erfuhren wir von Neuerscheinungen, bekamen Zugang zu Büchern, die in der DDR nicht im Handel waren und hatten große Chancen wichtige Lehrbücher von den Verlagen geschenkt zu bekommen.

Aus meinen Studienjahren liegen mir etwa zweihundertfünfzig Briefe von meinen Eltern, Geschwistern und Freunden vor, die manche Situationen wieder haben lebendig werden lassen.

Dass aus allen Briefen so viel Fürsorge spricht, hat mich sehr nachdenklich gemacht; es war mir nicht bewusst gewesen. Ich weiß nicht, ob ich die stetigen Ermahnungen, auf mich zu achten, genügend zu essen, mich warm anzuziehen, nicht nur zu lernen, sondern genug zu schlafen, einfach überlesen habe, weil ich sie für überflüssig hielt oder ob ich sie als die altbekannte Litanei von Eltern abgetan habe. Wahrscheinlich spielte die Tatsache der durchgemachten Erkrankung eine Rolle, aber ganz sicher hatte ich mir die Sorgen meiner Mutter um ihre Kleene nie wirklich bewusst gemacht. Überhaupt erstaunt es mich rückblickend, dass ich mich so wenig in die Lage meiner Eltern versetzt hatte, sondern mein Leben nur aus der eigenen Perspektive betrachtete. Die Sehnsucht meiner Eltern nach ihren Kindern und das Warten auf deren Besuche, das in jedem Brief ein Thema ist, hatte ich damals mehr oder weniger achtlos beiseite gewischt. Ich bin noch heute peinlich berührt bei dem Gedanken, dass ich noch dreißig Jahre später meiner hochbetagten, in einem Altenheim lebenden Mutter mit einer gewissen Überheblichkeit vorhielt, sich immer nur über ihre Kinder zu definieren, statt einmal von sich selbst zu sprechen. Inzwischen geht es mir ähnlich, auch meine Gedanken kreisen ständig um Kinder und Enkel und es fällt ziemlich schwer zu akzeptieren, dass diese sich immer weiter von mir entfernen.

Die Briefe spiegeln ein treffliches Bild wider vom Leben einer kleinbürgerlichen Durchschnittsfamilie in der DDR-Provinz der 1960er-Jahre. Kaum ein Brief geht nicht auf die Mühen und Plagen ein, die mit der großen Wäsche verbunden waren: über Nacht einweichen, mit einem Stück Kernseife die Flecken behandeln, mit dem Waschbrett *Rumpelstolz* schrubben, (zu meiner Hochzeit gehörte ein solches Exemplar zu den Aussteuer-Geschenken) und waschen, Kessel anheizen, Wäsche kochen, spülen, auswringen, aufhängen, bügeln oder mangeln. Das Waschfest alle vier Wochen dauerte in der Regel drei Tage! Wenn es das Wetter zuließ, wurde die Wäsche mit dem Handwägelchen auf die Bleiche gebracht. Das war ein Stück Wiese in der Nachbarschaft, auf der die Wäsche ausgebreitet und mit einer Gießkanne nass gespritzt wurde, damit die Sonne beim Trocknen die letzten Grautöne herausziehen konnte. Beste Ergebnisse erzielte nur der, der fleißig die Gießkanne benutzte und den Trockenvorgang so oft wie möglich wiederholte. 1965 kauften meine Eltern ihre erste Waschmaschine, die sie drei Jahre zuvor bestellt hatten. Leider konnten sie sie wochenlang nicht benutzen, da kein Schuko-Stecker aufzutreiben war.

Von gleichrangiger Bedeutung wird in den Briefen der Kampf um die Einkauferei geschildert. Immer gab es etwas nicht, was eigentlich dringend gebraucht wurde. Viele Male musste nach den gleichen Artikeln gerannt werden. Wenn es mal etwas gab, hieß es, alles stehen und liegen lassen, um nicht zu spät zu kommen und schön hinten an der Schlange anstehen. Fremde hätten glauben können, dass das Schlangestehen ein in der DDR beliebter Volkssport war, denn die Leute stellten sich an, sobald sie eine Schlange sahen. Was es gab, konnten sie noch früh genug erfahren. Natürlich wurde gehamstert. Laut offizieller Erklärung war allerdings die RIAS-Hetze der Auslöser für die Hamsterei und damit auch für die Lebensmittelknappheit. Kein Wunder, dass Vater Staat, das Hören und Sehen der Westsender verbieten musste. Er tat dies ausschließlich zum Schutz seiner Bürger. Brieflich wurden an die Studentin in der Messestadt immer mal vorsichtige Bitten gerichtet: „Schön wäre es, wenn Du mal ¼ Pfund Bohnenkaffee erstehen könntest“ oder „Falls Du irgendwo Waschpulver siehst, bitte bringe etwas mit“ oder „Tante Anneliese hat sich so über das Klopapier gefreut, das ich ihr geschickt habe. Sie hatte doch neulich an mich gedacht, als es Haarklemmen gab“ oder „Nur Tausalz ließ sich nicht auftreiben.“

Zwei Jahre lang wurde das Thema Schuhe erörtert. Ich brauchte ein Paar warme Winterschuhe. Neue waren nicht zu bekommen oder von so schlechter Qualität, dass die Vorkriegsware noch haltbarer wirkte. Allerdings mussten die Schuhe recht oft zum Schuster, wo sie ewig nicht fertig wurden, denn auch beim Handwerker fehlte es an allem Nötigen. In ähnlicher Weise kreisten die Debatten um die richtige Kleidung. Zum Glück nähte meine Mutter alles selbst, und den passenden Stoff steuerte hin und wieder die Westverwandtschaft bei, die auch bei der Beschaffung der medizinischen Lehrbücher unersetzlich war.

Die Briefe sind auch eine Fundgrube, wie meine Eltern sich mit den gesellschaftlichen Forderungen arrangierten. Es mussten sich alle arrangieren; es gab nur die Wahl zwischen Mitmachen und Ertragen. Aufbegehren war zwecklos und gefährlich. Mein Vater berichtete mehr als dass er klagte, dass er sich als Lehrer um tausenderlei Dinge kümmern müsse, ob er wolle oder nicht. Teilnahme am Parteilehrjahr war Pflicht, selbst für Parteilose. Auch die Pioniernachmittage und Ferienfreizeiten musste er gestalten. Sie waren ihm ein Horror, denn er durfte nicht etwa mit den Kindern beraten, was sie tun wollten. Das Programm wurde von der Partei vorgegeben und seine Durchführung vom Parteisekretär oder Pionierleiter der Schule bewertet. Ein Kollege war „wegen staatsfeindlicher Äußerungen entlassen worden". Die Lehrer mussten die Beiträge für die Gesellschaft für Deutsch-Sowjetische Freundschaft einkassieren, mussten Konsumzeitungen verkaufen und bei den Elternabenden für die Teilnahme an den Veranstaltungen der Gesellschaft für Sport und Technik werben. Später wurde der paramilitärische Charakter dieser GST immer offensichtlicher und eine Teilnahme ganz unverhohlen zur sozialistischen Pflicht deklariert.

Überrascht las ich in den Briefen, wie oft meine Eltern ins Theater oder Konzert gingen. Meist schrieben sie begeistert über das Erlebte, lobten die Qualität und Vielfalt und dass auch Künstler von internationalem Rang in die kleine Stadt gekommen waren.

Im Übrigen vergingen die Tage und Jahre meiner Eltern im relativen Gleichmaß und bei ausreichender Zufriedenheit. Das innere Revoltieren gegen die politischen Verhältnisse war abgestumpft, hatte einem sich Abfinden in das Unausweichliche Platz gemacht. Die Hoffnung auf Änderung konnte selbst nach dem Prager Frühling 1968 nicht mehr aktiviert werden. Das wenige Geld reichte aus für das Wenige, was es zu kaufen gab. An Sparen war nicht zu denken. Zukunftspläne bezogen sich auf alltägliche Banalitäten. Reisen standen noch nicht auf der Tagesordnung. Die Urlaubstage dienten den Besuchen bei den Kindern, ausgedehnten Wanderungen in der unmittelbaren Umgebung oder ausnahmsweise im Thüringer Wald. Für Kontakte stand nur die Post zur Verfügung. So gingen Briefe und Pakete allwöchentlich hin und her. Wer unbedingt telefonieren musste, ging auf das Postamt, meldete das Gespräch an und wartete geduldig auf eine freie Leitung, mitunter mehrere Stunden.

Die Lebensbedingungen der Studenten und Studentinnen meiner Umgebung verliefen in ähnlich unaufgeregten Bahnen. Alles war überschaubar, geordnet. Jeder wusste, was er durfte und was er besser lassen sollte. Finanzielle Not gab es nicht, herausragenden Reichtum auch nicht. Ich erhielt hundertvierzig DM (Ost) staatliches Stipendium, womit ich mit Ach und Krach über die Runden kam. Miete für das zwölf Quadratmeter große Zimmer kostete fünfundzwanzig Mark. Allerdings hatte das Zimmer keinen Wasseranschluss, die ganze Wohnung keine Dusche, ich konnte mir im Krug Wasser aus der Küche holen und mich in einer großen Porzellanschüssel waschen. Die mütterliche Wirtin sorgte dafür, dass bei Bedarf der kleine Kachelofen geheizt wurde und verwöhnte mich nicht selten mit Selbstgebackenem. Für das Mensaessen wurden sechzig Pfennige verlangt. Satt wurde niemand davon und über die Qualität brauchte man kein Wort zu verlieren. Übrigens aßen alle nur mit dem Löffel, das gehörte zur studentischen Kultur. Doch gab es ohnehin nichts zu schneiden. Die einzige Alternative zur Mensa war nicht essen zu gehen, aber das wurde zu teuer. Das billigste Mittagessen in der *Ponydiele*, in der es schmackhaftes Pferdefleisch gab, kostete mehr als zwei Mark. Die Monatskarte für die Straßenbahn bekamen Studenten für sieben Mark und für eine Fahrt ins heimatliche Greiz musste ich zwei Mark und fünf Pfennige berappen. In diesen Preisen äußerte sich ein Prinzip des Arbeiter- und Bauern-Staates. Die unerlässlichen Lebenskosten, aber auch Eintrittskarten für Theater, Konzert, Schwimmbäder, Kino waren sehr niedrig, jeglicher Luxus dagegen kaum erschwinglich. Und zum unverzichtbaren Luxus gehörten leider auch die Fachbücher. Die meisten begehrten Bücher stammten aus westdeutschen Verlagen, waren deshalb nur antiquarisch zu haben und wegen der großen Nachfrage entsprechend teuer. Da ging schnell ein halbes Monatsbudget oder mehr über den Ladentisch.

Ab dem fünften Semester besserte sich meine finanzielle Situation zunehmend. Ich erhielt vierzig Mark Leistungsstipendium und den gleichen Betrag für meine Tätigkeit als Hilfsassistentin an der Anatomie. Nach Bedarf arbeitete ich an Wochenenden und nachts als Hilfsschwester im *St. Georg*. Aus anhaltender Dankbarkeit und Freude muss ich erwähnen, dass mein Bruder Hans, der selbst nichts übrig hatte, mir zum Geburtstag 1963 ein Monatsstipendium in Höhe von zwanzig DM für die Dauer des Studiums schenkte.

Etwa 1964 wollte ich mich für einen Autokauf anmelden. Die durchschnittliche Wartezeit für einen Trabant, das einzige überhaupt erschwingliche Auto, lag bei sechs bis acht Jahren, weshalb die frühzeitige Anmeldung absolut ratsam war. Als jedoch offenbar wurde, dass ich ein Stipendium bezog, wurde mir mitgeteilt, dass mit der Autobestellung selbstverständlich kein Anrecht mehr auf ein Stipendium bestünde, denn wer so viel Geld habe, dass er sich ein Auto leisten könne, brauche ja keine staatliche Unterstützung. In der DDR-Logik war die lange Wartezeit kein plausibles Argument.

Das eigentliche Studium unterschied sich nicht grundlegend von der Schule. Es gab Vorlesungen, Seminare und Praktika, für die in einem Studienheft jeweils die Nachweise festgehalten werden mussten. Die Art der Veranstaltungen war genau vorgegeben, da gab es keine nennenswerten Spielräume. Ich kann mich nicht erinnern, auch nur ein einziges Mal eine fachfremde Vorlesung besucht zu haben. Das war nicht vorgesehen. Wahrscheinlich war es möglich, aber es erforderte zielstrebige Eigeninitiative und Mut. Die Hörsäle für die Anfangssemester platzten aus allen Nähten, aber für die Praktika hatte jeder seinen gesicherten Arbeitsplatz, sowohl in den vorklinischen als auch in den klinischen Disziplinen.

Alle Medizinstudenten eines Studienjahres waren in Seminargruppen eingeteilt, die die Funktion einer Klasse erfüllten: Orientierung, Überschaubarkeit, Unterstützung, Kontrolle. Die nächst kleinere Einheit nannte sich Studiengruppe. Sie bestand aus vier oder fünf Studenten oder Studentinnen und sollte den gleichen Zielen dienen wie die Seminargruppen.

Um zum Staatsexamen zugelassen zu werden, musste u.a. das Kleine Latinum nachgewiesen werden und zwei Jahre Aufbaukurse in Russisch und in einer weiteren Fremdsprache, die an den Level des Abiturs anknüpften. Wer wollte, konnte das Sprachstudium fortsetzen und einen *Fachkundigennachweis* erwerben, womit besondere Sprachkenntnisse in der Medizin gemeint waren. Ich hatte, weil es mir leichtfiel, diesen Nachweis in Russisch, Englisch und Französisch erlangt und war dadurch vor eine interessante Frage gestellt worden.

Ich erhielt nämlich gegen Ende des Studiums, etwa 1966, das Angebot, in der Vertretung der DDR bei der Weltgesundheitsorganisation in Genf zu arbeiten. Der DDR war damals gerade der Status eines Ständigen Beobachters bei der WHO zuerkannt worden. Allein die Tatsache, dass ich Medizinerin war und mehrere Sprachen studiert hatte, ließ mich für diese Aufgabe geeignet erscheinen. Die Anfrage war so überraschend gekommen, dass ich als erstes absagen wollte, da ich ja als Ärztin arbeiten wollte und nicht als Verwaltungskraft. Erst allmählich drang die Chance in mein Bewusstsein, dass ich mit dieser Arbeit die engen Grenzen der DDR würde durchbrechen können, dass ich Zutritt bekäme zur großen Welt. Trotzdem fiel mir die Entscheidung für Genf, nicht für die WHO, sehr schwer, denn ich hätte die ärztliche Tätigkeit wenigstens in eine ungewisse Zukunft verschieben müssen. An die politische Dimension dieser Arbeit hatte ich am wenigsten gedacht. Für mich ging es um die Entscheidung, auf die Arbeit mit Patienten zu verzichten und dafür einen Platz außerhalb der DDR-Mauern zu bekommen. Noch während ich mit mir rang, kam die Nachricht, dass ich aus dem Kreis der infrage kommenden Personen wegen „Westverwandtschaft“ ausgeschieden sei. Ich könne allerdings noch eine Chance bekommen, wenn ich mich von meinem Bruder Dieter lossagen würde. Ich war sehr erleichtert, dass mir auf diese Weise die Entscheidung abgenommen worden war.

Unerlässlich für das medizinische Staatsexamen war auch der Nachweis genügender Kenntnisse in Marxismus-Leninismus. Dafür musste man entweder vier Semester einschlägige Seminare besuchen und eine Prüfung bestehen oder eine schriftliche Arbeit anfertigen, für die einige Themen zur Auswahl standen. Das Thema „Das englische Gesundheitswesen im Spiegel des 'Daily Worker' in den Jahren 1952 bis 1964“ schien mir eine angemessene Alternative. Ich musste mich nicht mit den bis zum Überdruss bekannten Parteiparolen abgeben und lief auch nicht Gefahr, mir durch mein lockeres Mundwerk die Zunge zu verbrennen. Außerdem war ich neugierig, was ich erfahren würde, zumal mir bekannt war, dass der National Health Service ein staatliches Gesundheitssystem sei, in dem es keine Mehrklassenversorgung, sondern eine aus Steuermitteln finanzierte Krankenversorgung geben sollte, die allen kostenlos zur Verfügung stand. Leider war es nicht möglich, mir ein eigenes Urteil zu bilden. Um an britische Zeitungen zu gelangen, musste ich eine Bescheinigung des Prorektors vorlegen, aus der ersichtlich war, dass die Zeitungen ausschließlich für wissenschaftliche Zwecke gebraucht wurden. Da das Arbeitsthema jedoch eindeutig auf das Organ der Kommunistischen Partei Großbritanniens bezogen war, hatte ich keine Chance, andere Zeitungen auszuleihen. Trotzdem erschien mir der Zeit- und Arbeitsaufwand gut investiert.

Wenn ich mein Studium rückblickend bewerten sollte, könnte ich mich zwar auf keine Vergleiche stützen, tendierte dennoch zu einem positiven Gesamturteil. Jedenfalls hatte ich während meines langen Berufslebens niemals das Gefühl infolge einer ungenügenden Ausbildung zu wenig zu wissen. Im Gegenteil sehe ich in der ähnlich stringent organisierten fünfjährigen Facharztausbildung eindeutige Vorteile. Jedem Facharztkandidaten wurde eine Klinik als Ausbildungsstätte zugewiesen. Von dort bekam er oder sie ein unverhandelbares Gehalt, unabhängig davon in welcher Klinik die Ausbildung erworben wurde. Welche Fachbereiche in welchen Zeitabschnitten durchlaufen werden mussten, war genau festgelegt. Man brauchte sich um nichts zu kümmern, musste nicht besorgt auf einen geeigneten Platz hoffen, bekam einen hervorragenden Einblick in alle Nachbardisziplinen und durchlief auch im gewählten Fach alle Spezialbereiche. Ein Tag im Monat galt der theoretischen Weiterbildung, bei der man wieder Studentin an der Leipziger Universität war, fachspezifische Vorlesungen hörte und in Seminaren diskutierte; ein Angebot, das nichts kostete, weil es Teil der Facharztausbildung war.

„Ja, was?", fragte meine Tochter Petra als sie das Manuskript gelesen hatte, „habt ihr während eures Studiums denn nur studiert und gearbeitet und euren Mangel verwaltet? Habt ihr denn gar nicht gelebt, geliebt, geflirtet oder gestritten?"

Doch, doch, das haben wir alles auch gemacht. Es gab Medizinerbälle und Faschingsbälle, viele private Partys und Kinobesuche; wir machten Ausflüge, gingen schwimmen, tanzen, hatten unsere Treffpunkte und unsere Techtelmechtel. Aber nichts davon erscheint mir erwähnenswert, denn es unterschied sich in nichts von dem Tun und Lassen, Wollen und Können oder Wünschen und Enttäuschungen zu allen Zeiten.

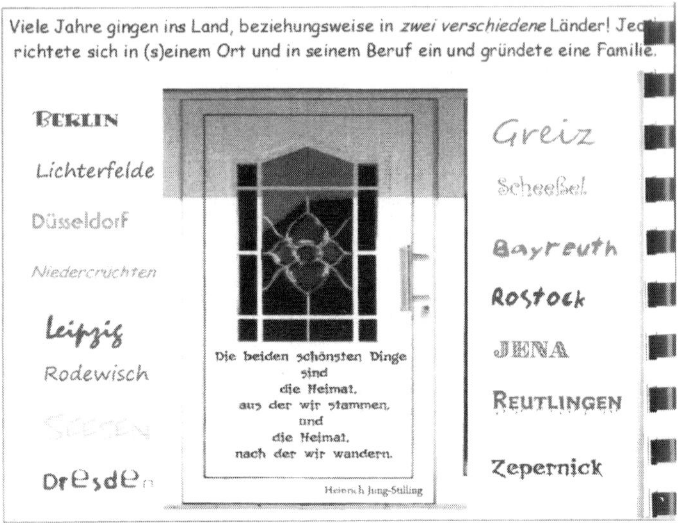

Lebensorte der Klassenkameraden und -kameradinnen (privat)

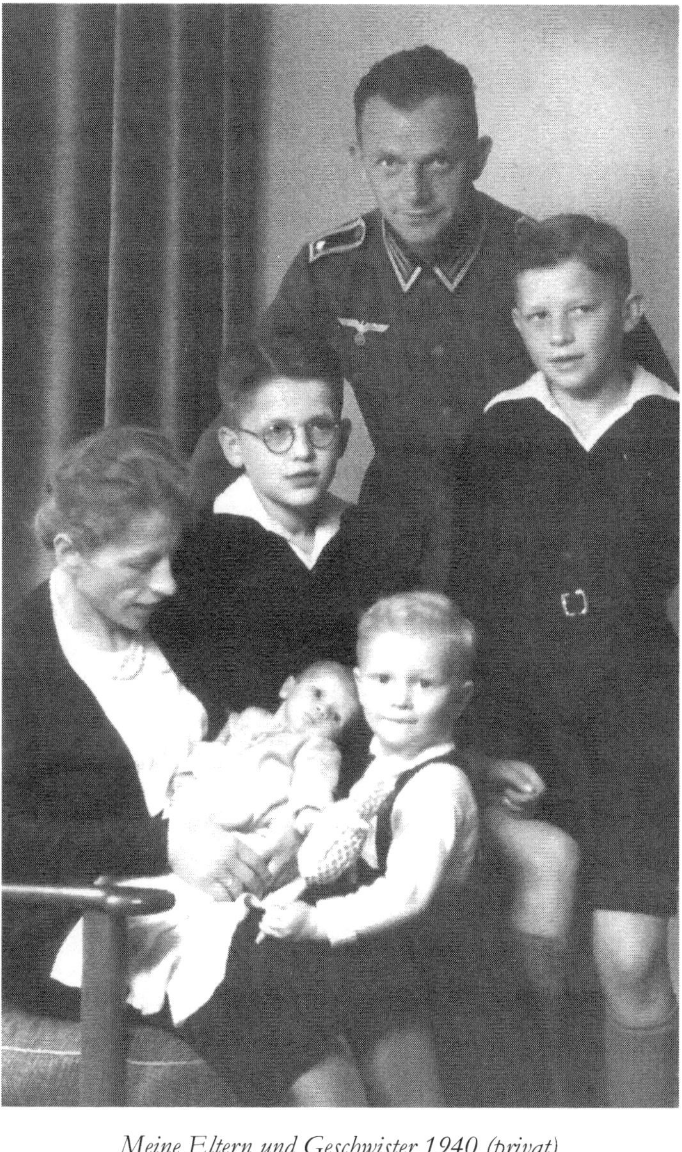

Meine Eltern und Geschwister 1940 (privat)

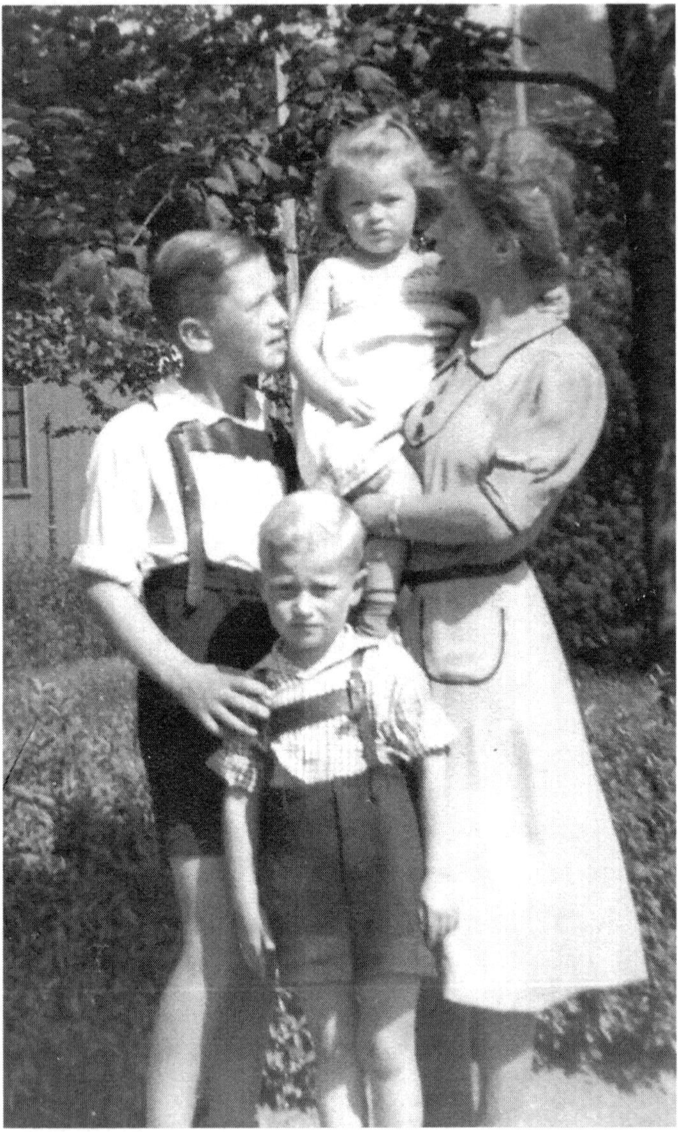

Familienbild 1942, es fehlen Vater und Bruder, die im Krieg sind (privat)

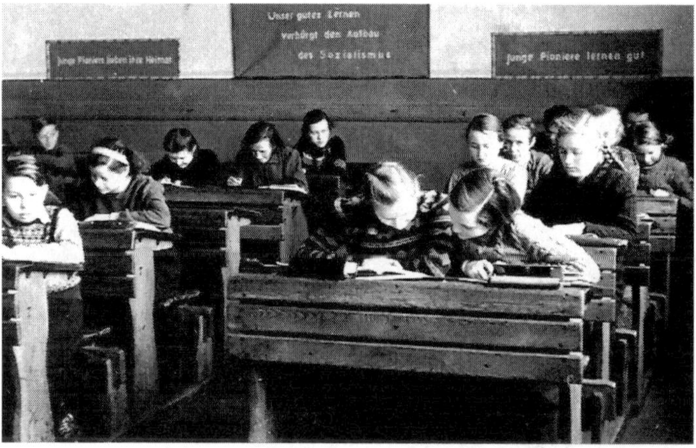
Unser gutes Lernen
verbürgt den Aufbau
des Sozialismus
Junge Pioniere lernen gut

Lernen unter sozialistischen Parolen, 1954 (privat)

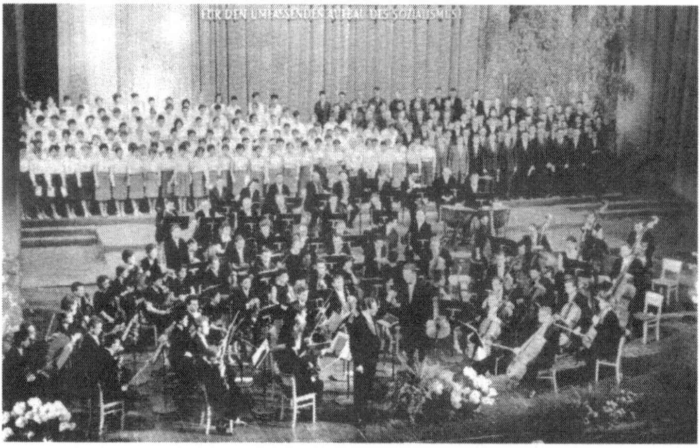

Akademisches Orchester und Vereinigte Chöre der Karl-Marx-Universität zum Festakt in der Neuen Oper am Karl-Marx-Platz anlässlich des 10. Jahrestages der Namensgebung der Karl-Marx-Universität
(Prospekt Akademisches Orchester, III 18 210 Lp G 772 63)

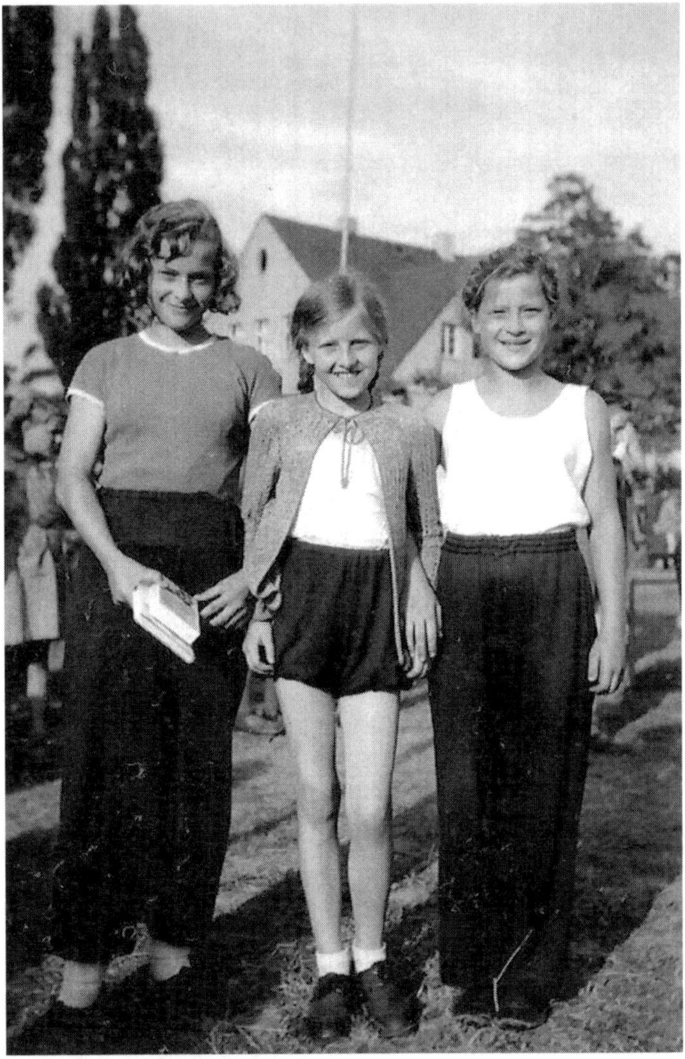

Siegerehrung beim Turnfest 1952 (privat)

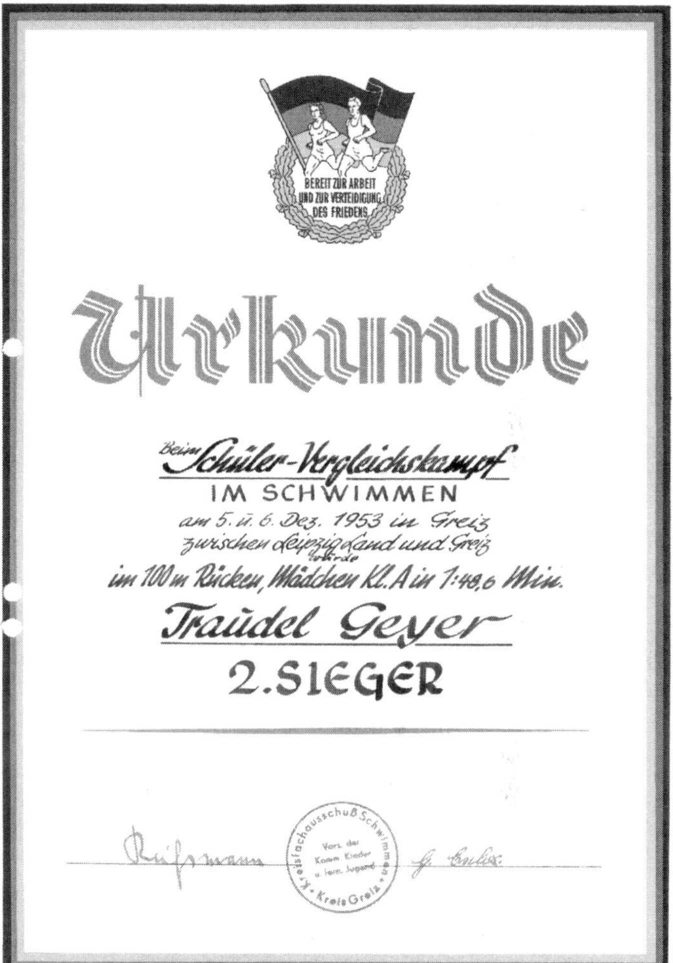
BEREIT ZUR ARBEIT UND ZUR VERTEIDIGUNG DES FRIEDENS

Urkunde

Beim Schüler-Vergleichskampf
IM SCHWIMMEN
am 5. u. 6. Dez. 1953 in Greiz
zwischen Leipzig Land und Greiz
wurde
im 100 m Rücken, Mädchen Kl. A in 1:48,6 Min.
Traudel Geyer
2. SIEGER

Kreisfachausschuß Schwimmen · Kreis Greiz · Vors. der Komm. Kinder u. Jugend

an Urkunden war kein Mangel (privat)

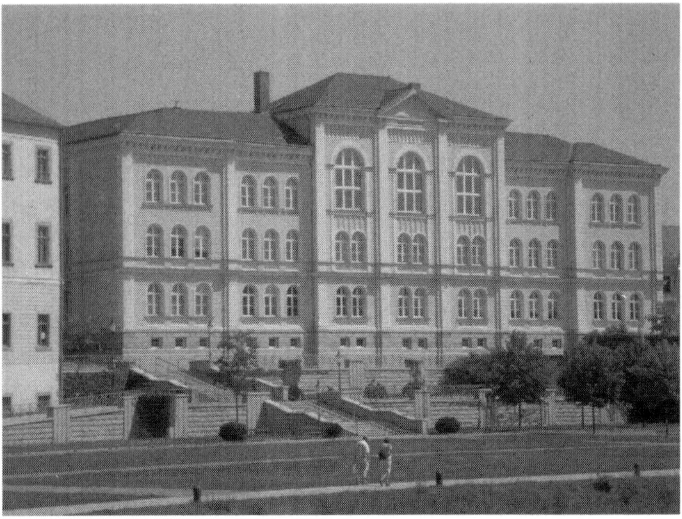

Theo-Neubauer-Oberschule (früher Greizer Lyzeum, jetzt Lessingschule) (Michael Sander, WikiCommons)

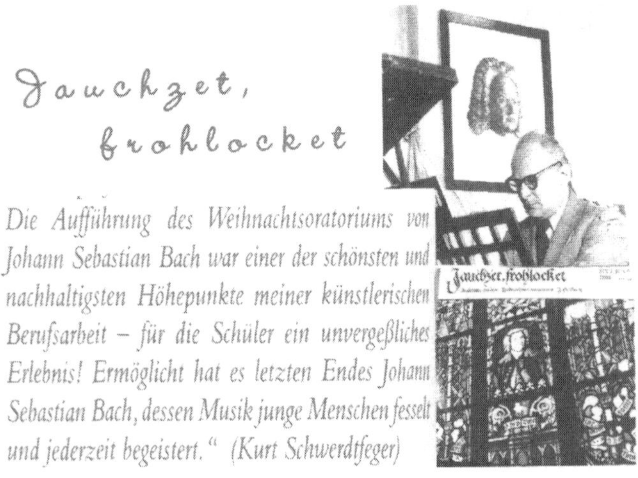
Jauchzet, frohlocket
Die Aufführung des Weihnachtsoratoriums von Johann Sebastian Bach war einer der schönsten und nachhaltigsten Höhepunkte meiner künstlerischen Berufsarbeit – für die Schüler ein unvergeßliches Erlebnis! Ermöglicht hat es letzten Endes Johann Sebastian Bach, dessen Musik junge Menschen fesselt und jederzeit begeistert.“ (Kurt Schwerdtfeger)
Jauchzet, frohlocket

Aufführung des Weihnachtsoratoriums 1956 (privat)

URKUNDE

FÜR HERVORRAGENDE LEISTUNGEN
IM NATIONALEN AUFBAUWERK
WIRD

GERTRAUDE GEYER

DIE AUFBAUNADEL IN

SILBER

VERLIEHEN
UND BESONDERER DANK
FÜR GUTE TATEN
BEIM AUFBAU DES SOZIALISMUS
AUSGESPROCHEN

NATIONALE FRONT
DES
DEMOKRATISCHEN DEUTSCHLAND

VORSITZENDER
DES KREISAUSSCHUSSES

VORSITZENDER
DES RATES

31.12.59
DATUM

Silberne Ehrennadel des Nationalen Aufbauwerks 1959 (privat)

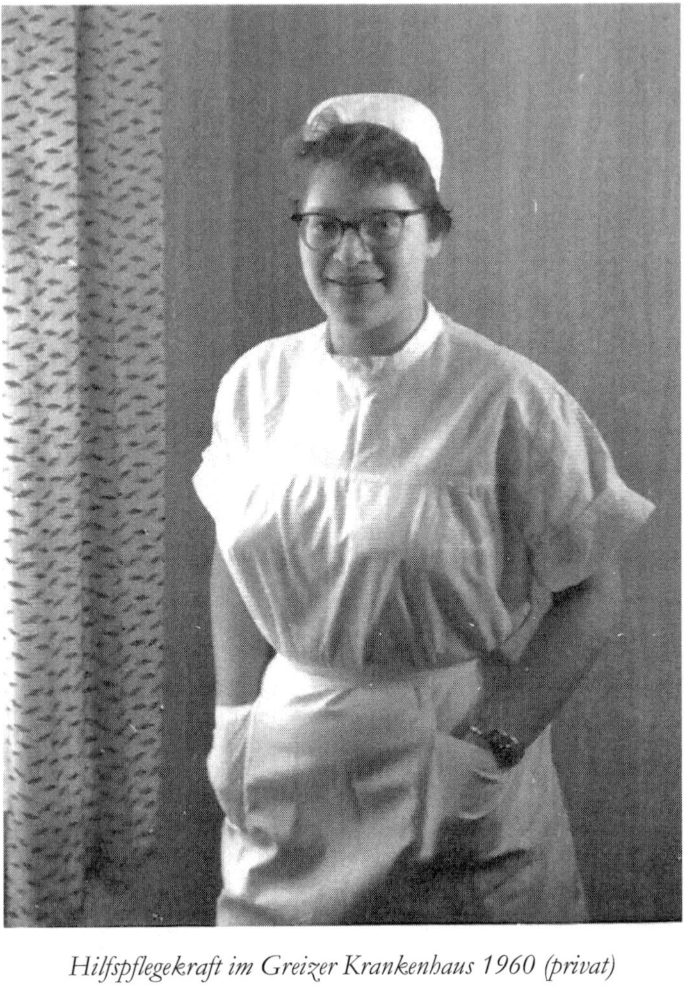

Hilfspflegekraft im Greizer Krankenhaus 1960 (privat)

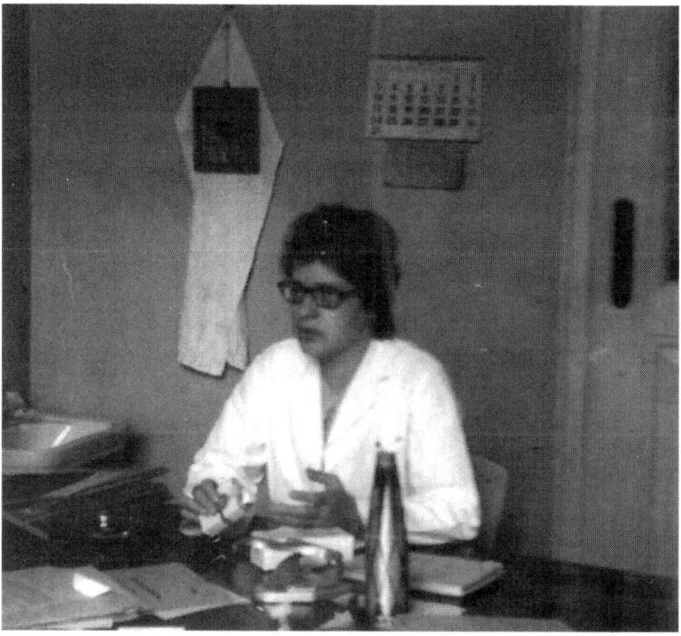

Mein Arbeitszimmer im St. Georg 1972 (privat)

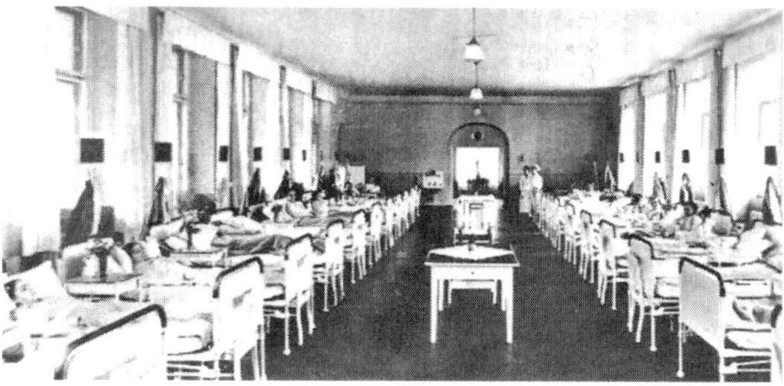

Bettensaal der Neurologischen Klinik im Bezirkskrankenhaus St. Georg, Leipzig (Klinikarchiv der Universität Leipzig)

MINISTERRAT DER DEUTSCHEN DEMOKRATISCHEN REPUBLIK
DER MINISTER FÜR GESUNDHEITSWESEN

EHRENURKUNDE

IN ANERKENNUNG

10

JÄHRIGER
STÄNDIGER EINSATZBEREITSCHAFT UND
LEISTUNGEN IM DIENSTE DER GESUNDHEIT
UND DES LEBENS DER BÜRGER
WIRD

Dr. med. Gertraude Ralle

DIE MEDAILLE
FÜR TREUE DIENSTE IM GESUNDHEITS- UND SOZIALWESEN
IN
BRONZE
VERLIEHEN

Prof. Dr. sc. med. MECKLINGER

BERLIN, 11. DEZEMBER 19 76

Ehrenurkunden wurden gern verteilt (privat)

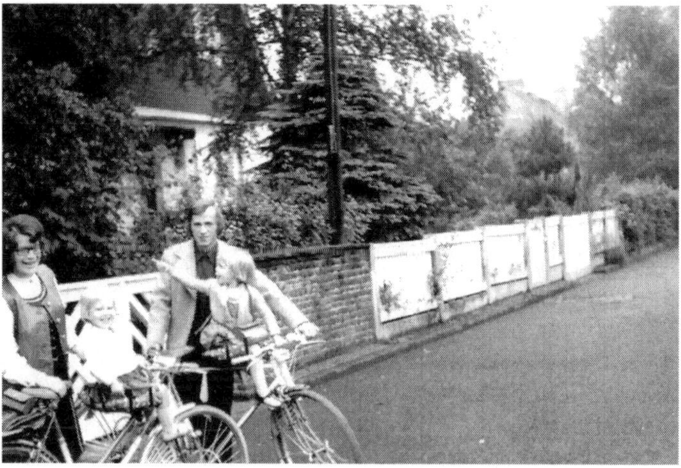

Vor unserem Haus, Start zu einer Radtour in die Dübener Heide, 1973 (privat)

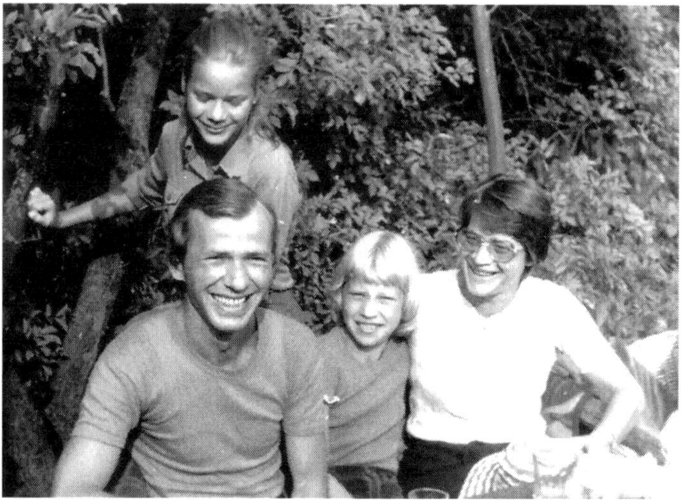

Urlaub in Güntersberge/Harz, 1982 (privat)

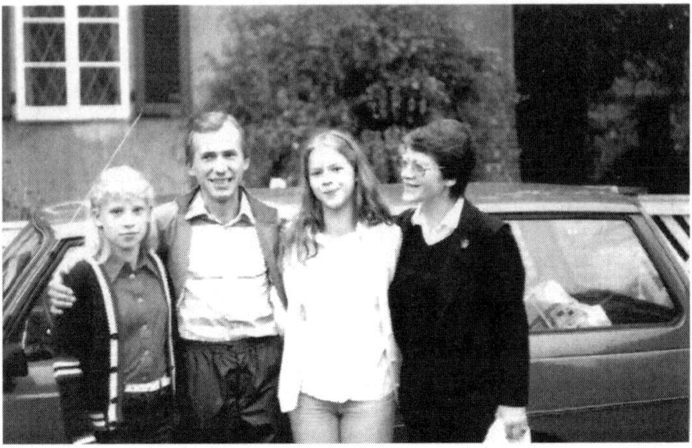

Aufbruch zur Ausreise, 1983 (privat)

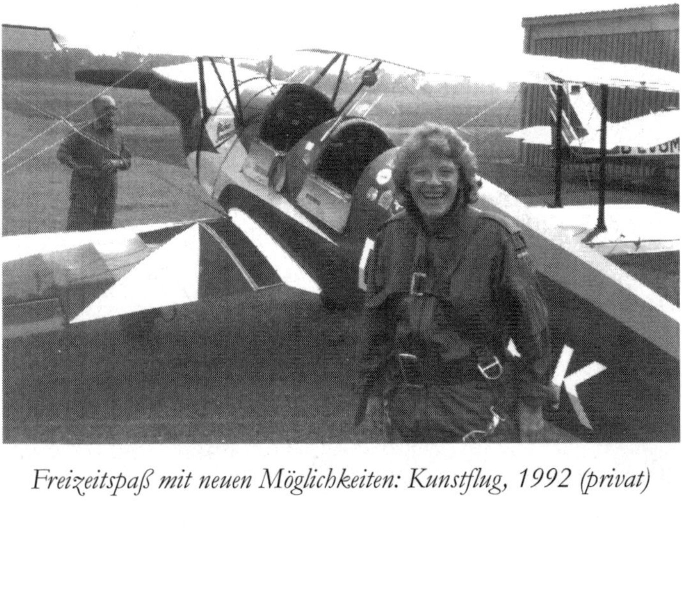

Freizeitspaß mit neuen Möglichkeiten: Kunstflug, 1992 (privat)

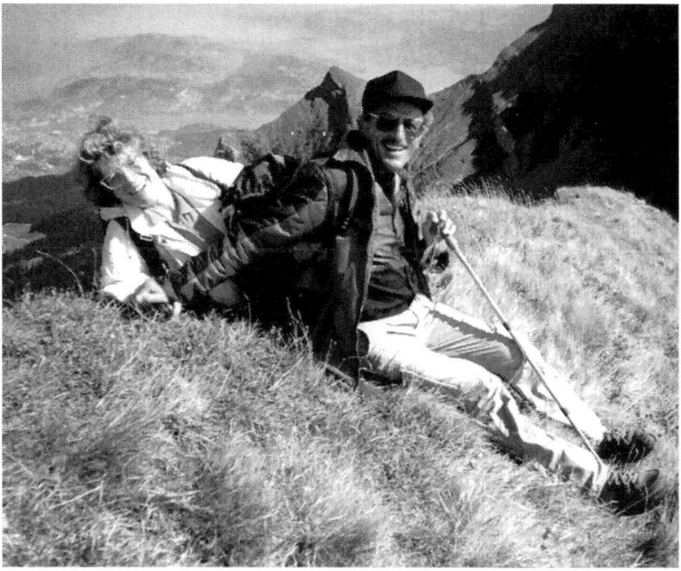

Gipfelglück auf dem Pilatus, 1993 (privat)

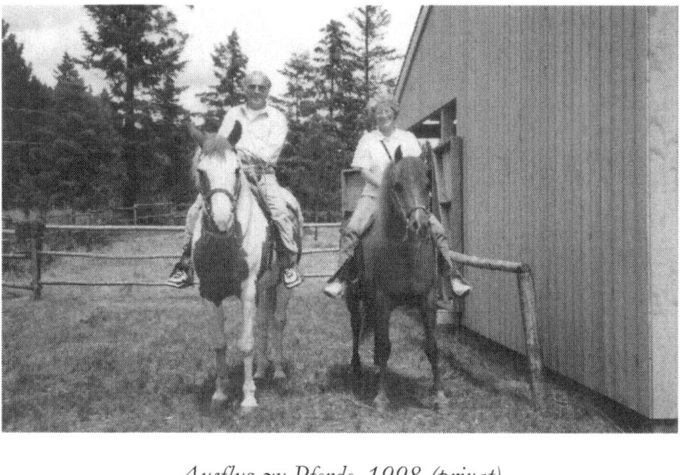

Ausflug zu Pferde, 1998 (privat)

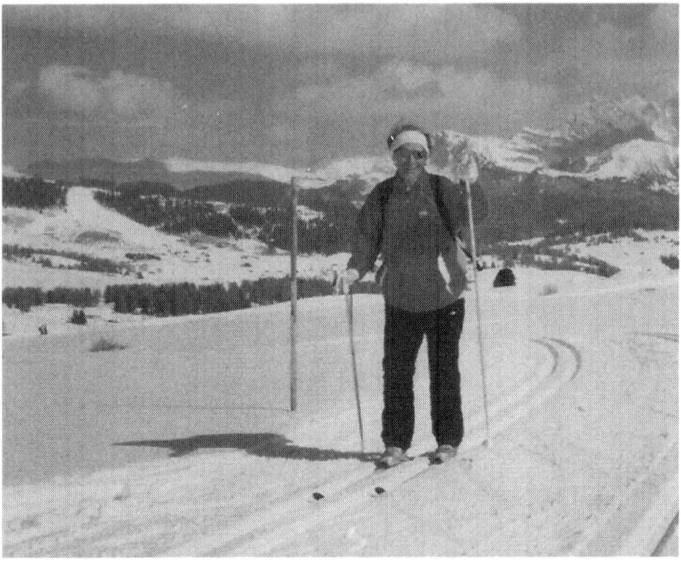

Langlauf auf der Seiser Alm, 2005 (privat)

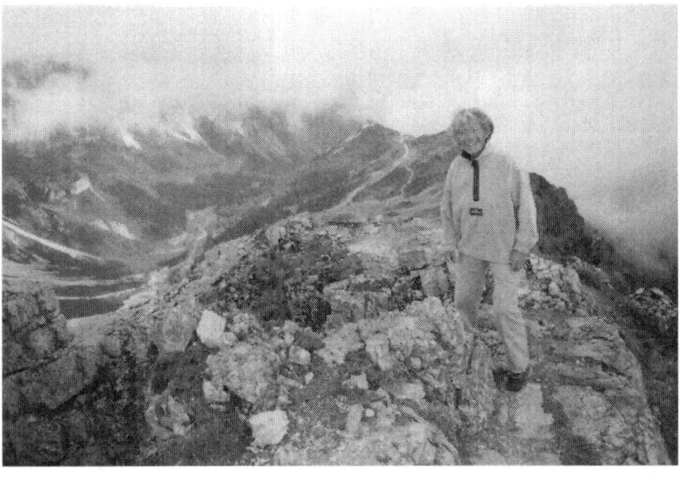

Im Stubaital, 2005(privat)

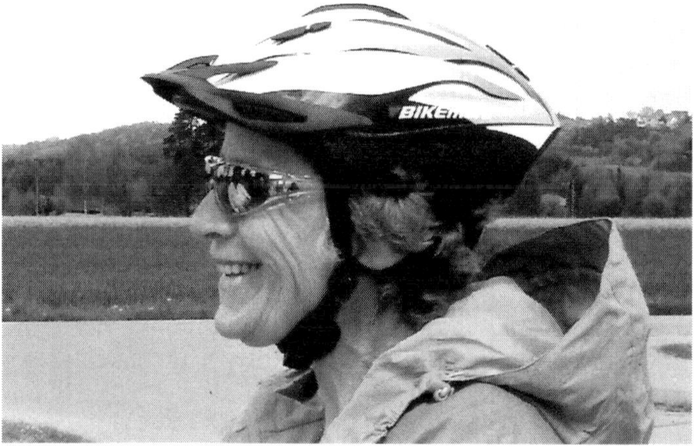

ohne Führerschein, 2000 (privat)

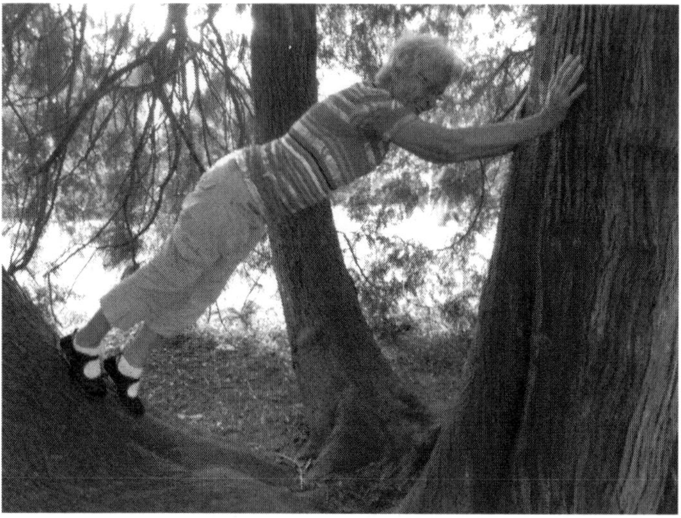

Im Wald, 2017 (privat)

Erwachsensein zwischen 1967 und 1983

Wann war ich denn eigentlich erwachsen geworden? Mit achtzehn Jahren ganz sicher nicht. Da lagen noch zwei Jahre allgemeinbildende Schule vor mir. Ich hatte einen Teil der Teenager-Jahre im Krankenhaus verbracht, hatte ungeplante und unerwartete Entwicklungsschritte gemacht, die meinen Altersgenossen fremd waren. Andererseits hatte ich Jahre verpasst, in denen sich die Geschlechter beschnupperten und die Auseinandersetzungen mit den Eltern um den eigenen Weg begannen.

Solange ich denken kann, hatte ich davon geträumt, eines Tages eine große Familie um mich zu haben, für die ich sorgen wollte und mit der ich alle Liebe und Freude und alles Glück teilen wollte. Nie war mir widersprochen worden, wenn ich solche Zukunftswünsche äußerte. Im Gegenteil, ich spürte Zustimmung und Anerkennung von allen Seiten.

Mein beruflicher Weg war seit Jahren klar vorgezeichnet. Ich hatte ihn zielstrebig und mit dem erwarteten Erfolg absolviert. Über Einzelheiten oder Karriereschritte machte ich mir keine Gedanken. Als Ärztin würde ich meinen Lebensunterhalt mit leicht überdurchschnittlichem Gehalt verdienen. An finanzielle Verbesserungen oder den Aufbau von materiellen Sicherheiten dachte ich nicht. Für den normal Sterblichen gab es in meinem Umfeld keine nennenswerten Wege, um über das gesetzlich Garantierte hinaus zu denken. Mir war es wichtig, dem *Hippokratischen Eid* entsprechend meiner ärztlichen Aufgabe gerecht werden zu können.

Wo aber war der Weg zum Familienglück? Wie sah er aus? Wo konnte ich das Rüstzeug dafür erwerben?

In meinem Elternhaus war über Liebe stets als etwas Heiliges gesprochen worden. Gerade die Liebe zwischen Mann und Frau galt als das Allerheiligste. Was sollte ich mir darunter vorstellen? Meine Mutter hatte mir geheimnisvoll und mit verklärtem Ton zugeflüstert, dass „es" etwas Wunderschönes sei. Und weil es so wunderbar sei, solle ich es mir „bis zuletzt aufheben". Sexualität war ein absolutes Tabu. Das Wort existierte gar nicht. Mit meinem ersten Freund – wir waren beide vierzehn Jahre alt – hatte ich mich heimlich in einschlägigen Büchern über die notwendigsten Fakten informiert. Trotzdem war ich noch immer unsicher, ob vielleicht doch ein Kuss allein schon schwanger machen könnte. Über Gefühle fanden wir in den Büchern gleich gar nichts. Mit anderen Worten: Für eine Partnerschaft war ich höchst ungenügend gerüstet. Erst während des Studiums erfuhr ich von einer Freundin, dass mein bester Studienfreund, mit dem ich lernte und auch flirtete, der mir Komplimente machte, Briefe voller Andeutungen schickte und immer wieder zum Ausdruck brachte, wie gern er mit mir zusammen sei, dass dieser Freund homosexuell sei. Ich fiel aus allen Wolken. Ich war überzeugt, noch nie einen leibhaftigen Homosexuellen zu Gesicht bekommen zu haben. Das war doch verboten, völlig undenkbar! Natürlich gab es „das", aber doch nicht in meiner Welt! Und noch dazu bei einem so hübschen, gescheiten, lieben Kerl! Immerhin war es eine Erklärung dafür, dass er sich so zurückhielt, wenn ich darauf gewartet hatte. Nie hätte ich gewagt, den Anfang zu machen. Ich hatte mich mit der Ermahnung meiner Mutter getröstet, dass ich das, was ich so sehr wünschte, doch bis zuletzt aufheben sollte. Inzwischen hat mir Bernd auch sein Erleben in diesen frühen 1960er-Jahren erzählt. Wir sind noch immer gute Freunde. Erst 1977, während eines Besuchs in der Bundesrepublik, schenkte mir jemand im Rahmen einer gerade laufenden Aufklärungskampagne das „Lexikon der Sexualerziehung für Eltern, Lehrer, Schüler", herausgegeben von Tobias Brocher und Ludwig von Friedeburg im Kreuzverlag Stuttgart, 1972. Es war das erste Druckerzeugnis, in dem ich sachliche und ausführliche Informationen zum weiten Thema von Sexualität, psychosexueller Entwicklung und Sexualverhalten fand. Für meine Enkel, die Wörter wie schwul und lesbisch mit aller Selbstverständlichkeit benutzen, sind die Gewissensqualen von damals kaum noch nachvollziehbar.

Auf einer Silvesterparty 1965 lernte ich Volker kennen. Er ließ keinen Tanz aus, machte mir Komplimente, nahm mich mit seinen Aufmerksamkeiten ganz in Beschlag und bestand darauf, mich nach Haus zu begleiten. Seine Geschwister Helga und Claus waren auch auf der Feier. Helga, die in Stockholm und damit im Westen lebte, erinnerte mich sofort an Sigi in ihrer sympathischen, selbstsicheren, weltoffenen Art. Ich lernte Fritz, ihren Mann und Catrin, das süßeste kleine Töchterchen kennen. Bald stellte Volker mich auch seinem ältesten Bruder Günter und dessen Familie vor, so dass ich das sichere Gefühl bekam, dass er sein Werben ernst meinte. Volker lebte bei seiner Pflegemutter, denn seine Eltern waren gestorben als er gerade zehn Jahre alt war. Seiner Schilderung nach hatte er zweifellos eine schwere Kindheit durchlitten, war wiederholt ausgebombt worden und sehnte sich sehr nach einem intakten Zuhause. Wir verbrachten von nun an alle Freizeit gemeinsam und schmiedeten die schönsten Pläne. Alles schien zu passen. Im Juli 1967 feierten wir Verlobung und ein Jahr später heiratete ich Volker in der festen Überzeugung und Absicht, eine lebenslange Verbindung einzugehen. Ich liebte Volker mit all meinen Sinnen, und ich liebte alles an ihm, und so liebte ich ihn blind. Ich sah nur, was ich sehen wollte. Und das war alles gut. Ich war so glücklich, so zuversichtlich, steckte voller Energie und war doch so erschreckend ahnungslos.

Erste Schritte im Beruf

Wie in der DDR selbstverständlich, war ich nahtlos vom Studentendasein ins Berufsleben gewechselt und hatte meine erste Stelle im Kreiskrankenhaus in Lichtenstein, einer sächsischen Kleinstadt am nördlichen Rand des Erzgebirges zugewiesen bekommen. Auf die Wahl des Einsatzortes hatte ich keinen Einfluss. Meine Bitte, möglichst in Leipzig bleiben zu dürfen, hätte noch ungünstiger beschieden werden können. Lichtenstein war etwa hundert Kilometer von Leipzig entfernt, was in der damaligen autolosen Zeit einer Fahrtzeit von drei bis vier Stunden entsprach. Ich hatte meine Studentenbude aufgegeben und bezog nun Quartier in einem nüchternen, kargen Zimmerchen im Personaltrakt des Krankenhauses. Ohne weitere Vorbereitung war ich, der Not gehorchend, in ein typisches ärztliches Arbeitsleben gesprungen. Wegen des Ärztemangels mussten sich auch die blutigsten Anfänger einer Verantwortung stellen, der sie nicht immer gewachsen waren.

Meine erste Aufgabe war die Übernahme der Sprechstunden in der allgemeinen Poliklinik. Ich werde das Bild nicht vergessen, das sich mir bot, als ich, allen Mut zusammennehmend, aber doch mit zuversichtlicher, gespannter Neugier die Poliklinik betrat. Das Wartezimmer war brechend voll, im Gang stand eine lange Schlange Patienten, von der aus ich alle Augenpaare erwartungsvoll auf mich gerichtet fühlte. In Windeseile spulte ich in meinem Inneren alle möglichen Krankheitsfälle und die erforderlichen Maßnahmen ab, um mich irgendwie auf die Situation einzustellen. Meine Rettung (und die der Patienten) kam von der Sprechstundenschwester, einer routinierten, altgedienten Praktikerin, die durch die harte Schule des Sanitätsdienstes im Krieg gegangen war. Sie strahlte mit jeder Bewegung und jeder Geste Ruhe und Sicherheit aus. Sie hielt sich nicht mit langen Begrüßungszeremonien auf, sondern kam gleich zur Sache: „Sie sehen ja, was los ist, also fangen wir an. Wenn Sie nicht weiterwissen, schauen Sie zu mir. Ich zeige Ihnen, was zu tun ist.“ Gesagt, getan. Es ging, irgendwie. Niemand beschwerte sich. Alle schienen zufrieden. Gegen Abend leerte sich das Wartezimmer und ich trabte im Hochgefühl, eine Schlacht überlebt zu haben, in mein Domizil. An einem der nächsten Tage wurde ein kleiner Junge mit einer klaffenden, blutenden Augenbraue in die Sprechstunde gebracht. Meine tüchtige Sprechstundenschwester machte mit klar, dass ich die Wunde klammern müsste. Ich hatte zwar schon wenige Wunden genäht, aber noch nie geklammert. Ich wusste gar nicht, wie eine solche Klammer aussah. Also eilte ich rasch in ein Hinterzimmer und jagte mir selbst eine Klammer ins Bein. Es war nicht besonders schlimm, aber wenigstens kannte ich nun die Handgriffe, die nötig waren.

Neben diesen Sprechstunden gehörte eine Menge anderer Aufgaben zu meinen Pflichten, die ich auch wie selbstverständlich in Angriff nahm. Ich war zuständig für die Schwangeren- und Mütterberatung, für die Reihenuntersuchungen in der Schule und im Kindergarten, für Sport- und Fahrtauglichkeitsbescheinigungen, für die ärztliche Betreuung eines Pflegeheimes und eines Betriebes. Natürlich hatte ich auch die Hausbesuche eines recht großen ländlichen Einzugsgebietes zu erledigen. Es grenzt an ein Wunder, dass es zu keinen folgenschweren Zwischenfällen kam. Abgesehen von dem Todesfall, zu dem ich gerufen wurde. Ich sollte den Tod bestätigen und den Totenschein ausfüllen. Beides war für mich kein Problem. Es gab keinen Zweifel, dass dieser Mann tot war. Er sei schon lange herzkrank gewesen, wegen hohem Blutdruck in ständiger Behandlung, habe aber dennoch ebenso reichlich gearbeitet wie dem Alkohol zugesprochen. Kurz und gut, nun hatte er einen Herzinfarkt erlitten. Die Angehörigen hatten ihn in einer spärlich beleuchteten Dachkammer eines alten Bauernhauses ins Bett gelegt, bis zum Hals zugedeckt und begründeten ihre Eile um den Totenschein mit der Erklärung, Westbesuch zu erwarten und den Opa bis dahin aus dem Haus haben zu wollen. Das war ja alles einleuchtend, auch dass man Platz brauchte, wenn Besuch kam. Ich bescheinigte also den Tod durch Herzversagen. Wenig später stand die Polizei vor meiner Tür. Die Leichenfrau habe gemeldet, dass der Mann sich erhängt habe. Wieso ich davon im Totenschein nichts geschrieben hätte! Da fiel mir mein Versagen wie Schuppen von den Augen. Ich hatte den Toten gar nicht untersucht! Nachträglich erkannte ich, dass er alle Merkmale eines Strangulationstodes gezeigt hatte, aber ich war dem Drängen der Angehörigen erlegen gewesen, die die Schande, einen Selbstmörder im Haus zu haben vermeiden wollten. Konsequenzen hatte mein Fehlverhalten nicht, aber mir war es eine eindringliche Lehre.

Als Betriebsärztin der „VEB Feinstrumpfwerke Oberlungwitz“ hatte ich außer den arbeitsmedizinisch vorgeschriebenen Untersuchungen auch Sprechstunden abzuhalten für die Belegschaft und musste die Beschäftigten an ihrem Arbeitsplatz aufsuchen, um mir ein Bild zu machen von ihren Arbeitsbedingungen. War ihr Arbeitsplatz hell genug? Hatten die Arbeiter genügend Platz? War die Belastung angemessen? Wie waren die hygienischen Bedingungen? Gab es einen Frauenruheraum, eine Kantine, Erste-Hilfe-Kästen? Ich erhielt dabei einen interessanten Einblick in die Art der Produktion. Ich kann mich nicht erinnern, dass ich auf nennenswerte Mängel gestoßen wäre. Allerdings war ich ja auch völlig unerfahren; bis auf meinen gesunden Menschenverstand und die Aussagen der Beschäftigten standen mir keine Beurteilungskriterien zur Verfügung. Zwar hatte ich arbeitsmedizinische Vorlesungen gehört und auch einige gesetzliche Vorschriften gelernt, fühlte mich aber weder aufgefordert noch in der Lage zu überprüfen, ob und wie diese eingehalten wurden. Ich kann mir auch nicht vorstellen, was eine ernsthafte Beanstandung bewirkt hätte. Meine bisherigen und späteren Erfahrungen waren eher negativ. Aber die Arbeiter und Arbeiterinnen profitierten vom Betriebsarztsystem. Sie konnten während der Arbeitszeit in die Sprechstunde gehen, wurden behandelt, bekamen ihre Medikamente gleich mit und fühlten sich medizinisch gut versorgt.

Für mich war das Beste an dieser Aufgabe, dass ich als Betriebsangehörige galt und somit ein kleines Kontingent an Strümpfen oder Strumpfhosen zugeteilt bekam, die zu dieser Zeit begehrte Mangelware waren. Ich staunte auch nicht schlecht, was ich dort über die Produktion erfuhr. Fast die gesamte Ware wurde im Auftrag westdeutscher Firmen angefertigt und verpackt. Die Herstellungskosten habe ich mit dreißig Pfennige (Ost) pro Strumpfhose in Erinnerung; verkauft wurden sie im Westen für neunundneunzig Pfennige oder für eine Mark neunundneunzig und im Osten, falls man eine erwischte, für dreißig Mark, die inzwischen Mark der Deutschen Notenbank (MDN) hieß. Mein Gehalt betrug zu dieser Zeit fünfhundertachtzig Mark netto. Einen nachhaltigen Eindruck hinterließ auch das Verpackungsmaterial, das sich mit seinem weichen Seidenpapier, den weißen, glatten Einlagepappen, den klaren, leuchtenden Farben auf dem Glanzpapier so sehr von dem grauen, groben, holzdurchsetzten Packpapier unterschied, das in den DDR-Läden üblich war.

Nach einem halben Jahr wechselte ich von der Poliklinik auf eine Innere Station des Krankenhauses. Hier lernte ich unter fachärztlicher Anleitung eine breite Palette internistischer Krankheiten in der Praxis kennen. Ich hatte selbst eine Station zu betreuen und wurde so mit den meisten Aufgaben eines Internisten konfrontiert. Ich weiß noch mit wie viel Lampenfieber ich meine ersten Punktionen durchgeführt habe und wie mühsam ich mich mit den Entlassbriefen plagte. Unsicherheiten,

Bereitschaftsdienste und Hausbesuche hielten mich weiterhin auf Trab.

Schreckliches erlebte ich bei einem der Bereitschaftsdienste außerhalb des Krankenhauses. Ich war an diesem Tag schon ein paar Mal wegen ärgerlicher Nichtigkeiten in Anspruch genommen worden. So hatte mich eine Frau aus einem abgelegenen Dorf unter einem dringenden Vorwand zu einem Hausbesuch bestellt und wollte doch nur die Verlängerung ihrer Krankschreibung. Eine andere hatte den Hausbesuch für nötig gehalten, weil ihr Kind hohes Fieber hatte. Als ich hinkam, saß die Familie fröhlich beim Abendessen. Es sei schon wieder besser geworden. Schließlich war eine Nierenkolik gemeldet worden, die sich als völlig harmlos erwies und mit den Worten begründet wurde: „Na, wenn wir sagen, es sind Bauchschmerzen, dann kommt ja niemand." Mit unterdrückter Wut nahm ich den nächsten Anruf entgegen, bei dem ich im Hintergrund Gelächter und laute Musik hörte. „Kommen Sie schnell, hier hat sich jemand erhängt!" Ich fragte nach, weil ich das Gefühl nicht loswurde, dass sich jemand einen Scherz erlaubte. „Nein, nein, kommen Sie, wir rufen aus einem Gasthaus an, es eilt." Ich machte mich zwar sofort auf den Weg, aber ich rannte nicht. Mein Fahrer beeilte sich ebenfalls, doch mit der Eile des Blaulichts hätten wir ein oder zwei Minuten schneller sein können. In der Wohnung über der Gaststätte hatte sich ein siebenjähriger Junge mit seinem Bademantelgürtel erhängt. Als Grund wurde angenommen, dass er ohne seine geliebte „Sandmännchen"-Sendung zu Bett gehen sollte. Als er nach dem Zähneputzen nicht zum Gute-Nacht-sagen kam, fand ihn die Mutter am Fensterkreuz hängend. Sie hatte ihn natürlich sofort heruntergeholt, doch außer den Notdienst zu rufen, war ihr keine weitere Hilfsmöglichkeit eingefallen. Das Wissen und die Schulung über erste Hilfemaßnahmen steckte damals noch in den Kinderschuhen. Auch meine Notarztausrüstung sah noch keinerlei nützliche Gerätschaften vor. So begann ich sofort mit bebenden Herzen und flattrigen Händen mit der Herzmassage und Beatmung mit dem Erfolg, dass sich Lebenszeichen wieder einstellten. Leider überlebte der Junge nur wenige Tage. Hätten ihn zwei Minuten gerettet? Diese Frage konnte mir niemand beantworten, aber sie begleitete mich auf all meinen späteren Einsätzen.

Alles in allem entsprach dieser berufliche Einstieg durchaus meinen Erwartungen, also dem, was üblich war. Ich fühlte mich wohl bei meiner Arbeit, herausgefordert und erfüllt, fand leicht Kontakt zu den Patienten und Mitarbeitern und freute mich auch über die gesellschaftliche Anerkennung.

Wohnungssuche

Der Nestbau gestaltete sich wesentlich komplizierter. Unverheiratete Paare hatten überhaupt keine Chance, eine Wohnung zu bekommen. Deshalb war der Wunsch nach einer eigenen Wohnung nicht selten der letzte Anstoß zur Heirat. Für Volker und mich war das Wohnungsproblem nicht so akut, da ich ohnehin keine Stelle Leipzig bekommen hatte. Wir hatten in der Wohnung von Lucie Franke ein fünfzehn Quadratmeter großes Zimmer zur eigenen Verfügung und hatten das nach bestem Vermögen und eigenem Geschmack renoviert

(Briefzitate: „Habt Ihr denn endlich Tapete bekommen?“ „Vielleicht könnt Ihr ja in Berlin mal nach einem Schrank Ausschau halten.“ „Schade, dass es mit den Regalen wieder nicht geklappt hat. Verliert nur nicht den Mut!“). Wir liefen fleißig zum Wohnungsamt, um als Wohnungssuchende ordnungsgemäß angemeldet zu sein. Durch die praktizierte Wochenendehe brannte die Wohnungsfrage nicht so heftig unter den Nägeln.

Das änderte sich als ich meine Facharztausbildung in Leipzig fortsetzen konnte und ganz gravierend, als Nachwuchs in Sicht war. Aber in neun Monaten sollte es doch gelingen, wenigstens eine bescheidene, eigene Bleibe aufzutreiben!

Wir waren nun regelmäßige Kunden auf dem Wohnungsamt, anfangs fragten wir aller vierzehn Tage nach, später jede Woche, zuletzt weigerte ich mich, das Wohnungsamt ohne eine Wohnungszuweisung zu verlassen. Wir bekamen nichts, gar nichts, auch nicht die kleinste, primitivste, heruntergekommenste Wohnung wurde uns angeboten. Also lebten wir fortan zu dritt in unserem Zimmer. Als der Stubenwagen für unsere süße Petra zu klein wurde, war guter Rat teuer, denn für ein Kinderbett war beim besten Willen kein Platz mehr. In letzter Not gelang es mir, das kleinste Säuglingsbett aus dem Krankenhaus zu leihen. Das stellten wir zwischen Schreibtisch und Türfüllung, die wir zu einem Bücherregal umfunktioniert hatten. Wenn wir unsere Petra wickeln wollten, musste Platz auf dem Schreibtisch geschaffen werden, und wenn wir abends das Sofa zur Schlafcouch auszogen, mussten wir den Tisch draußen vor die Tür stellen. Das Kinderbett wurde mit einem Vorhang abgeschirmt, so dass wir wenigstens noch lesen konnten, während die

Kleine schlief. Da es weder Bad noch Waschmaschine gab, wurden die Windeln in einem großen Eimer eingeweicht, auf dem Herd ausgekocht und nach mühsamem Waschen und Spülen an einer Leine um den Kachelofen aufgehängt. Wegwerfwindeln waren noch nicht im Handel. Sechs Wochen nach der Entbindung entspannte sich die umständliche Prozedur mit der Wäsche etwas, da ich unsere Petra in die krankenhauseigene Krippe bringen konnte. Ich selbst musste ja wieder arbeiten. Für ganz wenig Geld konnte ich die schmutzige Wäsche meines Babys in der Krippe abgeben und bekam die Sachen sauber zurück. Solange ich stillte, standen mir an jedem Arbeitstag zweimal fünfundvierzig Minuten Stillpause zur Verfügung, in der ich die wenigen Schritte von meiner Station zur Krippe ohne Zeitverlust zurücklegen und mich ganz meinem kleinen Liebling widmen konnte. Später, als die Muttermilch nicht mehr ausreichte, bekam ich auch den notwendigen Brei von der Krippe gestellt. Bevor ich den Heimweg antrat, konnte ich Petra sogar noch baden. Das waren riesige Erleichterungen, durch die sich Berufstätigkeit und Familie unter den beengten Bedingungen ganz gut vereinbaren ließen.

Die Wohnungssuche war in dieser Zeit zur Hauptlast geworden, zumal sich schon bald das zweite Kind angekündigt hatte (auch die Antibabypille stand noch nicht zur Verfügung). Das Wohnungsamt war nur mit ziemlichem Zeitaufwand zu erreichen, denn ein eigenes Auto hatten wir nicht. Mit der unvermeidlichen Wartezeit auf dem Amt, war an einen gemütlichen Feierabend natürlich nicht mehr zu denken. Ohne Aussicht auf behördliche Unterstützung, liefen wir mit unserem Baby im Wagen unermüdlich durch die Straßen und suchten nach

Fenstern, die auf eine leer stehende Wohnung hindeuteten. Fanden wir etwas, klingelten wir dort oder in der Nachbarschaft, um nähere Informationen zu bekommen, die uns beim Wohnungsamt bessere Chancen eröffnen sollten. Doch immer gab es Begründungen, warum uns die genannte Wohnung nicht zugeteilt werden konnte. Die eine Wohnung war zu groß, die andere schon vergeben, die dritte musste für Sonderfälle freigehalten werden, die vierte war nur für Armeeangehörige vorgesehen, die fünfte war baufällig, die sechste sollten Übersiedler aus der Bundesrepublik bekommen usw. usw. Es war zum Heulen. Oder zum Davonrennen. Heulen half nicht, Davonrennen ging nicht. Als wir wenige Wochen vor der erwarteten Geburt des zweiten Kindes wieder eine Wohnung gefunden hatten, die frei werden sollte, ließen wir uns auf dem Wohnungsamt nicht mehr abwimmeln. Ich nahm die einjährige Petra und setzte sie demonstrativ im Wohnungsamt auf den Schreibtisch mit der Erklärung, dass ich nicht eher den Raum verlassen würde, bis wir eine Wohnung hätten. Natürlich gingen die Emotionen hoch. Das bedenklich gerötete Gesicht des Amtsleiters schwoll an, er schnappte tonlos nach Luft. Viel hätte nicht gefehlt und es wäre eine Katastrophe eingetreten, hätte Volker nicht einen kühleren Kopf bewahrt. Wer schließlich den erlösenden Satz aussprach, mit dem uns die Wohnung zugeteilt wurde, weiß ich nicht mehr. Jedenfalls entlud sich die angestaute Spannung in unbändiger Freude und Aufregung. Anfang November 1970 konnten wir in eine eigene Wohnung umziehen. Drei Wochen später wurde unsere Christina geboren.

Lebensalltag

Wie um alles in der Welt soll ich meinen Lebensalltag beschreiben! Was war denn das, der Alltag in meinem Leben? Je länger ich darüber nachdachte, desto klarer wurde mir, dass der Alltag mein Leben selbst ist. Unmöglich aber kann ich mein Leben in ein Kapitel packen, so, als ob es sich überhaupt fassen ließe. Ich bin ja Teil dieses Alltags, der mich bestimmt, obwohl alle behaupten, jeder müsse sein Leben selbst in die Hand nehmen. Ich hatte das durchaus beabsichtigt, war auch überwiegend der Überzeugung, es zu tun. Doch rückblickend muss ich mir eine Menge Zweifel eingestehen.

Wie groß war mein Anteil an der Gestaltung meines Alltags wirklich? Was wäre geworden, wenn...?

Das alles ist ja nicht auszudenken. Es erscheint auch höchst fragwürdig, darüber zu spekulieren. Ich hatte mir vorgenommen, aus der Fülle meines Lebens zu erzählen, spannend, ungeordnet, ohne zu werten und zu erklären, nur mit dem Ziel, einen Einblick davon zu vermitteln, wie das Leben mich durch den Alltag getragen, vielleicht auch gejagt, auf jeden Fall manövriert hat. Ich kannte mich doch aus in meinem Leben. Jede Erinnerung war stimmig und verband sich mit der nächsten, die mir genauso treffend erschien. Ich war beim Schreiben an einem Punkt angelangt, an dem ich mich längst mit mir und meinem Sein versöhnt hatte. Das veränderte doch die gesamte Sichtweise. Wie sollte ich jetzt erlebbar werden lassen, was mich einst aufgewühlt hatte, wenn ich heute ganz gelassen zurückschaue? Ich fühle mich am Ende mit meinem Latein. Jetzt ist schriftstellerisches Können von Nöten. Wie gern würde ich meine Funktion als Haus- und Ehefrau, Mutter und Ärztin als eine nüchterne, geschäftsmäßige Stellenbeschreibung abgeben und mit dem emotionalen Auf und Ab, den Hoffnungen, der Begeisterung, den Zweifeln und Verzweiflungen, den Schuldgefühlen, Selbstvorwürfen und Selbstbeschwichtigungen und meinen Sehnsüchten verbinden, die eingebettet waren in die gesellschaftlichen Strukturen sowie deren unausweichliche Einflüsse. Beides müsste ich zu einem spannenden, dennoch unspektakulären, alltäglichen Geflecht verbinden können. Leider finde ich keinen Weg aus diesem wirren Dickicht.

Wieder einmal muss ich mich mit meinen Fähigkeiten zufrieden geben oder anders ausgedrückt, meine Grenzen akzeptieren und weiter machen so gut es geht.

Nach der aufreibenden Wohnungssuche waren wir überglücklich mit dem, was uns zugestanden worden war. Wir hatten eine fünfundsechzig Quadratmeter große Wohnung in einem hübschen Einfamilienhaus in der Oldenburger Straße in Leipzig-Gohlis gefunden. Es war eine ausgesprochen ruhige, angenehme Wohngegend. In der schmalen Straße gab es nur wenige Häuser, alle recht schmuck, sie wirkten, bezogen auf unsere recht bescheidenen Verhältnisse, fast wohlhabend. Einige unbebaute Grundstücke und eine herrliche große Trauerweide sowie die drei mächtigen Birken in „unserem" Garten gaben der Straße einen parkähnlichen Charakter. Das Haus, das heute unter Denkmalschutz steht, gehörte der Witwe des Erbauers, der selbst Architekt war. Er hatte es 1936 erbaut und recht hochwertig ausgestattet. Das gesamte Treppenhaus war holzvertäfelt, überall gab es Parkett, das große Bad war wandhoch gefliest und hatte einen begehbaren Einbauschrank. Wir bewohnten die erste Etage, die früher Arbeits-, Gäste- und Schlafzimmer umfasste und mit einer Tapetentür in eine geräumige Abstellkammer führte. Die Besitzer mussten wegen der Wohnungsknappheit ihre *Belle Etage* vermieten und hatten das Gästezimmer zu einer komfortablen Wohnküche umgebaut. Nur die vorhandene Zentralheizung stand uns nicht zur Verfügung; wir heizten stattdessen mit den bewährten Berliner Kachelöfen. Das frühere Schlafzimmer hatte einen raffiniert belüfteten, riesigen Einbauschrank, der mit seiner Bauernmalerei im Jugendstil eine Zierde darstellte. Zur Wohnung gehörte ein schöner großer Balkon über dem Garten. Dieser grenzte an einen weiträumigen Friedhof, so dass sich unser Blick über herrliche Kastanienbäume und unzählige Blumenbeete erstreckte. Im Frühjahr kam der Duft der Stiefmütterchen bis in unsere Wohnung. Das hatte unserer Petra zu der Erkenntnis verholfen, die sie ihrem Opa liebevoll mitteilte: „Opa, wenn Du stirbst, das wird schön, dann wachsen auch Blumen aus deinem Bauch."

Nach einigen Überredungskünsten hatte uns die Vermieterin noch das *Dienstmädchenzimmer* überlassen, das das Dachgeschoss ausfüllte. Ihm fehlte zwar jeder Komfort; nur eine enge, steile Holztreppe führte hinauf, aber für uns war es ein großer Gewinn an zusätzlichem Raum.

In den ersten Jahren unseres Ehelebens war es eigentlich den Erwartungen gemäß immer vorangegangen. Mit der Genehmigung, meine Facharztausbildung in Leipzig fortsetzen zu dürfen, konnten wir noch vor der Geburt des ersten Kindes unsere Wochenendbeziehung beenden. Ob wir uns als Paar jetzt richtig kennen lernen würden? Unsere Wünsche und Pläne und Ziele trieben uns durch den Alltag, alle beide. Wenn ich zurück denke, sehe ich mich von einer Pflicht zur anderen hetzen. Eine Aufgabe reihte sich an die nächste, ein erfüllter Wunsch brachte unmittelbar einen neuen hervor. Die allgemeine Mangelwirtschaft trug das ihre dazu bei. Ständig war ich auf der Suche nach irgendetwas Wichtigem. Wollte ich Bettwäsche kaufen, so kam ich mit Hosenträgern zurück. Gab es gerade Tapeten, so rannte ich vergebens nach Kleister. War der durch glückliche Fügung organisiert, fehlte der Pinsel. Jede anfallende Reparatur bescherte mir schlaflose Nächte. Wo sollte man einen Handwerker herbekommen? Ein Wasserrohrbruch im Bad machte dieses für ein halbes Jahr unbenutzbar. Eine Zeit lang hatten wir zwei Waschmaschinen, damit wenigstens eine einsatzbereit war. Ganz schlimm war es als der Schlüssel im Schloss abbrach. Eine Katastrophe! Monatelang dauerte die Suche nach einem Sicherheitsschloss. Alle Verwandte und Freunde waren mobilisiert und suchten mit. In der ganzen DDR war kein Schloss aufzutreiben. In unserer Verzweiflung wandten wir uns an den Rat des Bezirkes, der eine formvollendete Antwort schickte: „Auf Grund Ihrer Probleme habe ich ausnahmsweise den Direktor der Großhandelsgesellschaft Haushaltswaren angewiesen, Ihnen über die Heimwerker-Verkaufsstelle eine Schlosssicherung zweckgebunden zur Verfügung zu stellen. Wir bedauern, dass trotz umfangreicher Produktionssteigerung sich das Angebot in diesem Sortiment noch nicht stabilisiert hat.“ Mit solch hoffnungsfrohem Dokument ausgerüstet, eilte ich in die zuständige Verkaufsstelle, hielt siegessicher den

Berechtigungsschein hin und wurde vertröstet: „Sie bekommen ein Schloss, sobald wir eins haben. Bitte fragen Sie jeden Dienstag nach.“ Zum Glück hatte mein bundesdeutscher Bruder inzwischen ein Schloss geschickt, das wunderbarerweise vom Zoll nicht beanstandet worden war.

Ich kann auch meinen Ärger und meine Sorge nicht vergessen, als wir im Winter 1976/77 nichts mehr zu heizen hatten. Statt der benötigten achtzig Zentner Braunkohlenbriketts, im Volksmund schlicht Kohlen oder Dreck genannt, bekamen wir nur zwanzig Zentner mit dem Bescheid, sich „bei Bedarf einen oder zwei Zentner holen zu können“. Schließlich war der letzte halbe Eimer Braunkohlenbröckelchen verheizt. Doch beim staatlichen Kohlenhandel hieß es lapidar: „Sie kriegen was, wenn Sie dran sind. Wann das ist, werden Sie schon merken.“ Bei solchen Auskünften ist auch ein einziger Tag ohne Heizung Grund zur Panik.

Ein noch schlimmeres Dilemma betraf die Heizung im Krankenhaus mit seinen 1300 Betten und der zugehörigen großen Poliklinik. Dort gab es vier Heizkessel, die, man mag es kaum glauben, Jahr für Jahr älter und reparaturanfälliger geworden waren. Einer nach dem anderen drohte seinen Geist aufzugeben. Mit sehenden Augen steuerten alle auf die zu erwartende Katastrophe zu. Als nur noch ein Kessel funktionierte, wurden in Windeseile Eisenbahngleise verlegt und zwei große Dampflokomotiven als Heizkesselersatz herangerollt. Das Krankenhaus war eingehüllt in Kohlenstaub und Ruß bis im Winter 1973/74 kein einziger Kessel mehr Dampf gab. Das größte Bezirkskrankenhaus der DDR stand ohne Heizung da! Als Soforthilfe sollte jeder Mitarbeiter eine Wattejacke bekommen, die Patienten eine zusätzliche Decke und eine halbe Zitrone täglich zur Infektabwehr. Die durchschnittliche Raumtemperatur war auf 14 Grad abgesunken. Unsere kleine Christina, die den Krankenhauskindergarten besuchte, in dem die Kinder mehrmals täglich mit ihrem nackten Popo auf dem Töpfchen sitzen mussten, reagierte mit einer langwierigen, bösen Nierenbeckenentzündung. Es zog mir das Herz zusammen, wenn ich hilflos zusehen musste, wie meine Kleine jammerte und Angst vor jedem Wasserlassen hatte. Doch was bedeutet so ein kleines Elend angesichts der viel größeren Misere des ganzen Krankenhauses? Wenn die Heizung nicht läuft, fließt auch kein warmes Wasser. Die Wäscherei konnte nicht waschen, der OP nicht operieren, viele Instrumente konnten nicht sterilisiert werden. Als die Not am größten war, wurde für sündhaft teures Geld ein transportables Heizwerk ausgeliehen; ausgerechnet aus dem kapitalistischen Westen, woher auch sonst?

In dem 2011 erschienenen Jubiläumsband „800 Jahre St. Georg Leipzig – ein Lesebuch“[3] wurde dieser schwierigen Zeit folgendes Kapitel gewidmet:

„Die Erzeugung von Dampf für die Versorgungszentren des Krankenhauses Küche, Wäscherei und Warmwasserheizung für die Bettenhäuser und die Versorgungsgebäude war eine sehr schwere körperliche Arbeit für alle im Kesselhaus Beschäftigten. Die vier Kessel waren meist der salzreichen und damit minderwertigen

---

3) 800 Jahre St. Georg in Leipzig, Hg. Rolf Haupt, Karsten Güldner, Wolfgang Hartig, Leipziger Universitätsverlag, 2011, S. 313.

Kohle ausgesetzt. Die Braunkohle lagerte zwischen ehemaliger Wäscherei und Kesselhaus auf einem großen freien Platz. Täglich wurden viele Lastkraftwagen Braunkohle ins Krankenhaus angeliefert.

In den Jahren 1973/1974 waren als Folge der schlechten Brennstoffqualität erhebliche Korrosionsschäden an den Kesseln entstanden. Deshalb wurden zwei Dampflokomotiven hinter dem Kesselhaus aufgestellt und die Dampferzeugung für das Krankenhaus durch diese beiden Lokomotiven gesichert. Als auch dieses Provisorium nicht mehr ausreichte, wurde hinter dem Institut für Pathologie an der Nordausfahrt ein kleines Ölheizwerk errichtet und so das Krankenhaus versorgt.

Rohrschäden bis hin zu einem Kesselbrand Ende der 70er und Anfang der 80er Jahre blieben eine dauernde große Gefahr und eine Beschwernis. Aller 14 Tage mussten die Kessel im Kesselhaus per Hand gereinigt und die Asche aus der Aschekammer am Fuße der großen Schornsteine ausgeräumt werden – eine staubige und körperlich schwere Tätigkeit."

Natürlich bestand mein Alltag nicht nur aus diesen materiellen Sorgen. Aber die Beschaffung der notwendigen Dinge des täglichen Bedarfs dominierte das Denken und Handeln. Nicht nur mir ging das so. Verbreitete sich das Gerücht, dass es im Krankenhaus eigenen Laden etwas Besonderes gab, etwa Apfelsinen oder Strumpfhosen oder Waschmittel, ließ jeder die Arbeit stehen und liegen und rannte los. Es war mir damals nicht bewusst, wie viel Kraft und Zeit in die Bewältigung der einfachsten Abläufe investiert werden musste. Ich funktionierte wie eine gut gepflegte Maschine. Ich freute mich, wenn etwas klappte, war ärgerlich oder enttäuscht, suchte nach Ausgleich, fand ihn bei Freunden, in der Natur, in der Musik und in der Vorfreude, vor allem aber im Zusammensein mit unseren Kindern.

Der allerschönste Tag meines Lebens war zweifellos die Geburt unserer Petra. Das Glücksgefühl, das mich ganz und gar erfüllte, kann ich nicht in Worte fassen, es lässt sich mit nichts vergleichen, bis heute. Es ist ein Gefühl, das mich völlig ausgefüllt hatte, so gewaltig, dass ein inneres Beben meinen Körper durchlief, gleichzeitig fühlte ich mich so leicht und rein und hell, als schwebe ich in der Schwerelosigkeit. Kinder zu bekommen, war eine der Selbstverständlichkeiten, die zu meinen Vorstellungen eines erfüllten Lebens gehörten. An das Wie und Wann hatte ich nie ernsthafte Gedanken verschwendet. Ich hatte die Ansicht meiner Mutter verinnerlicht, nach der ein Kind zu jeder Zeit willkommen und immer ein unersetzliches Geschenk ist, gleichgültig wie viel auch Sorgen, Mühen und Einschränkungen damit verbunden sein sollten. Ich war im Krieg geboren. Eine Nachbarin hatte angeblich meiner Mutter Vorwürfe gemacht, weil sie es für unverantwortlich gehalten hatte, ein Kind dieser unsicheren, gefährlichen Welt auszusetzen. Aber meine Mutter hatte mich nicht ausgesetzt. Sie hatte mich behütet und umsorgt wie jedes Kind, ganz gleich in welche Zeit und Gesellschaft hinein es geboren wird.

Die Schwangerschaft war für Volker und mich eine Zeit unbändiger Vorfreude. Wir fühlten stolz eine ganz neue Verantwortung. Nicht, dass ich mich in Watte gepackt oder meine Gewohnheiten umgestellt hätte. Das nicht, aber ich ging plötzlich viel aufmerksamer über die

Straße, nahm auch nicht mehr zwei Stufen gleichzeitig. Ich prüfte alle Risiken in dem Bewusstsein, nun nicht mehr nur für mich selbst zuständig zu sein. Dass ich weiterhin rauchte, ist aus heutiger Sicht unfassbar; damals schien es mir auszureichen, den Zigarettenkonsum einzuschränken.

Ich hatte bis kurz vor der Schwangerschaft als Assistenzärztin auf einer Entbindungsstation gearbeitet, wo ein Arzt vor allem dann tätig wurde, wenn irgendwelche Komplikationen zu erwarten oder eingetroffen waren. Das hatte in mir die Vorstellung entstehen lassen, dass Komplikationen bei der Geburt die Regel seien. So war ich überzeugt, dass auch bei mir irgendein Handicap kommen würde. Mein sehnlichster Wunsch war, dass unser Kind möglichst nur einen unbedeutenden, harmlosen Fehler haben sollte. An die Möglichkeit, ein ganz gesundes Kind zu bekommen, dachte ich gar nicht. Die Geburt verlief genauso wie ich es gelernt hatte. Ich war konzentriert auf die trainierte Atemtechnik, registrierte die Wehen mehr mit medizinischem Sachverstand als mit Schmerzen. Ich fürchtete nur, meine Kraft könne nicht reichen, es könne mich zerreißen. Als ich mein Baby hörte und sah, überkam mich dieses unaussprechliche Glücksgefühl. Aus mir heraus war ein neuer Mensch gekommen! Alles war dran, alles gesund, nicht der kleinste Makel war zu erkennen. Unglaublich! Ich wäre nicht schockiert gewesen, wenn man mir gesagt hätte, dass mein Kind sechs Zehen habe oder zwei zusammen gewachsene Finger. Aber dass man mich fünf Minuten nach diesem himmlischen Ereignis aus meiner Verzückung riss, indem man mir Blutwurstbrot als Vesper servierte, das schockierte mich sehr. Ich empfand es wie eine kalte Dusche, geradezu wie Blasphemie. Wie konnte jemand mit solch Profanem reagieren, während doch vor seinen Augen eben ein Wunder geschehen war!

Übrigens konnte der Vater der neuen Erdenbürgerin erst Stunden später benachrichtigt werden, weil während der Stromspitzenzeiten keine unnötigen Telefonate geführt werden durften. Ein Mann im Kreißsaal war zu dieser Zeit überhaupt nicht denkbar.

Noch eine Kuriosität aus heutiger Sicht sei erwähnt: ich durfte mein Kind erst nach vierundzwanzig Stunden wiedersehen, denn damals ließ man die Neugeborenen so lange hungern, damit sie sich vom Geburtsschock erholen sollten und dann ordentlich saugen konnten. Dass ich diese Trennungszeit relativ leicht überstand und auch nicht auf die Idee kam, mein Töchterchen gebracht zu bekommen, zeigt, wie sehr ich mit den gesellschaftlichen Gepflogenheiten identifiziert war.

Unser zweites Mädchen, unsere Christina, kam ein reichliches Jahr später zur Welt. Meine Freude auf und über dieses neue Kind war nicht geringer, nur die Faszination der Ein- und Erstmaligkeit fehlte. Jetzt hatte ich damit gerechnet, ein gesundes Kind zur Welt zu bringen. Jetzt war ich auf das große Glück vorbereitet. Jetzt wusste ich, dass die Welt nicht stehen blieb, um mein Wunder zu betrachten. Das Leben ging einfach weiter. Wen kümmerte schon mein Glück, wenn ich am Abend todmüde meine schlafenden Engel betrachtete und aus deren Anblick neue Kraft schöpfte! Frieden und Ruhe gingen von den Kindern auf mich über.

Viele Jahre später, als Kinder schon planbar waren und im gesellschaftlichen Diskurs immer öfter vor allem als Wirtschaftsfaktoren betrachtet wurden, kämpfte ich gegen Wut und Traurigkeit an, wenn es hieß, dass Kinder Geld, Karriere, Zeit kosten, aber nötig seien, weil sie die Rente der Alten sichern. Inzwischen hat die Ökonomisierung und Vermarktung leider die meisten Lebensbereiche vereinnahmt. Menschlichkeit ist vor allem zur Privatsache degradiert worden.

Ich wollte liebend gern ein drittes Kind bekommen. Wollte ich wirklich noch ein Kind oder sehnte ich mich nur ein weiteres Mal nach der narzisstischen Befriedigung? Wahrscheinlich spielte beides eine Rolle. Dass ich schließlich auf das Glücksgefühl verzichtete und in die Bitte meines Mannes einwilligte, ein Pflegekind aufzunehmen, wurde zu einer der schwerwiegendsten Entscheidungen meines Lebens. Wie erwähnt, waren Volkers Eltern gestorben, bevor er zehn Jahre alt war. So war er selbst bei Pflegeeltern aufgewachsen und arbeitete jetzt als Heimerzieher mit Kindern, die aus unterschiedlichen Gründen nicht bei ihren Eltern bleiben durften. Seiner Argumentation, schon vorhandenen Kindern ein liebevolles Zuhause zu geben statt noch ein eigenes Kind zu zeugen, hatte ich nicht genügend entgegen zu setzen, zumal ich spürte, wie wichtig es ihm zu sein schien, das zu geben, was er selbst bekommen hatte. Ich verbannte meine Ängste, Zweifel, Enttäuschungen in die hintersten Hirnwindungen, weil ich unfähig war, mein Lebenskonzept aufzugeben. Bezogen auf mein Eheideal bedeutete das, die christlichen, bürgerlichen Gebote zu verwirklichen: einer trage des anderen Last; wo du hingehst, da will auch ich hingehen; ich will dich nicht enttäuschen; ich will dich glücklich machen! Ich liebte doch meinen Mann oder bildete ich mir das nur ein? Ich hatte geheiratet mit dem festen Vorsatz zusammen und für einander einzustehen, in guten wie in schlechten Zeiten. Ich wollte so gern alt werden mit diesem Mann. Ich sah uns beide schon ergraut und gebeugt, aber voller Harmonie und Seligkeit auf der Ruhebank sitzen und den Enkeln beim Spielen zuschauen. Solchen romantischen Sehnsüchten opferte ich meinen klaren Verstand. Denn der sagte mir, wenn ich nicht einwilligte, würde mein Traum zerbrechen, auch der, um meiner selbst willen geliebt zu werden. Das konnte ich mir zu diesem Zeitpunkt nicht eingestehen. Ich musste alle Sorgen in die Zukunft verschieben und die Gegenwart mit Hoffnung füllen. Später schrieb ich an Volker: „...ich verfluche den Tag, der Dich Deine Bitte äußern ließ. Sie hat unsere Liebe zerstört. Ich gehe kaputt. Ich bin nicht mehr die, die ich war. Wohin ist meine Fröhlichkeit, mein Optimismus, meine Lust, andere froh zu machen? Jeder Tag ist eine neue Qual, weil ich zusehen muss, wie unsere Kinder leiden. Wann sehen sie noch ein glückliches Gesicht bei ihrer Mama? Sie kann sich nicht mehr dazu aufraffen, mit ihnen herum zu tollen, Späße zu machen, zu lachen oder zu singen. Sie erleben sie entweder wütend, arbeitend oder betont liebevoll, aber nie ausgelassen, nie mit leichtem Herzen."

Der Junge, Jürgen, kam mit knapp zwölf Jahren aus einem Spezialkinderheim in unsere Familie. Er galt als sozial gefährdet. Sein Vater war nicht bekannt; seiner Mutter war das Sorgerecht entzogen worden. Er war ein hübscher Bursche, körperlich altersgemäß entwickelt, aber in seiner Persönlichkeit völlig unausgeglichen, liebevoll und anhänglich, großspurig und angeberisch, als großer Bruder gegenüber den fünf und sechs Jahre alten Mädchen hilflos, kleinlaut, rivalisierend. Er konnte kaum lesen und rechnen, dennoch kam er in die sechste Klasse.

Er nannte mich Mutti, und ich wollte ihm eine echte Mutter sein. Ich gab mir so viel Mühe ihm zu zeigen, dass er mir genauso wichtig war wie die beiden eigenen Kinder. Aber das stimmte nicht. Wenn ich ihn streichelte oder einen Gute-Nacht-Kuss gab, spürte ich, dass sich in mir etwas sträubte, dass ich unaufrichtig war, weil ich ihn eigentlich nicht hier haben wollte. Ich nahm es ihm übel, dass er mir die Zeit wegnahm, die ich so gern meinen eigenen Kindern geschenkt hätte. Ich litt furchtbar unter dieser Zerrissenheit. Ich sah, dass er mich brauchte. Ich wollte seine Erwartungen so gern erfüllen, aber ich konnte ihn trotz all seiner und meiner Bemühungen nicht lieben. Es ging nicht. Ich versuchte ihm gerecht zu werden, aber er brauchte doch Liebe! Die hatte ich im Übermaß für meine eigenen Kinder, aber eben nicht für diesen fremden Jungen. Das schlimme war, dass ich genau wusste, dass nicht er für mein Leid verantwortlich war, dass er aber ständig Schuldgefühle und Wut in mir hervorrief. Ich fühlte mich schuldig, weil ich meine Kinder vernachlässigte, weil ich den Jungen nicht liebte und war wütend, weil mein Mann mich enttäuschte.

Meine Ehe, die so strahlend begonnen hatte, war mehr oder weniger zur Zweckgemeinschaft verkommen. Jeder rannte seiner Arbeit hinterher. Die Aufgaben im Haus verteilten sich ziemlich gleichmäßig auf beide, denn wir waren moderne Menschen und glaubten, uns von den alten Rollenbildern gelöst zu haben. Wir lebten ein sehr durchschnittliches, braves, bescheidenes Leben der 1970er-Jahre. Wir hatten viele Freunde, viele verwandtschaftliche Beziehungen, waren überall gern gesehen, gingen tanzen, ins Theater, Kino oder Konzert, machten Ausflüge mit dem Fahrrad in die nähere Umgebung. Die kleinen und großen Freuden und Nöte teilten wir mit der Mehrzahl unserer Freunde und Bekannten. Die Wünsche beschränkten sich auf den Augenblick und wenig darüber hinaus. Wir galten als Vorzeigeehepaar und Vorzeigeeltern. An Missständen und politischen Verhältnissen hielten wir uns nicht lange auf. Wir nahmen sie hin, weil wir sie nicht ändern konnten und versuchten damit zurecht zu kommen.

Volker hatte sich gleich zu Beginn unseres Zusammenlebens im Abendgymnasium angemeldet, weil ihn sein Beruf als Dreher in keiner Hinsicht befriedigte. Er wollte Psychologie oder Pädagogik studieren und bereitete sich darauf vor. Ab 1972 führten wir wieder eine Wochenendbeziehung, denn Volker ging für drei Jahre zum Studium nach Altenburg. Heute wäre die Entfernung von vierzig Kilometern kaum der Rede wert. Doch damals, ohne Auto, erforderte der Weg mehrere Stunden. Ich beklagte mich nicht darüber, dass nun die Hauptlast des familiären Wohls auf meinen Schultern lag. Gern unterstützte ich die berufliche Entwicklung meines Mannes. Mein Ziel war, die Wochenenden, die damals am späten Samstagmittag begannen, zu kleinen familiären Festen werden zu lassen, die für alle Entbehrung und Plage entschädigen sollten. So rackerte ich mich ab. Morgens lief ich mit den Kindern die etwa zwei Kilometer zum Kindergarten, fuhr dann mit der Straßenbahn an das andere Ende der Stadt, weil ich nur dort die Fachabteilungen durchlaufen konnte, die ich für die Facharztausbildung brauchte. Am Abend ging der gleiche Weg in umgekehrter Richtung zurück. In den dazwischenliegenden Stunden erholte ich mich bei der beruflichen Arbeit von der Anstrengung, die die Kinder mir abverlangten, und mit den Kindern sammelte ich neue Kraft für den Klinikalltag. Gern denke ich an diese eigentlich hektischen Wege zurück. Da gab es nichts zu organisieren und nichts zu entscheiden. Ich konnte mich auf den Augenblick konzentrieren, den entweder die Kinder oder die Straßenbahn bestimmten. Die Kinder hielten mich auf Trab. Sie plapperten und fragten und jammerten und forderten, alles, was ihnen gerade wichtig war. Jeder Weg wurde ein kleines Abenteuer, bei dem gesungen, Geschichten und Gedichte erzählt wurden, nach Kinderart alles neugierig beobachtet und gesammelt wurde. Und ich hatte meine Freude daran, auch wenn ich mich manchmal kaum noch auf den Beinen halten konnte. Es war doch ein großes Vergnügen zu erleben, wie die Kinder sich entwickelten, wie sie sich ihre Welt eroberten, wie sie ihre Mutter zwangen, sich auch mit Kinderaugen umzuschauen. Welche Mutter kennt nicht die unendlichen „Warum"-Fragen oder die Sätze, die alle mit „Mami" beginnen oder die tausend unaufschiebbaren Bedürfnisse, die sich in jedem Moment ergeben. Ich verbrachte zwar wenig Zeit mit meinen Kindern, aber die dafür sehr intensiv. Ich konnte immer erst Luft holen, wenn ich meine geliebten Plagegeister abgegeben hatte, an den Kindergarten oder an die Nachtruhe.

Der Weg mit der Straßenbahn gehörte mir allein. Es war meine Verschnauf- und Umstellungszeit.

Später begriff ich, dass diese sogenannte Doppelbelastung auch einen nicht zu unterschätzenden Vorteil mit sich brachte. Mütter, die von früh bis abends den Kindern zur Verfügung stehen müssen, können dies unmöglich mit ständigem Vergnügen tun. Kleine Kinder kennen doch kein Maß, keine Grenzen. Wenn sie ihre überschreiten, finden sie selbstverständlich Trost und Schutz und alles, was sie brauchen, bei ihrer Mama. Wo nehmen diese Mütter die Kraft und Geduld her, die kleine Kinder brauchen? Ständig!

Meine größte Belastung in diesen Jahren lag wirklich in der Beschaffung all der notwendigen Kleinigkeiten. Nie wusste man, wann und wo und ob man das bekam, was man brauchte. Ob Kartoffeln oder Zucker, saure Gurken oder Fisch, Kinderkleidung oder Tausalz, Haargummi oder Sicherheitsnadeln, immer war man in Habachthaltung, stand stundenlang in der Schlange, lief x-mal wegen der gleichen Sache. Später, als der Junge dazu kam und die Mädchen sich mit dem Größerwerden auch nicht mehr so leicht führen ließen, wurde die Palette der Anforderungen immer komplizierter.

Unglücklicherweise wurde Volker kurze Zeit nachdem wir Jürgen in unsere Familie aufgenommen hatten, zu einem sechsmonatigen Grundwehrdienst eingezogen. Es führte kein Weg daran vorbei. Alle Gesuche, Anträge und Bitten blieben erfolglos. Obwohl die Kaserne in unmittelbarer Nachbarschaft unserer Wohnung lag, durfte der Soldat Volker die ersten sechs Wochen die Kaserne nicht verlassen, danach gab es ein bis zwei Abende in der Woche, an denen er für kurze Stunden nach Haus kommen konnte. Wenn ein Sinn in solchen Anordnungen zu erkennen gewesen wäre, hätten wir die Einschränkungen vielleicht leichter hingenommen. Aber es war kein Sinn zu erkennen. Es war Willkür und Schikane. Noch heute fühle ich die ohnmächtige Wut, als ich mit den drei Kindern zur vorgegebenen Besuchszeit vor dem Kasernentor wartete, um eingelassen zu werden. Ohne Begründung oder gar Entschuldigung stand ich mit den anderen Wartenden mehrere Stunden im kalten Novemberregen. Volker war doch in keinem Straflager, sondern war zum *Ehrendienst in der Nationalen Volksarmee* herangezogen worden!

Von einer mehrwöchigen Übung schrieb er mir einen Brief:

„Wenn ich nicht alles selbst erlebt hätte, würde ich es nicht glauben. Bis zum Wecken um zwei Uhr dreißig versuchten wir in der Wattekombination auf dem blanken Fußboden zu schlafen. Um drei Uhr gab es eine Konserve als Frühstück, aber nichts zu trinken. Anschließend marschierten wir im Gleichschritt auf vereisten Wegen, standen zwei Stunden auf einem Übungsplatz bis der Appell abgehalten und wir über die Vorschriften belehrt worden waren. Die Bahnverladung der Fahrzeuge begann neun Uhr dreißig, gegen dreizehn Uhr setzte sich der Zug in Bewegung. Die Mannschaftswagen glichen einer Katastrophe. Sechs Soldaten mussten sich jeweils vier Pritschen teilen. Jede Pritsche war vierzig cm breit. Nach drei Tagen waren wir am Ziel. Zu essen gab es weiterhin Konserven, allerdings auch einmal Tee. Waschmöglichkeiten fehlten ganz. Ich erntete nur Kopfschütteln als ich nach einer Möglichkeit zum Händewaschen fragte. In einer Art Verkaufsstelle haben wir Kompott gekauft, um wenigstens etwas Saft zu haben. Jetzt sitzen wir rum und harren der Dinge, die uns erwarten..... Ein Tanzsaal wurde mit Strohsäcken für achtzig Soldaten bestückt. Waschräume gibt es nicht, nur Kesselwagen mit kaltem Wasser. Aller zehn Tage gehen wir in einen Betrieb zum Duschen. Das Essen ist schlecht. Wir haben ständig Hunger. Es wird viel Alkohol getrunken."

Wieder einmal fühlte ich mich allein gelassen in der Verantwortung um Kinder und Heim. Volker tat, was er konnte. So oft es möglich war, schlich er sich auch heimlich aus der Kaserne und kam für eine oder zwei Stunden nach Haus. Die Kinder entbehrten ihn ja mindestens ebenso wie ich. Ich sehe Christina noch vor mir, die ganz hingerissen ihre Nase in den nach Schweiß und Rauch stinkenden Uniformmantel ihres Vaters steckte und schwärmte: „Das riecht so gut nach Papi!" Ich dagegen konnte diese verhasste Montur nicht schnell genug auf den Balkon hängen.

Der Familienalltag begann gegen siebzehn Uhr, wenn ich vom Dienst nach Hause kam. Petra und Christina waren bis dahin im Schulhort, wo sie auch ihre Hausaufgaben erledigten. Oft genug spielten sie anschließend mit ihren Freundinnen in der Nachbarschaft. Wenn die Kirchenglocken um achtzehn Uhr läuteten, trabten sie nach Haus. Das war ehernes Gesetz. Danach kam der Abendtrubel mit Waschen, Essen, Ranzen packen und natürlich viel Erzählen, Singen, Streiten, Schimpfen, Loben, Ermahnen, Wünschen, Versprechen und allem, was dazu gehört, wenn vier oder fünf Leute nach einem ereignisreichen Tag wieder aufeinandertreffen.

Jürgen übernahm schon manche Pflichten, die mich entlasteten. Für ihn, der schon die sechste Klasse besuchte, gab es keine Hausaufgabenbetreuung. Das war meine Abendbeschäftigung, wenn die Mädchen im Bett waren. Ich muss noch heute stöhnen, wenn ich an diese Prozeduren denke. Grundrechenarten und kleines Einmal eins pauken, Grammatik- und Rechtschreibregeln jeden Tag neu erklären, Vokabeln lernen. Der Junge hatte ein total verkorkstes Wissen, konnte kaum lesen und schreiben, wusste aber vom Leben eine Menge. Zum Glück gab er sich Mühe, so dass wir beide auch Erfolgserlebnisse hatten.

Wenn er im Bett war, ging mein Feierabend los, es sei denn, ich hatte mir noch Arbeit mitgebracht. Da auch meine Facharztprüfung in diese Zeit fiel, saß ich oft genug bis Mitternacht über meinen Büchern. Feierabend bedeutete eigentlich vor dem Fernseher einschlafen. Das habe ich bis heute beibehalten.

Berufliche Situation

Ich hatte das große Los gezogen, als ich meinem Wunsch entsprechend meine Facharztausbildung am Bezirkskrankenhaus St. Georg in Leipzig fortsetzen durfte. Das „Georg", wie es von den meisten Leipzigern genannt wurde, war eines der größten Krankenhäuser der DDR, enthielt alle Fachabteilungen, eine große Poliklinik, eigene Prosektur, Apotheke, Bibliothek, Schwesternschule, Zentrale Blutbank, Kindergarten und Kinderkrippe und es war Akademisches Lehrkrankenhaus der Karl-Marx-Universität. Außerdem lag es in der Nähe unserer Wohnung, was auch von nicht zu unterschätzendem Vorteil war.

Das St. Georg, wie ich es kannte, war 1913 im Pavillonstil in einer weiträumigen Parklandschaft errichtet bzw. in Betrieb genommen worden. Ursprünglich war eine Erweiterung von etwa sechshundert auf eintausendsechshundert Betten geplant gewesen, die allerdings durch den Ersten Weltkrieg rasch gestoppt worden war. In den folgenden fünfzig Jahre musste das Haus von der Substanz zehren. Es kamen immer mehr Patienten, Neues wurde kaum gebaut. Das einst moderne Badehaus wurde zur Röntgenabteilung umfunktioniert; es wurde immer enger und immer provisorischer. Die eigens für die Mitarbeiter gebaute Rollschuhbahn wurde aus Kostengründen eingestellt. Trotzdem war in der Gesamtanlage noch die großzügige und fortschrittliche Planung zu erkennen. Insgesamt blickte das St. Georg auf eine fast achthundertjährige Tradition zurück, in der es für die Leipziger Kranken- und Siechenversorgung eine nicht wegzudenkende Instanz darstellte.

Ich trat meinen Dienst auf der Männerstation der Neurologischen Klinik an und war zunächst als Stationsärztin für fünfunddreißig Patienten zuständig. Später übernahm ich noch eine psychosomatische Station, die es bis dahin noch nicht gegeben hatte. Mein Chef war Dr. Klaus Stössel, ein versierter Arzt, Internist, Neurologe und Psychiater, der die Neurologie in Leipzig erst als eigenständiges Fachgebiet aus der Inneren Medizin gelöst hatte. Ihm habe ich eine solide fachliche und menschliche Ausbildung zu verdanken. Die Ausbildung in Psychiatrie erhielt ich bei Prof. Dr. Bernhard Schwarz am Bezirkskrankenhaus Leipzig-Dösen und in Kindern-europsychiatrie an der Universitätsklinik bei Dr. Heinz Gebelt in der Riemannstraße. Um auch die Nachbardisziplinen meines Fachgebietes kennen zu lernen, hospitierte ich jeweils für einige Wochen in der Klinik für Neurochirurgie, Orthopädie, Augenheilkunde und Hals-Nasen-Ohren. Das waren äußerst nützliche, lehrreiche Praktika.

Geprägt durch die Erlebnisse während meiner Erkrankung und die Einblicke in die verschiedenen Fachrichtungen während des Studiums, hatte ich mich mit Neugier und Begeisterung für die Neurologie entschieden, die damals noch nicht von der Psychiatrie getrennt war. Neurologie hielt ich für besonders reizvoll, weil es mir schien, als ergeben sich die Diagnosen als logische Konsequenz aus den Symptomen in Zusammenhang mit Anatomie und Physiologie wie von selbst. Natürlich gab es auch in diesem Fach viele ungelöste Fragen, aber das Diagnostizieren erinnerte mich an die Suche nach Lösungen beim Kreuzworträtsel oder einem Rösselsprung. Heute steht ja vor jeder Diagnose der Blick in den Computer, auf die instrumentellen Untersuchungsergebnisse und die Algorithmen, ehe auch dem Patienten etwas Aufmerksamkeit geschenkt wird. Ich habe noch die ausführliche Befragung und die gründliche allgemein klinische Untersuchung als Grundlage allen ärztlichen Handelns gelernt und halte beides bis heute für unverzichtbar. Allein die Beziehung, die während dieser Arbeit entstand, legte oft einen wertvollen Grundstein für jede weitere diagnostische und therapeutische Maßnahme. Ich lernte nämlich den Patienten kennen mit seinen Reaktionen, seinen Denkmustern, Ängsten, Sorgen und Hoffnungen. Das alles konnte und musste ich in alle weiteren Überlegungen einbeziehen. Zur intensiven neurologischen und psychischen Untersuchung kam die Spiegelung des Augenhintergrundes, natürlich Röntgenbilder und Laborbefunde. Auch die Beurteilung des Liquors, die Elektroenzephalografie und gegebenenfalls die Ableitung von Muskelpotentialen wurden bald zur Routine, aber die differenzierten Aussagen der instrumentellen Messungen steckten noch in den Kinderschuhen. Im Bedarfsfall konnten Spezialuntersuchungen der Hirngefäße oder des Rückenmarks in der Neurochirurgie durchgeführt werden. Das erste Ultraschallgerät zur Messung der Mittellinienverschiebung bei raumfordernden Prozessen im Kopf kam erst Anfang der 1970er-Jahre zum Einsatz. Wenn ich mich richtig erinnere, gab es in ganz Leipzig Anfang der 1980er-Jahre einen einzigen Computertomografen. Nun, was ich nicht kannte, vermisste ich auch nicht. Erst als ich über die Fortschritte in der Fachliteratur las, ahnte ich zunehmend, worauf unsere Patienten verzichten mussten. In der Krankenhausbibliothek gab es jeweils ein Exemplar der wichtigsten Fachzeitschriften aus dem Westen, so dass ich mich mit einigen Wochen Verspätung einigermaßen auf dem neuesten Stand fühlte, jedenfalls theoretisch. Die Diskrepanzen zwischen Theorie und Praxis und die Schere zwischen Wissenstand und Anwendung klaffte immer weiter auseinander. Die politisch begründeten Absurditäten wurden krasser und aufreibender. Wenn ich ein Medikament verordnen wollte, das es nur im sogenannten *nicht sozialistischen Wirtschaftsraum* gab, so musste ich beim Ärztlichen Direktor eine Genehmigung einholen, um mich an den Bezirksarzt wenden zu dürfen mit der Bitte, er möge beim Auswärtigen Amt in Berlin einen Antrag stellen, dieses Medikament importieren zu lassen. Wenn alles reibungslos ging, hatte der Patient eine Chance.

Ich erinnere mich an eine Komplikation, die eintrat als ein unverzichtbares Medikament nicht mehr importiert werden durfte, weil es neuerdings in einem *sozialistischen Bruderland* hergestellt wurde. Der Wirkstoff war zweifellos identisch, trotzdem kam es zu verheerenden Allergien, nicht lebensbedrohend, aber quälend. Trotz dieser schwerwiegenden Nebenwirkungen musste die Charge aufgebraucht werden!

Unvergessen ist mir auch das Schicksal eines jungen Mannes, der an einer Gefäßmissbildung im Kopf litt, die zu einer Blutung geführt hatte. Um das Risiko einer erneuten lebensbedrohenden Blutung zu minimieren, hätte das erkrankte Gefäß operativ abgedichtet werden müssen. Diese Operation war damals in der Schweiz schon wiederholt erfolgreich ausgeführt worden. Deshalb wendete ich mich in der geschilderten Weise an die politischen Entscheidungsträger mit der Bitte, dem Patienten eine Operation in der Schweiz zu ermöglichen. Nach zwei Jahren wurde das Genehmigungsverfahren durch den Tod des jungen Mannes beendet. Immerhin hatte ein Neurochirurg aus Dresden nach Zürich reisen dürfen, um die Operation zu erlernen.

Solche Fälle bestimmten nicht den Alltag, aber sie belasteten mich sehr. Hilflosigkeit ist immer schwer zu ertragen, aber wenn nur bürokratische oder machtpolitische Hindernisse der Hilfe im Weg stehen, wachsen Wut und Verzweiflung.

Meine Patienten – meine Lehrer

Jeder Arzt oder Helfer kennt Situationen, die ihn mit der eigenen Ohnmacht konfrontieren. Ich erlebte dies oft genug, am belastendsten, wenn ich mich mit den Patienten identifizierte. So muss ich immer wieder an jene Nacht denken, in der ich den Tod einer Patientin feststellen sollte, die ich seit einiger Zeit auf meiner Station behandelte. Die Verzweiflung und Ohnmacht, die ich damals erlebte, ist mir noch ganz gegenwärtig. Ich fühlte mich dieser Frau so nahe, nicht nur, weil wir beide im gleichen Alter waren, wir hatten auch beide zwei kleine Töchter und waren uns sympathisch. Die Patientin war an einer besonders bösartig verlaufenden Entzündung des Nervensystems erkrankt, für die es auch heute noch keine sichere Heilung gibt. Üblicherweise war mit einem jahrelangen Verlauf zu rechnen, in dem es auf- und abwärts ging, während der aber alle Betroffenen Zeit hatten, sich in das Schicksal zu fügen.

Ich war von der Nachtschwester gerufen worden, als der Tod schon unabwendbar war. Die Szene steht noch in allen Einzelheiten vor meinem inneren Auge, so als habe sie sich gestern zugetragen. Ich sehe mich noch immer hilflos mit Stethoskop und allen offenen Sinnen nach irgendeinem Lebenszeichen suchen. Mein Wunsch, die Patientin am Leben zu erhalten, obwohl der Tod schon eingetreten war, lähmte mein gesundes Urteilsvermögen, ja, er gaukelte mir einen leisen Atemzug vor, dann wieder einen eben vernehmbaren Herzschlag oder doch noch eine schwache Pupillenreaktion. Ich wollte es einfach nicht wahrhaben, dass meine ärztliche Kunst am Ende war. Es dauerte Stunden, ehe mir bewusst wurde, dass nicht ich es war, die über Leben und Tod zu entscheiden hatte, trotz aller guter Voraussetzungen, Bemühungen und Wünsche. Erst mit dieser Einsicht wurde ich ruhiger und konnte den Totenschein ausstellen.

Diese Nacht hatte mich in meiner ärztlichen und persönlichen Entwicklung einen wichtigen Schritt vorangebracht. Ich hatte erlitten und endlich akzeptiert, dass meine Macht und Verantwortung begrenzt sind, ganz unabhängig von meinen Anstrengungen, meinem Wollen, meinen Wünschen. Diese Erkenntnis erleichterte mir mein zukünftiges Tun, sie entlastete mich, weil sie meine Bedeutung relativierte. Ich konnte mich besser als der fehlbare Mensch wahrnehmen, der ich war. Mir wurden noch viele schwierige Lehrstunden zuteil, Situationen, die aus keinem Lehrbuch gelernt werden können, die aber unerlässlich sind, um den ärztlichen Aufgaben gewachsen zu sein.

Wie oft hatte ich mich in meinen Beurteilungen geirrt! Aber wieder musste mir ein Patient die Lehre erteilen, durch die ich lernte, mit meinen Urteilen zurückhaltender und verantwortlicher umzugehen. Dieser Patient hatte nicht nur mir schon manchen Ärger bereitet. Ich hielt ihn für wehleidig, stets am Jammern und Klagen, undankbar, fordernd, widersprüchlich, eigensinnig, unzuverlässig. Gegen jeden Rat blieb er ständig im Bett liegen. Eines Tages hatte ich ihn mit Engelszungen überredet, sich doch etwas mehr zu bewegen, einmal ein paar Schritte zu gehen. Schließlich war er meinem Drängen gefolgt und nach wenigen Minuten tot umgefallen. Ich kann mich nicht erinnern, woran er gestorben war, aber die Frage, ob und welche Schuld ich an seinem Tod trug, hat mich sehr lange verfolgt.

Ein anderer Patient hatte mich angefleht, ihm doch die Wahrheit über seine Erkrankung zu sagen, was damals nicht üblich war. Ich hatte mich erstmals über die allgemein gültige Regel hinweggesetzt und meine Verantwortung mit dem Patienten geteilt, ihm also die Diagnose seines unheilbaren Hirntumors in voller Ehrlichkeit zugemutet, ihm aber ausdrücklich nicht alle Hoffnung genommen. Er schien gefasst, verabschiedete sich und stürzte sich am gleichen Tag von einer Brücke in den Tod. Mein Mut, neue Wege zu gehen, hatte einen schweren Dämpfer erhalten. Ich verteidigte wieder die geltende Ansicht, die Kranken zu schonen, indem ihnen gefährliche Diagnosen verheimlicht wurden, ich sprach sogar Unwahrheiten aus, um Sicherheit oder Hoffnung vorzugaukeln. Es war damals ein ungeschriebenes Gesetz, dass den Patienten sogar ganz harmlose Befunde, wie Gewicht oder Körpertemperatur oder Blutdruck nicht mitgeteilt werden durften, wenn der behandelnde Arzt nicht sein ausdrückliches Einverständnis gegeben hatte. Die Patienten sollten sich nicht beunruhigen oder belasten. Sie sollten sich vertrauensvoll dem ärztlichen Können überlassen und all ihre Kräfte dem Genesungsprozess widmen. In der Regel wurden die Angehörigen ins Vertrauen gezogen. Ihnen wurde auch die schlechteste Prognose zugemutet. Sie sollten Verbündete des Arztes sein zum Wohle der Patienten. Welche Veränderung hat doch die Beziehung zwischen Arzt und Patient in den letzten fünfzig Jahren erfahren!

Es ist leicht, heute über die geschilderte Einstellung zu spotten oder sie zu verurteilen. Wenig differenziert wurden einst die *Götter in Weiß* auf einen Sockel gehoben, auf den die meisten nicht gehörten und später von dort heruntergestürzt. Ja, die Arzt-Patienten-Beziehung basierte auf einer patriarchalen, autoritären Haltung, die nicht verteidigt werden soll. Aber das Vertrauen zwischen Arzt und Patienten war ein Heilfaktor, der heute stark erschüttert, wenn nicht gänzlich verloren gegangen ist, weil er in keinen Leitlinien auftaucht und auch in keinem Abrechnungssystem. Heute wird Aufklärung und fruchtbare Zusammenarbeit zwischen Patient und Arzt nicht selten mit rücksichtsloser Konfrontation und angeblich partnerschaftlichem Geschäftsgebaren verwechselt. Ein leidender Mensch ist aber kein gleichwertiger Partner, schon gar kein Geschäftspartner. Der Kranke sucht Hilfe, er braucht sie, er schreit danach. Er ist gefangen in seinem Leid, seiner Angst und abhängig von der Hilfe. Deshalb ist er nie frei in seinen Entscheidungen. Oft fehlt ihm sogar die Kraft dafür. Heute müssen Ärzte sich von Leitlinien und Algorithmen führen lassen, müssen ständig auf juristische Absicherung achten und haben den ökonomischen Druck im Nacken. Oft genug geraten dabei die individuellen Gegebenheiten in den Hintergrund zum Nachteil des Patienten oder des Arztes oder beider.

Patienten werden mit Prognosen belastet, die sehr wahrscheinlich sind, aber für den Einzelfall keineswegs sicher. Mir selbst hatte Ende der 1990er-Jahre ein Oberarzt einer Universitätsklinik prophezeit, dass ich in spätestens fünf Monaten blind sein würde. Er hatte nicht von der Möglichkeit der Erblindung gesprochen, sondern sie als unvermeidbare Tatsache geschildert. Das liegt nun achtzehn Jahre zurück. Natürlich habe ich mich bei diesem Arzt nicht beschwert. Ich habe jeden Tag gepriesen, an dem es hell wurde und ich sehen konnte. Ich war nur glücklich über die falsche Prognose! Wahrscheinlich hatte dieser Arzt keine Ahnung von dem, was er angerichtet hatte, von der Angst, die ich durchlitt, von den Träumen, in denen ich nur noch tastend durch die Wohnung ging, in denen der Blick in den Spiegel nicht mich, sondern ein schwarzes Loch zeigte, in denen ich nicht einmal fähig war, meinen Abfall zu entsorgen, von den vielen bangen Fragen, die ich an die Zukunft richtete, ganz zu schweigen.

In jüngster Zeit wurde ich unfreiwillig Zeuge eines Gesprächs auf einer Intensivstation. Ein Patient litt offenbar unter unerträglichen Bauchschmerzen. Wegen einer akuten Magenblutung war er bereits operiert worden. Jetzt war eine erneute Blutung als Ursache der Schmerzen angenommen worden. Zwei Ärzte redeten auf den Kranken ein, drängten ihn, dass er sich entscheiden müsse, ob sie ihn noch einmal operieren sollten oder nicht. Die Operation sei die einzige Chance, ihr Ausgang jedoch völlig ungewiss. Was wird da von einem Menschen verlangt? Ist denn jemand in einer solchen Situation entscheidungsfähig? Die einzige Entscheidung, die ein Mensch in einer so qualvollen Lage treffen kann, ist allem zuzustimmen, was das Ende seiner Qual verspricht.

Freilich gab es auch amüsante Lehrstücke, die Patienten mir erteilten. So hatte ich einen mir unbekannten Patienten nach einer Narkose zu beaufsichtigen. Da ich nicht ernsthafter gefordert wurde, ging ich auf sein wirres Kauderwelsch ein und provozierte ihn mit nicht ganz angemessenen, schon gar nicht ernst gemeinten Fragen und Kommentaren. Wenn er so ein toller Hecht sei wie er behaupte, könne er mir ja einmal einen frischen Fisch angeln! Ich sah den Patienten nie wieder. Aber nach etlichen Wochen fand ich vor unserem Haus ein in Zeitungspapier gewickeltes Paket mit zwei frisch gefangenen

Karpfen und einem Gruß, der sich auf das Narkose-Geplänkel bezog. Ich war sprachlos. Ich schämte mich und war gerührt. Nie wieder vergaß ich zu bedenken, dass Äußerungen und Wahrnehmungen bei Menschen zwei sehr verschiedene Dinge sind. Wer sich nicht äußert, muss nicht auch zwangsläufig nichts wahrnehmen.

Eine Anmerkung sei noch zwei beispielhaften Lehrmeistern gewidmet, die mich zeitlebens bei der Einschätzung von Prognosen leiteten. Ich sollte einen Patienten nach einem schweren Schädel-Hirn-Trauma begutachten. Er litt an einem apallischen Syndrom, nach heutigem Sprachgebrauch lag er also im Wachkoma. Der Unfall lag schon einige Monate zurück. Im Unfallbericht war ein erheblicher Verlust von Hirnsubstanz beschrieben worden. Jetzt bestand ein doppelt faustgroßer Defekt an der rechten Schädelhälfte. Es handelte sich um ein einfaches Rentengutachten, so dass ich ohne Bedenken dauernde Erwerbsunfähigkeit bescheinigen konnte. Eine erneute Begutachtung hielt ich nicht für erforderlich, da ein Wiedererlangen von Arbeitsfähigkeit, auch in nur geringem Umfang, ausgeschlossen erschien. Nach einigen Jahren wurde jedoch eine erneute gutachterliche Stellungnahme angefordert. Ich revoltierte innerlich gegen den Auftrag und vermutete eine der typischen bürokratischen Vorgänge. Um Ärger zu vermeiden, machte ich Dienst nach Vorschrift und bestellte den Patienten zur stationären Begutachtung ein. Zum Aufnahmetag kam der Patient ohne Begleitung, auf seinen eigenen zwei Beinen gelaufen, mit einem Köfferchen in der Hand, bewegte sich wie ein Roboter und sprach auch so. Ich konnte nicht glauben, was ich sah und hörte. Niemals wieder hatte ich an diesen Patienten gedacht. Er war damals aus irgendeinem Pflegeheim gekommen und nach der Begutachtung zurückverlegt worden. Jetzt stand er leibhaftig vor mir, begrüßte mich und tat, als sei es der normalste Vorgang, dass seine Erwerbsfähigkeit überprüft werden sollte. Es stellte sich heraus, dass er nicht nur die Station und mich wiedererkannte, sondern auch wusste, in welchem Bett er gelegen hatte. An die Zeit vor dem Unfall fehlte die Erinnerung fast völlig. Jetzt war er in jeder Hinsicht ausreichend orientiert, hatte ein einfaches Wissen über das aktuelle Zeitgeschehen, kannte die wichtigsten Politiker, Einkaufspreise und Verkehrsmittel der Stadt. Mit jedem Satz setzte er mich in Erstaunen, zumal seine mechanisch wirkenden, abgehackten Bewegungen sehr befremdeten. Auch die Sprache erinnerte eher an einen Roboter als an eine menschliche Stimme. Es war kaum zu glauben, dass er selbstständig in einer eigenen Wohnung lebte und nur wenig Unterstützung brauchte. Erwerbsfähigkeit bestand allerdings nicht. Über sein weiteres Schicksal habe ich keine Kenntnisse.

Das zweite Beispiel gab mir ein etwa sechzigjähriger Patient, der in bewusstlosem Zustand eingewiesen wurde und trotz aller therapeutischer Bemühungen nicht ansprechbar wurde. Die Ursache seines Krankheitsgeschehens blieb unklar. Wir vermuteten eine Durchblutungsstörung des Gehirns. Der Sohn des Patienten arbeitete als Facharzt für Intensivmedizin im gleichen Krankenhaus und war selbstverständlich an allen diagnostischen und therapeutischen Maßnahmen beteiligt. Als alle ärztliche Kunst nach Wochen keinerlei Erfolg zeigte, der Patient zwar selbständig atmete, aber sonst nur durch Intensivtherapie am Leben erhalten wurde, kamen sein Sohn und ich zu der Entscheidung, die Therapie abzubrechen, lediglich die lebensnotwendigen Maßnahmen wie Flüssigkeits- und Energiezufuhr aufrecht zu erhalten. Wir hatten diese Entscheidung nicht allein getroffen, sondern in der zuständigen Ärztekommission erörtert. Schon wenige Tage später schien sich der Zustand zu verbessern, ganz allmählich erlangte der Patient das Bewusstsein zurück. Wir standen alle verständnislos vor diesem Rätsel. Es war wie ein Wunder, das sich vor unseren Augen abspielte. Wir hatten ebenso wenig von der Genesung verstanden wie von der Ursache des Krankheitsbildes. Um es kurz zu machen, der Patient erholte sich so gut, dass er entlassen werden konnte. Alle Nachuntersuchungen hatten die vielen offenen Fragen nicht beantworten können. Nach etwa einem halben Jahr besuchte uns der Patient und teilte mit, dass er wieder stundenweise in seiner zahnärztlichen Praxis tätig sei, Auto fahre und sich gesund fühle. Er übte seinen Beruf noch zwei Jahre aus und starb dann plötzlich an einem Herzinfarkt.

Wie schnell Ärzte und mit ihnen alle Helfer auch über die Maßen und ungerechtfertigt bewundert, verehrt und mit Dank überschüttet werden, ist nichts Neues. Mir ist ein alter Herr im Gedächtnis geblieben, der sich wegen seiner Gangstörungen schon lange plagte und verschiedene Ärzte aufgesucht hatte. Er war ein alter kommunistischer Parteigenosse, der wenig Hehl aus seiner großen Enttäuschung über die politische Entwicklung in der Sowjetunion und in der DDR machte. Er war inzwischen fast völlig gehunfähig und sehr verzweifelt. In der Krankenakte las ich den Verdacht auf einen Zusammenhang zwischen seiner Verzweiflung und seiner Gangstörung im Sinne einer depressiven Antriebsminderung. Die neurologische Untersuchung ergab jedoch zweifelsfrei die Symptome einer Funikulären Spinalerkrankung, die durch Vitamin B 12-Mangel entstanden sein konnte. Bereits nach wenigen Spritzen spürte der Patient Besserung und konnte bald wieder laufen. Seine überschwängliche Dankbarkeit war mir fast peinlich, hatte ich doch wenig geleistet, aber so viel bewirkt! Obwohl ich ihm die Zusammenhänge erklärte, ließ er sich nicht davon abbringen, mich als seinen Lebensretter zu betrachten.

Ökonomie im sozialistischen Gesundheitswesen

In meinem beruflichen Alltag spielte Geld – so wie ich es mir gewünscht hatte – tatsächlich keine Rolle, jedenfalls oberflächlich betrachtet. Ich konnte meine Behandlungsgrundsätze stets vom Wohl des Patienten her bedenken, so wie das meinem ärztlichen Selbstverständnis entsprach. Die Gegebenheiten setzten Grenzen. Dafür machte ich das politische System verantwortlich – natürlich nicht öffentlich. Nicht, weil du arm bist, musst du früher sterben, sondern, weil du in der sozialistischen Misswirtschaft lebst. Eigenartigerweise konnte ich mit dieser Tatsache ohne besonderen Groll leben. Ich saß ja mit den Patienten im gleichen Boot. Sie standen mir nicht als Geschäftspartner gegenüber. Jeder Mangel und jede Unzulänglichkeit und Ungereimtheit betraf uns beide, treffender gesagt, es betraf alle. Außerdem waren alle an Mängel gewöhnt. Deshalb war auch die Gefahr gering, dass leichtfertig Ressourcen verschleudert wurden. Jeder war froh über das, was er hatte und verwendete es sorgsam. Mir wäre überhaupt nicht in den Sinn gekommen, einen Wirtschaftlichkeitsfaktor in meine Überlegungen einzubeziehen. Niemals musste ich mich mit der Frage auseinander setzen, ob meine Arbeit eine Rendite einbringt. Der Nutzen wurde am Heilungsverlauf gemessen, somit am Befinden des Patienten, natürlich auch daran, wie schnell er dem Arbeitsprozess wieder zur Verfügung stand. Sparsamkeit und verantwortungsvoller, pfleglicher Umgang mit allen Materialien und Ressourcen waren für mich eine Selbstverständlichkeit. Darüber musste ich nicht nachdenken. Allerdings trieb der Mangel in der Planwirtschaft oder der Plan in der Mangelwirtschaft auch manch kuriose Blüten. Gab es beispielsweise keine Schnur oder kein Klebeband, so wurden Mullbinden und Pflaster zum Verschnüren von Paketen verwendet. Teures Röntgenpapier diente als Schmierzettel, Gipsbinden eigneten sich für mancherlei Reparaturen. Zweckentfremdete Benutzung galt eher als clever und einfallsreich, kaum als Fehler, schließlich wurde so der Laden am Laufen gehalten.

Eine Episode sei hier eingefügt, die die Zusammenhänge zwischen Plan und Wirtschaft in der Praxis verstehen hilft: Ich arbeitete nebenamtlich als Heimärztin in einem Kinderheim und hatte, weil Not am Mann war, in meinem Krankenhaus zwei ausrangierte Bettgestelle für die Krankenstation des Heims organisiert. Irgendeine gute Seele hatte die Betten ins Heim gefahren und dort abgestellt. Ausgerechnet in diesem Augenblick war der Heimleiter in seinem Revier unterwegs auf der Suche nach Altmetall, denn er musste, wie jeder Betriebsleiter, einen Schrottplan erfüllen. Er bekam Jahr für Jahr eine Auflage, nach der er eine festgelegte Menge Alteisen und Buntmetall abliefern musste. Wo er die hernahm, war freilich sein Problem. Zu seiner Überraschung sah er die zwei Eisenbettgestelle stehen, auf die die Heimschwester sehnlichst wartete. Da oft die linke Hand nicht weiß, was die rechte tut, ließ er hocherfreut die beiden Betten als Schrott abtransportieren. Damit war sein Schrottplan fast erfüllt, nur die Krankenstation hatte weiterhin keine Betten.

Auch die Vorstellung, leistungsabhängig bezahlt zu werden, war mir völlig fremd, jedenfalls in den ersten Jahren. Ich bekam das mir zustehende Gehalt, von dem ich leben konnte, so wie jeder andere Arzt auch. Dafür arbeitete ich nach bestem Vermögen. Ich war Ärztin mit Leib und Seele und hatte nach dem Staatsexamen feierlich und öffentlich den Hippokratischen Eid geschworen, den ich sehr ernst nahm. Erst nach Jahren merkte ich, dass es Ärzte gab, die versuchten, möglichst wenige Patienten zu behandeln. Sie nutzten jede Gelegenheit, um ihre Patienten zu einem anderen Facharzt zu überweisen. Ein fleißiger Arzt verdiente das gleiche wie ein fauler. Viel zu arbeiten, zahlte sich finanziell nicht aus. Ich hatte in Fortbildungen verschiedene Zusatzqualifikationen erworben, die die Arbeit interessanter und reichhaltiger machten. Außerdem war es ein gutes Gefühl etwas zu können, was andere nicht konnten, aber brauchten. So hatte ich überdurchschnittlich viel Arbeit, aber keinerlei materiellen Gewinn. Zu diesem Zeitpunkt brachte ich erstmals Leistung und Verdienst in eine abhängige Beziehung zueinander. Deswegen lehnte ich eine weitere Zusatzqualifikation ab. Mir war bewusst geworden, dass Gehalt eben nicht nur Bezahlung, sondern auch Anerkennung und Verdienst ist. Heute werden Gesundheit und Krankheit leider allzu oft zur Ware degradiert und marktwirtschaftlichen Gesetzen unterworfen. Menschlichkeit und ärztliche Ethik gehören zu den Verlierern. Wären nicht die Lebenserinnerungen mein Vorhaben, so müsste ich an dieser Stelle in eine gesundheitspolitische und gesellschaftskritische Diskussion einsteigen. Ich kann mich allerdings auch zügeln, weil ich ernüchtert weiß, dass alles, was mir am Herzen liegt, an den entscheidenden Stellen bestens bekannt ist, dass die Lobbyisten am mächtigeren Hebel sitzen und dass ich keine Patentlösung präsentieren kann.

Parteipolitik und Krankheitsgeschehen

Obwohl ich als Ärztin weitgehend frei von politischen Zwängen war, geriet ich einige Male in ziemliche Bedrängnis. Ein Patient bat mich dringend, ihm einen beginnenden hirnorganischen Abbauprozess zu bescheinigen, damit er einen Grund habe in Rente zu gehen. Er schaffe seine Arbeit nicht mehr. Er könne die Verantwortung nicht mehr tragen. Ihm wachse alles über den Kopf. Er sei Leiter eines großen städtischen Betriebs. Er sehe, dass es an allen Ecken und Enden fehle, habe aber keine Möglichkeiten etwas zu ändern. Seit Jahren arbeite er in dem Bewusstsein die Risiken nicht mehr kontrollieren zu können. Ein Loch werde gestopft, indem ein anderes aufgerissen werde. Wenn er über seine Ohnmacht und Verzweiflung spreche, werde er nicht ernst genommen. Man erinnere ihn daran, dass ihn die Partei mit dieser Aufgabe betraut habe, weil sie wisse, dass er ihr gewachsen sei. Er könne darauf vertrauen, dass die Partei sich nicht irre. Wenn sie ihn für geeignet halte, dann sei er das auch. Als Parteimitglied habe er die Pflicht das zu schaffen, was von ihm verlangt werde.

Da war guter Rat teuer, denn die Partei hatte immer recht. Widerspruch war nicht ungefährlich. Ich verstand sofort die Misere dieses Patienten. Er suchte die Flucht aus einer nicht zu bewältigenden Realität in das überschaubare Übel einer Krankheit. Ich fand aber keinerlei Anzeichen eines krankhaften Organgeschehens. Vorsätzlich eine falsche Diagnose zu stellen, das wagte ich nicht. Ich kann mich nicht mehr erinnern, wie es mit dem Patienten weiterging. Ich hatte meinen Chef ins Vertrauen gezogen. Wahrscheinlich war, dass die Diagnose einer Depression das Dilemma löste.

Bei einem anderen Patienten lag das Problem gerade darin, dass er deutliche Demenzerscheinungen zeigte, die aber nicht bekannt werden durften. Er war Parteisekretär eines großen Betriebs. Ihm durften unmöglich Fehler nachgewiesen werden. Auch in diesem Fall weiß ich nicht mehr, wie es weiterging. Nur mein Unbehagen und mein stummes Revoltieren kann ich nicht vergessen.

Einmal kam ein Patient und klagte über eine Reihe störender, untypischer Allerweltsbeschwerden. Je länger ich ihn befragte, um so unsicherer und einsilbiger wurde er. Es schien als verheddere er sich in Widersprüche bis es plötzlich flüsternd aus ihm hervorbrach. Er komme aus dem Knast. Dort habe man ihn kaputt gemacht, geschlagen, getreten, misshandelt. Er dürfe darüber nicht sprechen. Er habe sich schriftlich verpflichten müssen Stillschweigen zu wahren. Aber er könne es nicht.

Für mich war die Situation ungeheuerlich. Ich musste mir Sachen anhören, die nicht gesagt werden durften. War es wahr, was dieser Mann erzählte oder wollte er mich nur auf die Probe stellen? War das eine Falle? War vielleicht in meinem Zimmer eine Wanze? Ich hätte sofort meinen Chef oder die Parteisekretärin hinzuziehen müssen. Aber dieser Mensch machte auf mich einen so gequälten Eindruck, dass ich ihn nicht noch mehr belasten wollte. Sollte ich ihn gleich wieder hinter Gitter bringen? Ich rettete mich, indem ich die Fakten auf den Kopf stellte. Ich könne ihm das alles nicht glauben. Woher er wisse, dass er sich das alles nicht nur einbilde? Vielleicht wolle er nur wissen, wie ich seine Geschichten aufnehme. Vielleicht glaube er selbst nicht, was er sage. Allmählich schien er zu verstehen, dass er bei mir keine Hilfe finden würde. Er ging. Ich legte keine Akte an, machte mir ein Gedächtnisprotokoll, das ich zu Haus versteckte. Ich wurde niemals nach diesem Patienten gefragt und sah ihn nie wieder.

Aufbruch und Restriktion in der Psychiatrie

Ganz schlimm war die Situation in der Psychiatrie. Ich hatte das Glück, meine Psychiatrieausbildung in einer Zeit des Aufbruchs, des reformerischen Denkens und in einer der fortschrittlichsten Einrichtungen der DDR, im Bezirkskrankenhaus Leipzig-Dösen, zu erhalten. Ich traf auf Verhältnisse, in denen alles, was früher galt, infrage gestellt wurde. Die damals als sehr modern geltenden Grundsätze psychiatrischen Handelns hatten in den Rodewischer Thesen von 1963 ihren Niederschlag gefunden und waren eine richtungsweisende Erklärung der Fachleute, die zum „1. Internationalen Symposium über psychiatrische Rehabilitation“ zusammengekommen waren.

Für mich, die gerade mit der Praxis begann, bedeutete das, auf eine Atmosphäre zu stoßen, in der alles möglich schien. Zusammen mit einer Kollegin war ich für eine

Station mit etwa sechzig akut erkrankten Frauen zuständig, musste außerdem zwei Stationen mit je fünfunddreißig chronisch kranken Menschen betreuen. Dort sah ich noch die Verhältnisse der alten Verwahrpsychiatrie. Die Frauen saßen stumm, inaktiv im Stuhlkreis eines leeren Raumes und schwiegen; sie wirkten stumpfsinnig, abwesend, leblos. Andere Patienten lagen im sogenannten Netzbett, einem Gitterbett, über das ein festes Netz wie bei einer Hängematte gespannt war. Sie konnten sich frei bewegen, aber das Bett nicht verlassen. Sie wirkten auf mich wie gefangen gehaltene Raubtiere, nicht ansprechbar, gefährlich und gebändigt. Das klingt alles erschreckend und das war es auch, aber es ließ sich etwas bewegen.

Als eine aufregende Neuerung auf der Akutstation galt, dass die Patientinnen aktiv in die Therapie einbezogen wurden. Es wurde ein Patientenrat gebildet, der den Tagesablauf organisieren und regeln sowie Missstände klären sollte. Der Patientenrat wurde von den Patientinnen der Station mit Einwilligung der Ärzte und der Stationsschwester in offener Abstimmung gewählt. Er musste in alle Entscheidungen einbezogen werden. Die medikamentöse Therapie wurde zwar nicht vernachlässigt, nahm aber nur noch wenig Zeit in Anspruch. Am wichtigsten waren die verschiedenen Gruppentherapien mit jeweils zwölf bis vierzehn Teilnehmerinnen. Mehrmals in der Woche gab es Gruppengespräche, Theater- und Tanzgruppen, Sozialtraining, tägliche Gruppenvisiten und natürlich Arbeitstherapie. Letztere war ganz pragmatisch organisiert. Patienten halfen beim Saubermachen, in der Küche, in Hof und Garten. Manche durften für das Personal Einkäufe erledigen oder die Autos waschen. Im Gegensatz zur bis dahin üblichen

Bevormundung der Patienten in den großen Anstalten und ihre Verurteilung zu Passivität oder bestenfalls zu stupider Beschäftigung, war dieser Therapieansatz bahnbrechend. Der Nutzen leuchtete nicht nur ein, sondern war allgegenwärtig spürbar. Die Patientinnen wurden ernst genommen und zeigten viel weniger *verrückte* Verhaltensweisen. Wir begannen sogar die strikte Trennung zwischen Frauen und Männern aufzuweichen. Ich erinnere mich noch gut an die allgemeine Aufregung als zum ersten Mal Patienten der Männerstationen, die in einem eigenen Haus untergebracht waren, zum Tanztee auf die Frauenstation eingeladen wurden. Vorausgegangen waren tagelange, teils polemisch geführte Debatten um die damit befürchteten Gefahren.

In den Ärzteforen nahmen die Diskussionen um den Stellenwert der organischen oder sozialen Ursachen von psychischen Erkrankungen einen gewichtigen Raum ein. Die eine Fraktion war Verfechter der Psychiatrie als Gehirnkrankheit im Sinne Wilhelm Griesingers, die anderen beharrten auf angelernten sozial bedingten Verhaltensmustern, wobei der Konditionierung im Sinne der Pawlow'schen Versuche hohe Priorität eingeräumt wurde. Auch auf den britischen Psychologen Hans-Jürgen Eysenck und den wichtigsten amerikanischen Vertreter des Behaviorismus, B.F. Skinner, stützten sich die Verfechter der Lern- und Verhaltenstheorien. Die Psychoanalyse nach Sigmund Freud war ein absolutes Tabu, allenfalls waren peinliche Witze über sie im Umlauf. Ich hörte im Buschfunk von einer kurz gefassten Darstellung der Freudschen Lehre, die heimlich von Hand zu Hand ginge, von der ich mich aber besser fernhalten sollte. Hoch im Kurs stand das Wort Sozialpsychiatrie und Verhaltenstherapie. Die Grundaussagen dieser Therapien, die vor allem aus den skandinavischen Ländern und den USA kamen, passten zu der Doktrin, dass der Mensch nur auf Grund seiner sozialen Bedingungen schlecht sei und deshalb mit geeigneten Mitteln zum besseren Menschen entwickelt werden könne. Daran leuchtete mir vieles ein, dennoch wollte ich auch die Organgenese nicht unberücksichtigt lassen. Inzwischen ist die multifaktorielle Genese psychischer Erkrankungen unbestritten, ganz besonders die gegenseitige Beeinflussung und Abhängigkeit der verschiedenen Faktoren.

Ergänzend zu der geschilderten neuen Form der stationären Behandlung entstand ein wachsendes Netz an ambulanten Betreuungsformen. Es gab erste Tageskliniken, Patientenclubs, betreutes Wohnen, Schonarbeitsplätze in Betrieben und nach sowjetischen Vorbild sogenannte Dispensaire-Sprechstunden. Von all dem war ich ganz begeistert und sah große Entwicklungschancen. Prägenden Einfluss auf meine Haltung hatte das folgende Beispiel:

Zwei Patienten, ein Mann und eine Frau, die seit Jahren wegen einer chronischen Erkrankung im Krankenhaus lebten, waren immer wieder wegen *Entweichens* gemaßregelt worden. Sie galten als unbelehrbar, umtriebig, wegen ihrer geringen Impulskontrolle als gefährlich. Wiederholt waren sie nachts im Krankenhauspark ertappt worden. Die Folge war, dass sie wochenlang keinen Ausgang bekamen, auch an Veranstaltungen nicht teilnehmen durften. Eines Tages wurde von der Gruppe der zuständigen Therapeuten der Vorschlag geäußert, den beiden doch je ein Zimmer auf einer gemeinsamen Station zu geben und ihnen frei zu stellen, was sie miteinander machen wollten. Im Rahmen der allgemeinen Umbruchstimmung fand dieser Vorschlag, der als total verwegen galt, genügend Befürworter, die sich auch als Berater und Begleiter der beiden zur Verfügung stellen wollten. Auf einem abgelegenen Flur im Personalgebäude fanden sich zwei kleine Räume, die als geeignet angesehen wurden. Beide Patienten waren einverstanden, obwohl sie ihr Misstrauen gegenüber der menschenfreundlichen Maßnahme nicht verbergen konnten. Der weitere Verlauf erzählt sich wie eine Geschichte aus dem Märchenbuch. Die beiden lebten zusammen ohne Zwischenfälle. Ihnen wurde immer mehr Eigenverantwortung übertragen. Sie mussten sich selbst versorgen, einkaufen, kochen, waschen, mit dem zugeteilten Geld haushalten. Mit viel bürokratischem und juristischen Aufwand erhielten sie die Genehmigung zu heiraten und nach einiger Zeit sogar in eine gemeinsame Wohnung außerhalb des Krankenhauses zu ziehen.

Bei meiner praktischen Arbeit mit den Patientinnen stieß ich jedoch bald auf Schwierigkeiten, die ich überhaupt nicht erwartet hatte. Ich fühlte mich immer unwohler, wenn ich Gespräche mit den Patientinnen führte. Ein offenes, lockeres Gespräch gelang nur über völlig belanglose oder unrealistische Themen. Ansonsten stieß ich bei allen Versuchen, mich einer Person oder einem Problem zu nähern auf ungeschriebene Hemmnisse. Ich durfte ja nur nach Situationen fragen, mit denen ich die Patienten nicht in Bedrängnis brachte und die auch für mich selbst keine Gefahr darstellten. Das war jedoch bei fast allen Themen der Fall. Ganz unangenehm war das in den Gruppengesprächen, die immer mehr den Charakter von

Märchenstunden oder Science-Fiction-Geschichten annahmen. Überall, wo ich mich der Realität näherte, lauerten Gefahren. Das Misstrauen zwischen allen Beteiligten war so vielseitig, dass selbst Alltagsfragen Risiken in sich trugen. Es durfte doch niemand sagen, was er dachte. Wenn er aber sagte, was erlaubt war, wurde er entweder gemieden oder verdächtigt oder nicht ernst genommen. Ich erinnere mich mit Entsetzen an ein harmlos begonnenes Thema in der Gruppe mit der Frage: Was würden Sie mit einem Lotteriegewinn anfangen? Erst wurde über die Höhe des Gewinns diskutiert, dann kamen Vergleiche, was alles damit zu bekommen oder nicht zu bekommen wäre. Die Phantasien gingen auf Reisen und zwar nicht in die sozialistischen Länder. Es gab Anspielungen auf Westfernsehsendungen, auf Wünsche, die sich auch mit Geld nicht erfüllen ließen, weil man nicht die geeigneten Beziehungen hatte. Es kam unverhohlenes Gemecker und Geschimpfe. Ich erkannte entsetzt, dass die Gesprächsinhalte außer Kontrolle gerieten. Gefährlich provozierende Anmerkungen versuchte ich anfangs zu überhören, dann zu relativieren. Ich suchte nach Kompromissen und Umdeutungen. Schließlich drohte die Diskussion doch zu eskalieren, das heißt dass Bemerkungen laut wurden, die ich in der Öffentlichkeit nicht dulden durfte. Es handelte sich um so scheinbar alltägliche Dinge, wie „im Westfernsehen habe ich gesehen..." oder „Parteimitglieder kriegen eine Wohnung..." oder „als Selbstständiger werden einem überall Knüppel zwischen die Beine geworfen" oder „heute Nacht wurden wieder Tonnen Asche in die Luft geblasen..." bis hin zu immer brisanteren Aussagen, wie „weil ich nicht am Zivilschutz teilnehmen wollte, wurde ich ausgeschlossen..." oder

„weil ich mich weigerte, am Parteilehrjahr teilzunehmen, wurde mir die Prämie gestrichen..." oder „die ganze Wahl ist doch Betrug". Ich merkte, dass die Äußerungen immer unbedachter und auch aggressiver wurden. Mir würde man zum Vorwurf machen, dass ich solche Gespräche zugelassen, sogar provoziert, womöglich gezielt hervorgerufen habe, dass ich nicht widersprochen habe. Wenn mir jemand etwas hätte anhängen wollen, ich hätte mich nicht verteidigen können. Es zählten ja nicht die Tatsachen, sondern die Behauptungen. Es war eine absurde, verrückte Situation. Allmählich wurde mir klar, dass in einem System, in dem *die Diktatur des Proletariats*, sprich der Partei, herrschte, das Individuum keinen Freiraum hatte. Wer oder was verrückt war, entschied nicht der gesunde Menschenverstand und er entschied auch nicht, wer oder was wohin gehörte.

Der verheißungsvolle Aufbruch in der psychiatrischen Versorgung wurde nicht nur durch die ständig und überall präsente Firma *Horch und Guck*, wie die Staatssicherheit verniedlichend genannt wurde, behindert, er wurde auch auf institutioneller Ebene wieder zurückgedreht.

Die *offene Psychiatrie*, hatte sich sowohl auf das Öffnen der bis dahin geschlossenen Stationstüren bezogen, als auch auf eine Offenheit im Umgang mit strittigen Themen. Dies hatte zu einer gewissen Demokratisierung im Kleinen geführt. Das Mitspracherecht der Patienten und der Mitsprachewunsch der Mitarbeiter befruchteten sich gegenseitig. Die Wahl des Patientenrats, die partnerschaftliche therapeutische Arbeit, die Abstimmungen über Tagespläne und Veranstaltungen, sogar über Zuständigkeiten, führten zu einer immer freieren Atmosphäre, zu mutigeren Ideen, zu Aktivierungen und Forderungen, die die Unantastbarkeit der ungeschriebenen Grenzen gefährlich bedrängte. Es wurde absehbar, dass von der Öffnung der Psychiatrie eine Öffnung gesellschaftlicher Verhaltensregeln ausgehen würde. Das konnten und wollten die Verantwortlichen nicht zulassen. Ich erlebte noch, wie der Patientenrat aufgelöst wurde mit der Erklärung, dass die vielen strittigen Themen und kontroversen Diskussionen eine Überforderung für die Kranken bedeuteten. Schwer greifbare restriktive Änderungen bestimmten zunehmend die Tagesordnung. Die Therapeuten durften nicht mehr selbst die Themen bestimmen, die in ihren Gruppen behandelt wurden. Sie wurden vorgegeben. Religiöse Themen verschwanden ganz aus dem Wortschatz. Der Theatergruppe wurden immer engere thematische Grenzen gesetzt. Die Veränderungen waren mitunter so subtil, dass sie nur wenig spürbar waren und keine, allenfalls zaghafte Widerstände hervorriefen. Sie wurden begründet mit neuen Erkenntnissen zum Wohle der Patienten.

1974 fand der Abschied vom Aufbruch in den *Brandenburger Thesen* seine offizielle Begründung und Marschrichtung. Nicht nur in der DDR, sondern auch in der Fachliteratur der Nachwendezeit wurden die *Brandenburger Thesen* als fortschrittliche Weiterentwicklung der *Rodewischer Thesen* beschrieben. So sollten sie auch wirken. Tatsächlich leiteten sie eine Rückwärtsbewegung ein.

Vielleicht erscheint der nachfolgende Ausflug in die Psychiatriepolitik etwas zu weitreichend. Trotz dieser Gefahr, möchte ich nicht darauf verzichten, weil sich in der Thematik ein ganzes Konvolut von philosophischen, psychologischen und sozialpolitischen Grundsätzen spiegelt, die mich mein Leben lang beschäftigt haben.

Ich arbeitete 1974 schon nicht mehr in der Psychiatrie. Mein Interesse gehörte der Neurologie. Ich brauchte mich deshalb nicht mit der politischen Dimension der psychiatrischen Entwicklung auseinander zu setzen. Aber mit meiner alltäglichen Erfahrung und den Beobachtungen in der Praxis las ich auch zwischen den Zeilen der *Brandenburger Thesen*. Die tragisch-traurige Tatsache bestand in dem viel benutzten Trick, modernste Erkenntnisse mit völlig aus der Luft gegriffenen Behauptungen unheilvoll zu verquicken. Die *Brandenburger Thesen* betonten die Bedeutung der bis heute anerkannten Zusammenhänge bio-psycho-sozialer Faktoren bei der Entstehung und Behandlung psychischer Erkrankungen. Ausdrücklich beurteilten sie die Vorzüge der *Therapeutischen Gemeinschaft* nach Maxwell Jones. Kein moderner Psychiater in Ost oder West, jenseits oder diesseits vom Atlantik hätte gewagt, oder auch nur Gründe gefunden, diesen wissenschaftlich begründbaren, Menschen achtenden, nutzbringenden neuen Standpunkt psychiatrischer Diagnostik und Therapie nicht zu begrüßen. Im Gegenteil, er fand breiteste Zustimmung und eröffnete verheißungsvolle Perspektiven. Fragt man sich allerdings, warum die Entwicklung der psychiatrischen Versorgung in der DDR dermaßen stecken geblieben ist, so reichen die oft zitierten Begründungen von der wirtschaftlichen Misere des Landes nicht aus. In den *Brandenburger Thesen*[4] sind die Antworten schriftlich verankert.

---

4) alle folgende Zitate aus: Psychiatr. Neurol. Med. Psychol. Leipzig 28 (1976) S. 21–25.

Schon die Einleitung zu den neun Thesen lässt denjenigen aufhorchen, der kritisch lesen will. Ganz im Sinne progressiver Reformen liest sich der erste Teil der Passage: „Damit hat die Psychiatrie in der DDR einen Stand erreicht, der eine Neubesinnung erfordert. Aufbauend auf dem bereits erreichten Niveau (…) ist es jetzt an der Zeit, einen nächsten Schritt in der Entwicklung zu tun. Die heutige Situation erfordert eine noch höhere Qualität der Behandlung...“. Aber in These vier zeigt sich der Charakter dieser „Neubesinnung“ und „nächsten Schritte“: „Daraus (gemeint ist „die demokratische Leitung mit einem weiten Spielraum der Mitsprache aller Mitarbeiter und Patienten“) wird ersichtlich, dass das Prinzip der 'Therapeutischen Gemeinschaft' im Grunde erst unter den Bedingungen einer sozialistischen Gesellschaftsordnung wirklich zur Entfaltung kommen kann, weil nämlich erst hier die erstrebte intramurale Demokratie in Übereinstimmung steht mit der Demokratie draußen, der Einbeziehung aller Bürger in Planung, Leitung und Ausübung staatlicher Autorität, d. h. weiter, daß 'Therapeutische Gemeinschaft' in diesem Sinne nicht Abschaffung der Autorität schlechthin bedeutet, sondern die Realisierung des sozialistischen dialektischen Verhältnisses von ausgeübter Souveränität und anerkannter Unterordnung von Freiheit und Disziplin auch im Binnenbereich der psychiatrischen Großkrankenhäuser.“ In solchen kaum verständlichen Konstrukten offenbart sich der scheinheilige und verlogene Charakter sozialistischer Dialektik.

Und noch unverstellter heißt es in These fünf: „Die bisherigen Gesellschaftsordnungen konnten im Geisteskranken nur den 'alienus' (den Nichtzugehörigen, Nichtangepaßten, Abtrünnigen, Fremden, Nichtnützlichen) sehen..... Erst in der sozialistischen Gesellschaft kann sich eine wertneutrale und humanistische Einstellung zum Geisteskranken durchsetzen. ... Therapeutische Gemeinschaft kann nicht eine abstrakte demokratische Provinz sein, sondern ist abhängig von den Möglichkeiten der Gesellschaft, in die sie eingebettet ist. (...) Die sozialistische Gesellschaftsordnung bietet alle Voraussetzungen dafür, daß sich Sozialstruktur und Atmosphäre im psychiatrischen Krankenhaus in einem Maße wandeln können, daß das Wachsen einer echten therapeutischen Gemeinschaft möglich wird."

Eine solche These klang schon 1974 in meinen Ohren wie eine unverfrorene Verhöhnung. Erinnert sei daran, dass Patienten, die sich in stationärer psychiatrischer Behandlung befanden, keinen Ausgang bekamen, wenn Messe in Leipzig war, dass sie auch nicht an einer Wahl, z. B. zur Volkskammer der DDR, teilnehmen durften.

Was 1990 aus namhaften psychiatrischen Krankenhäusern ans Licht kam, war erschütternd. Ich hatte in jenem Jahr während einer Studienreise, die vom Diakonischen Werk Württemberg in Zusammenarbeit mit dem Sozialministerium Baden-Württemberg organisiert worden war, Gelegenheit, mir vor Ort ein Bild zu machen. Von der Öffnung und Modernisierung aus den frühen 1970er-Jahren war wenig geblieben. Die Verhältnisse in den Großkrankenhäusern erinnerten sehr an die „elenden, menschenunwürdigen Zustände" wie sie in der Psychiatrie-Enquete 1975 für die bundesdeutschen Anstalten beschrieben worden waren. Besonders die Patientinnen und Patienten der chronischen und Kinderstationen boten ein Bild des Jammers. In den

Medien wurde darüber berichtet, leider oft im Stil sensationeller statt aufklärender Berichterstattung. Sehr schnell konzentrierte sich die Fachdiskussion auf die Frage, ob es systematischen politischen Missbrauch in der Psychiatrie und Psychotherapie gegeben habe, was weitgehend einhellig verneint werden konnte. Die Politik hatte die Psychiatrie nicht missbraucht, sie hatte sie verhindert, jedenfalls inhaltlich. Bedauerlicherweise sind Manipulation und Desinformation als machtpolitisches Werkzeug kein Privileg der DDR gewesen, sondern überall und in allen Bereichen an der Tagesordnung.

Strukturell waren für die psychiatrische Versorgung Einrichtungen entstanden, die bei den westdeutschen Fachleuten helle Begeisterung auslösten, weil sie deren Vorstellungen entsprachen. Als Musterbeispiel galt die sektorisierte Versorgung der Stadt Leipzig, die bereits in den 1970er-Jahren eingeführt worden war. Jeder Sektor sollte für sein Einzugsgebiet das gesamte Spektrum der neurologischen und psychiatrischen Versorgung bereitstellen, also stationäre, ambulante und rehabilitative Hilfen unter einem Dach vereinen. Das war in der Tat bahnbrechend und nahm voraus, was in der Bundesrepublik mit den Gemeindepsychiatrischen Verbünden erreicht werden sollte. Die Realität war weit weniger rosig.

Mein eigenes Beispiel mag das veranschaulichen. Ich hatte 1974 in Erwägung gezogen, eine solche Sektorarbeit aufzubauen, mich aber dagegen entschieden, weil ich als einzige Ärztin für etwa hunderttausend oder mehr Einwohner verantwortlich gewesen wäre. Das wollte ich mir nicht zumuten. Als Mitarbeiter bzw. Mitarbeiterinnen waren ein Psychologe, eine Fürsorgerin und ein oder zwei Sprechstundenhilfen oder Krankenschwestern vorgesehen. Zu meinen Aufgaben hätte nicht nur die psychiatrische Versorgung, einschließlich der Suchthilfe gehört, sondern auch die neurologische. Es erschien mir unmöglich, der Fülle der Aufgaben auch nur annähernd gerecht werden zu können. Ich wäre Dispatcher, aber keine Ärztin mehr gewesen. An dieser Situation hatte sich bis zur Wende nichts grundlegend geändert.

Am besten funktionierte der arbeitstherapeutische Bereich für psychisch Kranke. In der Regel wurden sie in ihren bisherigen Betrieben weiter beschäftigt, meist auf einem sog. Schonarbeitsplatz, bei dem geringere Normen galten oder sie wurden für weniger qualifizierte Arbeiten eingesetzt. Die Kranken profitierten davon sehr, denn sie behielten weitgehend ihren sozialen Status und vor allem ihre gewohnte, Halt gebende Tagesstruktur. Für die Betriebe waren sie eine Belastung, gegen die sie sich nicht wehren konnten.

Liest sich die Beschreibung der beruflichen Situation wie ein Sammelsurium willkürlicher, besser gesagt, meiner subjektiv erinnerten Schlaglichter? Dann stelle man sie sich eingebettet in einen Alltag vor, der aus Routine, Lust und Frust besteht, in dem das Gefühl vorherrscht nicht zu genügen und selbst zu kurz zu kommen. Meistens wünschte ich mir, ich müsste nicht zur Arbeit gehen. Ich war zu müde um aufzustehen, hatte zu viele Pflichten, die außerhalb des Krankenhauses auf mich warteten und eine kaum zu stillende Sehnsucht, das zu tun, was ich aus Zeitnot immer wieder zurückstellen musste. Kaum aber hatte ich die Arbeit begonnen, fühlte ich mich wohl, nahm die allermeisten Aufgaben beherzt in Angriff, kam auch gut voran. Im Resümee eines Tages fand ich in der

Regel Befriedigung. Ich hatte ohne Lust die Pflicht begonnen, hatte sie zu einem ansehnlichen Teil erfüllt, hatte im Austausch mit Patienten und Mitarbeitern meine eigene Position bestimmt, verändert oder behauptet, hatte Neues erfahren und dabei meinen Unterhalt verdient. Arztberuf und Doktortitel brachten einen beträchtlichen Ansehensvorschuss, den ich gern genoss, der mir aber auch Verpflichtung und Ansporn war. Dass ich als Ärztin helfen konnte, war gewiss ein angenehmes Berufsziel, aber ich betrachtete mich diesbezüglich auf einer Ebene mit dem Klempner, der einen tropfenden Wasserhahn abdichtet oder dem Bäcker, der mit seinen Brötchen so vielen Menschen einen guten Tagesstart beschert. Ich zählte mich nicht zu den Halbgöttern in Weiß, auch wenn mir diese gesellschaftliche Bevorzugung oft entgegengebracht und gern von mir angenommen wurde.

Ausreiseantrag als Ausweg aus der Perspektivlosigkeit

Ich war fünfunddreißig Jahre alt, als mir klar wurde, dass meine Lebensperspektive an einem vorläufigen Endpunkt angelangt war. Alles, was ich mir vom Leben ge wünscht hatte, war erreicht: Ich hatte einen tollen Beruf, stand auf eigenen Füßen, hatte eine ansehnliche Familie, eine hübsche Wohnung in einem der schönsten Viertel von Leipzig (im Volksmund hieß es: „wem's zu wohl is', der zieht nach Gohlis"), fühlte mich von Patienten, Mitarbeitern und Freunden anerkannt und willkommen und war bei flüchtigem Hinsehen ganz zufrieden. Die nächste Änderung der Lebensgestaltung schien mir erst mit dem Eintritt ins Rentenalter möglich zu sein. Das war eine erschreckende, trostlose Aussicht, die meiner lebensfrohen, nach Erlebnissen und neuen Möglichkeiten hungernden Natur völlig zuwider lief. Es konnte doch nicht sein, dass ich Jahrzehnte warten sollte, ehe ich wieder Pläne machen konnte, für die ich einen Weg sah, um sie zu erfüllen! Und doch, wie sahen denn die Alternativen aus?

Schon am Anfang meiner Berufslaufbahn hatte man mir eine Oberarztstelle angetragen, die ich abgelehnt hatte, weil ich ein Gleichgewicht halten wollte zwischen der familiären und der beruflichen Verpflichtung. Mir war beides wichtig, aber solange die Kinder klein waren, wollte ich möglichst viel Zeit mit ihnen verbringen. Ein größerer Verantwortungsbereich war für mich gleichbedeutend mit höherem Engagement. Als die Kinder mich weniger brauchten, verzichtete ich auf Karriereschritte, weil mir inzwischen klar geworden war, dass sie ohne die vorgeschriebene politische Stellungnahme nicht infrage kamen. Wahrscheinlich hätte ich nicht einmal Parteimitglied werden müssen, denn die Arbeiter- und Bauernpartei sollte nicht durch zu viele Intellektuelle infiziert werden. Aber ich hätte die Parteipolitik aktiv fördern müssen, z. B. durch entsprechende Kommentare bei Versammlungen. Zu den Aufgaben einer Oberärztin gehörte auch, den Zivilschutz in ihrer Abteilung zu organisieren und selbst zu leiten. Das setzte voraus, dass ich mich einer solchen Ausbildung hätte unterziehen müssen. Es hätte auch kein Argument gegolten, um sich vor der Teilnahme am Parteilehrjahr zu drücken. Als Oberärztin wäre ich verantwortlich dafür gewesen, dass die Voraussetzungen erfüllt wurden, die mich und meine Mitarbeiter als *Kollektiv der sozialistischen Arbeit* auszeichneten. Das hätten auch die Mitarbeiter und Mitarbeiterinnen von mir erwartet, denn der Titel war mit einer kleinen finanziellen Prämie verbunden. Ich hätte auch Arbeitszeugnisse ausstellen und Anweisungen der Parteisekretärin des Krankenhauses umsetzen müssen, beides hätte ich mit meinem Gewissen nicht vereinbaren können. In jedem Fall hätte ich mitwirken müssen an der bewussten Manipulation und Desinformation; ich hätte mir selbst untreu werden müssen.

Wer nicht bereit war, die Ansichten der Mächtigen zu teilen, der musste möglichst unauffällig und still seinen Dienst tun. Das war bisher recht gut gelungen. Ich hatte ein sehr kollegiales, fast herzliches Verhältnis zu allen unmittelbaren Mitarbeitern und Vorgesetzten. Ich hatte ein umfang- und abwechslungsreiches Tätigkeitsfeld. Neben der Arbeit als Stationsärztin übernahm ich fachärztliche Konsultationen in verschiedenen Kliniken des St. Georg, leitete Medizinstudenten während ihrer praktischen Ausbildung an, unterrichtete in den Fächern Neurologie und Psychiatrie an der Schwesternschule und war als Heimärztin tätig. So fühlte ich mich immer wieder herausgefordert und genügend befriedigt. Aber noch dreißig Jahre lang?!

Der Gedanke war schwer zu Ende zu denken. Es konnte doch nicht sein, dass erst das Rentenalter neue Perspektiven eröffnete!

Ich war doch einst angetreten mit dem festen Vorsatz, die Welt ein wenig besser zu machen als die, die meine Eltern mir vorgelebt hatten. Ich wollte doch kein passiver Mitläufer sein, der am Ende seines Lebens mit Bedauern auf seine Irrtümer und verpassten Chancen blickte. Ich wollte zupacken, gestalten, das tun, was ich für richtig hielt, wovon ich überzeugt war. Leider war ich zu dieser Zeit in meinem Aktivismus schon so oft gestoppt worden, dass sich erste resignative Lähmungserscheinungen einstellten. Das Beispiel der Entwicklung in der Psychiatrie war sicher die größte Enttäuschung. Allerdings betraf sie das ganze System, nicht nur die eigene umgrenzte Initiative. Dadurch wirkte sie nicht als persönliche Niederlage. Sie konnte ich beiseite schieben, zumal ich die Psychiatrie ohnehin verlassen wollte. Es waren die alltäglichen Bemühungen, die mich zermürbten, weil sie immer wieder im Sande verliefen oder gar gezielt boykottiert wurden. Es dauerte eine geraume Zeit, ehe ich begriff, dass Veränderungstendenzen systematisch, gezielt zerstört wurden, weil sie von vorn herein als Bedrohung angesehen wurden. Wirklich bewusst wurde mir das erst bei der Mitarbeit in der Arbeiter-und-

Bauern-Inspektion (ABI), einer Kontrollinstitution, die Missstände am Arbeitsplatz aufzeigen und beheben sollte. Ich hatte mich Ende der siebziger Jahre zu einer Mitarbeit bereit erklärt, weil es hieß, dass die Kompetenz der Fachleute vor Ort gebraucht würde. Da ich täglich über Missstände stolperte, gaukelte mir mein naives Vertrauen vor, im überschaubaren Rahmen des Krankenhauses müssten sich die Ursachen finden und beseitigen lassen, zum Wohle aller.

Eine meiner ersten Kontrollen galt zwei hochmodernen, sehr teuren Spezialbetten zur Versorgung von Patienten mit schwersten Brandverletzungen. Sie standen seit mindestens zwei Jahren ungenutzt und original verpackt in einem Kellergang. Angeblich fehlten die passenden Räume, um die Betten aufstellen zu können. Ein anderes Gerücht besagte, dass noch auf die Lieferung der elektrischen Spezialanschlüsse gewartet werde. Eine dritte Version erklärte, es stehe noch kein genügend geschultes Personal zur Verfügung. Eine zuständige oder verantwortliche Instanz ließ sich nicht feststellen. Jedenfalls liefen alle Bemühungen ins Leere. Das gleiche Resultat erzielten wir ehrenamtlichen Kontrolleure, als wir die Bausünden der neuen Poliklinik aufdecken wollten. Eine der größten Polikliniken der DDR war bisher in schnell aufgestellten Baracken untergebracht, die nicht nur aus allen Nähten platzten, sondern baufällig, zugig, einfach unzumutbar waren. Gegen Ende der 1970er-Jahre sollte also ein moderner Neubau Abhilfe schaffen. Was nun vor unseren Augen geschah, war unglaublich: Zuerst wurde eine riesige Baugrube ausgehoben, dann wurde bekannt, dass eine Unterkellerung gar nicht geplant sei. Deshalb wurden die Fertigbauteile in die Grube gesetzt, so dass die erste Fensterreihe unter der Erde lag. Um vom Tageslicht nicht völlig abgeschnitten zu sein, schachtete man weiter aus und überbrückte den Graben mit stabilen Brücken. Der Aushub wurde abtransportiert, obwohl er dringend für den geplanten Parkplatz benötigt worden wäre. Die Litanei der Pleiten, Pech und Pannen ließe sich mühelos fortsetzen. Leider ist mir kein einziges Beispiel in Erinnerung geblieben, das die endlosen Recherchen, Diskussionen, Erklärungen und Sitzungen der ABI gerechtfertigt hätte. Ich hatte damals noch nichts von Rudolf Bahro, dem umstrittenen DDR-Kritiker gehört, glaube aber, dass seine kurzgefasste, sarkastische Charakterisierung der DDR-Wirtschaft als „organisierte Schlamperei" genau das trifft, was ich damals dachte. Angesichts der Pleiten, Pech und Pannen heutiger Großbaustellen, ich denke an das Bahnhofsprojekt Stuttgart 21, an den Flughafen BER, an die Elbphilharmonie, wirkt das Chaos der Leipziger Poliklinik geradezu rührend, aber vor vierzig Jahren waren mir aus der bundesdeutschen Wirtschaft solche eklatanten Mängel nicht bekannt. Damals hatte der Neoliberalismus noch einen fortschrittlichen Klang und war vom inzwischen erfahrenen Bedeutungswandel weit entfernt.

Als mein Ausreiseantrag schon bekannt geworden war, warf die Parteisekretärin des Krankenhauses mir allen Ernstes vor, mich vorsätzlich in die Arbeiter- und Bauern-Inspektion eingeschlichen zu haben, um den Klassenfeind mit Falschmeldungen zu beeindrucken! Was sich heute als lächerliche, absurde Denkweise liest, war damals leider eine Realität, der man ausgeliefert war.

Es bedurfte einer Reise in die Bundesrepublik 1977, besser gesagt, es bedurfte der Wiedereinreise in die DDR, um mir die Binde von den Augen zu nehmen. Dank der *Neuen Ostpolitik* unter Willi Brandt, die unter dem Motto *Wandel durch Annäherung* eine schrittweise Durchlässigkeit des *Eisernen Vorhangs* erreicht hatte, bekam ich die beneidenswerte Gelegenheit, anlässlich der Silberhochzeit meines Tübinger Bruders Dieter in die Bundesrepublik zu reisen. Selbstverständlich wollte ich wieder zurück kommen, nicht nur, weil ich meine Familie als Pfand zu Haus lassen musste. Ich dachte überhaupt nicht an eine dauerhafte Ausreise. Schwierigkeiten gab es überall und nach einem Schlaraffenland hatte ich nie gesucht.

An meinen Aufenthalt im *Goldenen Westen* habe ich recht wenige Erinnerungen. Ich war vor allem begeistert von der Sauberkeit, die überall herrschte, von der einmaligen Schönheit der Schwarzwaldhochstraße, auf der wir von Breitnau in Richtung St. Peter und St. Märgen fuhren. Ich war hingerissen von den ineinander geschobenen Bergrücken, die ich nach einem warmen Gewitterregen in ein unbeschreibliches, vielfarbiges Licht getaucht erlebte und dann im Dunst die Rheinebene erahnte, von der schon allein der Name Rhein meine Fantasie beflügelte. Ich war beeindruckt von der Selbstverständlichkeit und Gelassenheit, mit der das Leben scheinbar angegangen und gemeistert wurde. Ich nahm mir fest vor, diese Leichtigkeit mit in meinen Alltag zu nehmen. Tatsächlich ging ich gleich am Tag meiner Rückkehr frohen Mutes in den Gemüseladen, um die Zutaten für einen grünen Salat zu holen. Da schlug der graue DDR-Alltag mit ungebremster Wucht wieder über mir zusammen: kein Salat, keine Schalotten, keine Gurken, keine Radieschen. Diese Realität hatte ich in nur zehn Tagen vergessen!

Sehr eindrücklich erinnere ich mich auch an meine Not, mit der ich nach den sehnsüchtig erwarteten Mitbringseln gesucht habe. Die Auswahl war so riesig, der Geldbeutel schmal, die Wünsche groß.

Den nachhaltigsten Eindruck, nein, geradezu einen Schock versetzte mir der Grenzübergang in Gutenfürst. Vom Zug aus sah ich erstmals die massiven Grenzanlagen, zwischen denen bewaffnete Soldaten mit Hunden patrouillierten. Wieso war mir das bei der Hinfahrt entgangen? Möglicherweise war meine Aufregung bei der Grenzkontrolle viel zu groß; es hätte ja im letzten Augenblick noch eine Zurückweisung geben können. Auf der Heimreise erschrak ich als der Zug langsam zwischen den Einzäunungen und Betonabsperrungen hindurch fuhr. Die Sicht war nach allen Seiten versperrt. Wie ein Blitzschlag durchfuhr mich die Erkenntnis: Jetzt bist du wieder im Gefängnis. Jetzt gibt es kein Zurück mehr. Gleichzeitig sah ich, dass die Bäume und Wiesen nicht mehr grün waren, die Dächer und Häuser nicht mehr leuchteten, der alte Grauschleier hatte alle Farben verschluckt. Jetzt verstand ich erst die volle Wahrheit, die mein zehnjähriger West-Neffe bei seinem Besuch in meiner Heimatstadt in einem Satz zusammenfasste: „Hier sieht es ja aus wie in einer Geisterstadt!“ Es war ein entsetzliches Erwachen in der Realität, gegen das ich mich vergebens wehrte. Die Vorfreude auf das Wiedersehen mit der Familie half mir über den schlimmsten Schock hinweg. Schnell nahm mich der Alltag mit all seinen Freuden und Ärgernissen wieder in seine Fänge.

Doch trotz aller widerstreitenden Gedanken und der zu erwartenden Widerstände kristallisierte sich die Gewissheit heraus: Die Alternative zum Warten auf die Rente hieß Ausreise.

Seit dem Mauerbau in Berlin waren die Fluchtmöglichkeiten aus der DDR in die Freiheit praktisch gleich null. Es gab immer mal wieder Gerüchte, dass Menschen auf abenteuerliche Weise den Weg über die Grenze geschafft hatten: mit einem Heißluftballon, mit einem Schlauchboot über die Ostsee, mit einem präparierten Lastwagen durch die Saale, mit einem Sportflugzeug im Tiefflug über die Autobahn. Viel häufiger wurden gescheiterte Fluchtversuche berichtet. Die westlichen Nachrichtensender informierten regelmäßig über geglückte und missglückte Fluchtversuche, über Fluchthelfer, über die Haftstrafen und die Toten an der Berliner Mauer. Diese Wege kamen für uns nicht in Frage. Wir suchten nach weniger riskanten Möglichkeiten.

Die DDR, stets auf internationale Anerkennung erpicht, hatte sich durch Unterschrift einigen internationalen Abkommen angeschlossen. Von entscheidender Bedeutung für uns war der Grundlagenvertrag zwischen den beiden deutschen Staaten von 1972, der die innerdeutschen Beziehungen regeln sollte und die Charta der Vereinten Nationen, in der die wichtigsten Menschenrechte aufgeführt wurden, unter anderem das Recht, seinen Wohnort frei zu wählen. Vielleicht öffneten diese Grundlagen uns einen neuen Weg.

Im Gespräch mit Volker wurde die Notwendigkeit dieses Auswegs immer deutlicher. Auch er klagte über Bedingungen, die er mittragen musste, obwohl er wusste, dass sie falsch waren. Erziehungsmethoden, Gespräche mit den Eltern, Befürwortung von Zielen, deren Hohlheit und Falschheit jedem offenkundig waren, musste er als seine Überzeugung darstellen. Er sah Zustände, die er hätte anklagen müssen, weil sie blankes Unrecht waren. Aber auch er stieß auf die gleichen unantastbaren Grenzen.

Was waren die wichtigsten Gründe, die unsere Überlegungen einer Ausreise zum Entschluss reifen ließen?

Ich habe später, in der Bundesrepublik, sehr oft auf die Frage geantwortet, warum wir ausgereist sind, aber meist hatte ich das Gefühl, nicht wirklich verstanden zu werden. Deshalb habe ich wenig Hoffnung, dass es mit diesen Ausführungen gelingt. Die Fakten lassen sich leicht nennen, aber das Eigentliche, das Atmosphärische, das scheine ich nicht genügend vermitteln zu können.

Ein wichtiger Grund war der bereits genannte, nämlich mitten im Leben auf das Ende warten zu sollen, weil jede versuchte Veränderung zum Scheitern verurteilt war. Inzwischen weiß ich, dass es auch innerhalb der DDR Entwicklungsmöglichkeiten gab, in kirchlichen, künstlerischen oder sogar politischen Gruppierungen. Aber in den 1970er-Jahren hatten wir von denen keine Ahnung, deshalb suchten wir sie auch nicht. Wir hatten das Beispiel eines befreundeten Ehepaares vor Augen, die ihren vier Kindern aus religiöser Überzeugung die Mitgliedschaft in der Freien Deutschen Jugend verboten hatten und denen deshalb weder eine weiterführende Schule noch eine Universität offen stand. Was so banal klingen mag, war im geschlossenen System der DDR ein schwerwiegender Schritt. Wir bewunderten unsere Freunde, aber wir setzten uns nicht mit deren Motiven auseinander. Wir hatten nicht genügend Weitblick und Mut, um von unseren Kindern zu erwarten, dass sie verstehen würden, wenn unser Handeln ihre Ausbildung behinderte. Wir konnten uns nicht vorstellen, dass sich am bestehenden politischen System je etwas ändern würde.

In diesen Zusammenhang gehört auch der zweite Grund für unsere Ausreise, nämlich die Zukunft unserer Kinder. Sie waren zwar noch klein, aber es schien schon ausgemachte Sache zu sein, dass sie nicht auf die Erweiterte Oberschule gehen durften, da, wie schon fünfundzwanzig Jahre zuvor, die soziale Herkunft über die Zulassung entschied. Unsere Kinder waren keine Arbeiter- und Bauernkinder. Wir waren nicht in der Partei, was ihre Chancen auch verbessert hätte. Schließlich konnten sie sich als Mädchen auch nicht zum Dienst in der Nationalen Volksarmee verpflichten, was selbstverständlich jede Tür geöffnet hätte.

Genauso sehr lag uns am Herzen, dass unsere Kinder in der Schule nicht nur das Nachplappern, also das gedankenlose Gefasel von leeren Parolen, lernen sollten. Wir wollten, dass sie kritisch ihre Welt betrachten, sich selbst ein Urteil bilden sollten und ihre Gedanken frei zu äußern lernten. Dass ihnen die Weltgeschichte auch nur im Schwarz-Weiß-Schema des Klassenkampfes vorgetragen wurde, besorgte mich weniger. Sie fingen ja schon an, durch die eigenen Erfahrungen zu sehen. Ja, sie lernten auch, ihre Gedanken zu verbergen. Sie wussten ziemlich genau, wann sie wem was sagen durften, konnten oder mussten. Mit amüsiertem Schmunzeln erinnere ich mich an eine Antwort, die meine zwölfjährige Christina ihrer Freundin gab, als diese wissen wollte, warum unsere Möbel weggebracht würden. Wir hatten zu dieser Zeit kaum noch Einkünfte und hatten beschlossen, alles Entbehrliche zu verkaufen. Den Kindern war strengstens eingetrichtert worden, nicht über die Ausreiseabsichten zu sprechen, mit niemandem. Die Folgen wären unabsehbar gewesen, sowohl für uns als auch für die, die es erfahren hätten. Also sagte mein schlagfertiges Kind: „Ach, die Möbel sollen frisch gemalert werden!“

Wir wollten beide, dass unsere Kinder sich frei entfalten sollten und nicht in diesem großen Gefängnis aufwachsen müssten.

Der dritte Grund für unsere Entscheidung war die entsetzliche Umweltverschmutzung und der allgemeine, unentrinnbare Verfall. Solange ich lebte, hatte ich kaum einmal eine Erneuerung oder Verbesserung gesehen. Natürlich gab es Neubauten, in wenigen Großstädten sogar sehenswerte. Meist handelte es sich aber um billige Wohnhäuser oder Mietskasernen zur Linderung der gröbsten Wohnungsnot. Bei Industriebauten sah es nicht besser aus. Außer weniger Prestigeobjekte gab es kaum etwas, das von sich reden machte. Augenfällig dagegen war, dass alles kaputt ging. Nach der Wende berichteten die Medien, dass beispielsweise in Leipzig durch die DDR-Misswirtschaft mehr Gebäude verfallen waren als im Krieg zerstört worden waren. Die meisten Häuser hatten ihren letzten Anstrich lange vor dem Krieg erhalten. Entsprechend heruntergekommen sahen Fassaden, Dächer, Türen, Zäune aus. Die Straßen waren holprig, löchrig, kaum befahrbar, die Gehwege reine Stolpersteine. Wie oft waren wir zu einem Spaziergang aufgebrochen mit dem festen Vorsatz: Heute wird nicht gemeckert! Heute konzentrieren wir uns nur auf das Schöne. Wir konnten unser Versprechen nicht einhalten. Ständig stießen wir mit der Nase auf irgendeinen Mangel. Unser schöner Greizer Park ließ so viel Pflege vermissen. Die aus der Kindheit vertrauten Wanderwege waren verwahrlost, die Einkehrstätten existierten nicht mehr oder waren verfallen. Auf einer Wanderung durch den Thüringer Wald hatten wir an einem Tag sieben Gaststätten angesteuert, die alle geschlossen waren mir fadenscheinigen Begründungen. Zum Schluss stillten wir Hunger und Durst mit ein paar Brötchen und einer Flasche Milch. Die Flüsse stanken. Die Leipziger Auwälder, die Goethe einst als besonders sehenswert und erholsam beschrieben hatte, waren verwahrlost, die Wege ausgetreten, zugewachsen, die Bänke morsch und unbrauchbar. Wäsche konnte ich nicht mehr im Freien trocknen, weil sie nach ein paar Stunden voller Ruß und Dreck war. Manchmal bedeckte gelbe, manchmal orangefarbene, manchmal graue Asche unseren Balkon. Die Fensterbänke waren schwarz, jeden Tag. Wenn ich in Leipzig mit offenen Augen durch die Straßen ging, spürte ich den sichtbaren Verfall als körperlichen Schmerz. Die einst kostbaren Stadtvillen, die stattlichen Handelshäuser mit ihren reich geschmückten Innenhöfen, alles war kaputt; kunstvolle Schmiedearbeiten verrostet, Museen und Kirchen wegen Baufälligkeit geschlossen, das alles tat so weh! Das fühlte sich an wie eine unheilbare Krankheit. Wie ein Hohn wirkten die Potemkin'schen Fassaden, die bei hohem Staatsbesuch schnell aufgezogen wurden. Wie ein Hohn klang in unseren Ohren auch die Nachricht, dass die Bundesrepublik eine Million D-Mark zur Umweltsanierung transferiert habe. Im Leipziger Süden und dem angrenzenden Braunkohletagebau schaute man in die Zukunft der industriellen Verseuchung: grau-gelber Dunst, blasse oder unsichtbare Sonne, dunkle, beißende Rauchschwaden überall, üble, nach Schwefel stinkende, dicke, kratzige Luft, die einem das Gefühl gab, eine Flaschenbürste durch die Kehle zu ziehen.

Der Gedanke an die möglichen Erleichterungen des westlichen Lebens spielte natürlich auch eine Rolle. Wir würden nicht mehr nach allen Dingen hundertmal rennen müssen. Die langen, sinnlosen Zeiten in den Warteschlangen würden wegfallen. Ich könnte mir ausdenken, was ich kochen will und die nötigen Zutaten einkaufen, statt wie bisher zu schauen, was es zu kaufen gibt und was sich daraus kochen ließ. Die knapp bemessene Freizeit wollten wir wieder zur Erholung nutzen und mit kreativen Tätigkeiten füllen, statt mit der Abwehr von Ärger. Die Vorstellung, Orte zu besuchen, deren Namen bisher nur unerfüllbare Sehnsüchte ausgelöst hatten, wie Bodensee, Alpen, Donau oder gar Straßburg, Wien, Salzburg, führte zu noch weit entfernten Träumen, die aber irgendwie erreichbar erschienen.

Um allen Missverständnissen entgegen zu wirken, mit der Ausreise erwarteten wir kein leichteres, sorgloses, bequemes Leben. Ich war bereit, jede Arbeit anzunehmen, die sich bot. Wir erwarteten, dass unsere Arbeit Früchte tragen würde, dass wir Einfluss auf unser Leben nehmen könnten statt es nur funktionierend abzusitzen.

So könnte ich den Hauptgrund unseres Ausreisebegehrens zusammenfassen: Wir wollten raus aus dem Gefängnis und dorthin, wo ein Europa aufgebaut wurde, ein Vielvölkerstaat, in dem sich die Nationen versöhnten, die Kulturen für einander interessierten, voneinander profitierten, dorthin, wo Meinungsvielfalt und Meinungsfreiheit ein verbrieftes Recht darstellten, wo Leistung gefördert statt parteipolitisch zensiert wurde.

Dass die Ausreise unser zukünftiger Weg sein sollte, war nun entschieden. Wir hatten jedoch nicht die leiseste Ahnung, wo und wie wir diesen Weg finden sollten. Wir kannten den Grundlagenvertrag von 1972 aus den Nachrichten und hatten gehört, dass es die Charta der Vereinten Nationen gab. Es gelang uns jedoch weder den Grundlagenvertrag noch die Charta irgendwo aufzutreiben. Nicht einmal in der Deutschen Bücherei waren diese Dinge uns zugänglich. Wir nahmen das nicht sonderlich tragisch, denn bisher hatten wir uns ohnehin nie erfolgreich auf irgendwelche Gesetze berufen können. Wir rätselten hin und her, formulierten Anfragen, Gesuche, Anträge ohne zu wissen, an wen wir sie richten sollten. Nicht einmal im engsten Freundeskreis wagten wir uns zu beraten.

Da tauchte eines Abends wie ein Wunder ein Ehepaar aus der unmittelbaren Nachbarschaft auf mit der Erklärung, sie wollten sich verabschieden, da sie am nächsten Morgen in den Westen ausreisen würden! Wir waren wie vom Donner gerührt, wie elektrisiert, in hektischer Hochstimmung. Ohne zu überlegen überfielen wir die beiden mit unseren Plänen und flehten sie an, uns einen Weg zu zeigen. Sie nannten uns eine Adresse, an die wir uns wenden könnten. Die Leute seien vertrauenswürdig und wüssten Bescheid, wenn wir uns auf sie beziehen würden. Aber auf jeden Fall sollten wir äußerst diskret vorgehen.

Sofort fühlten wir uns wie von einer konspirativen Aura umgeben. Ich glaube, wir machten in dieser Nacht kein Auge zu. Nach langem Hin und Her waren wir übereingekommen, die Adresse nicht gemeinsam aufzusuchen, um die Risiken so klein wie möglich zu halten. Volker würde versuchen, den Kontakt herzustellen, während ich aus sicherem Abstand das Geschehen beobachten wollte. An weitere Einzelheiten kann ich mich nicht erinnern. Ja, wir mussten vorsichtig sein, durften mit niemanden darüber sprechen, aber wir wagten schon bald und ganz offen uns mit den neuen Bekannten zu zeigen und sie zu unseren Freunden zu zählen.

Dieses Ehepaar Zimmer, etwas älter als wir, hatte schon seit Jahren einen Ausreiseantrag laufen und schien mit allen Eventualitäten vertraut. Von ihnen erfuhren wir, dass es völlig gleichgültig sei, wohin wir die Schreiben richteten, sie kämen garantiert an die zuständige Stelle. Inhaltlich brauchten wir uns keine Gedanken zu machen. Es gäbe nur eine einzige Begründung, die Aussicht auf Erfolg verspreche und das sei der Wunsch nach Familienzusammenführung. Alle anderen Erklärungen seien überflüssig, wenn nicht sogar schädlich. Dass der größte Teil der Familie, nämlich Eltern und je zwei Geschwister mit ihren Familien in der DDR bleiben würde, spreche überhaupt nicht gegen die „Familienzusammenführung“. Zimmers Nachteil sei, dass sie nur einen entfernten Verwandten in der Bundesrepublik hätten, der sich wahrscheinlich nur halbherzig ihrer Sache angenommen habe. Außerdem seien sie erst kürzlich aus einer einjährigen Haft entlassen worden. Sie seien während ihres Urlaubs in Bad Elster, einem grenznahen Gebiet, festgenommen worden und unter dem Vorwurf der versuchten Republikflucht eingesperrt worden. Was sie über die Haft und die Vernehmungsmethoden erzählten, gehört nicht in meine Erinnerungen. Uns waren ihre Erfahrungen allerdings eine eindringliche Mahnung, nicht vorsichtig genug sein zu können.

Rechtlos und ausgeliefert

Ich stehe etwas ratlos der Absicht gegenüber zu beschreiben, was jetzt kam. In unserem gewohnten Leben änderte sich zunächst gar nichts und doch wirkte die erste Antragstellung wie eine tiefgreifende, alles verändernde Zäsur. Vom ersten Tag an hatte sich unsere Einstellung zu allen Missständen und Ärgernissen verändert. Wir regten uns nicht mehr auf, sondern sahen in allem eine Bestätigung, dass unser Schritt die richtige Entscheidung war.

Es war Anfang 1980 als wir uns aus Sicherheitsgründen entschieden hatten, dass Volker den Antrag in seinem Namen stellte und für sich und seine Familie die Ausreise in die Bundesrepublik oder nach Schweden beantragte, wo seine Schwester lebte. Wir glaubten, dass ich auf diese Weise, im Fall einer Verhaftung eher Chancen gehabt hätte, bei den Kindern bleiben zu können. Diese eigenartige Form der Antragstellung wurde von keiner Stelle je hinterfragt. Erst sechs Wochen vor der Genehmigung, die allerdings zu diesem Zeitpunkt weder angedeutet noch gar ausgesprochen worden war, wurde ich aufgefordert, einen eigenen Antrag zu stellen. Das war nach mehr als drei Jahren der erste Hoffnungsschimmer.

Wie erwartet, wurde der erste Antrag ignoriert. Nach acht Wochen erneuerte Volker seinen Antrag. Daraufhin wurden wir zu einer „Anhörung“ in die Abteilung Inneres des Stadtbezirks bestellt, bei der uns mitgeteilt wurde, dass wir kein Recht hätten einen solchen Antrag zu stellen. Das sei gesetzwidrig. Auf die Frage, gegen welches Gesetz wir verstoßen würden, hieß es, dass wir das schon selber wüssten und dass die DDR kein Interesse an unserer Ausreise habe. Die Organe der DDR legten Wert darauf, uns vor unseren unüberlegten Handlungen zu schützen, auch gegen unseren Willen.

Zwei Tage nach dieser Anhörung ging Volker wie gewohnt zu seiner Arbeitsstelle. Dort verweigerte man ihm den Zutritt mit der Begründung, dass er fristlos entlassen sei. Seine privaten Gegenstände warf man ihm durch das Fenster auf die Straße. Eine Woche zuvor war er noch als *Aktivist der sozialistischen Arbeit* ausgezeichnet worden, weil er „als verantwortungs- und pflichtbewußter Erzieher mit hoher persönlicher Einsatzbereitschaft gute pädagogische Arbeit geleistet" habe.

Schriftlich bekam er kein Kündigungsschreiben, lediglich die Aufforderung, seinen Ausweis als Erziehungshelfer zurückzugeben. Die Erziehungs- und Unterhaltsfähigkeit für den in unsere Familie aufgenommenen Jungen wurde nicht angetastet, jedenfalls nicht bis zu dessen achtzehntem Lebensjahr. Dann wurde der junge Mann vor die Wahl gestellt, entweder auf seinen Studienplatz zu verzichten oder sich von uns loszusagen. Er entschied sich für die Trennung.

Gegen die fristlose Kündigung hatte Volker unter Beachtung aller Regeln der Bürokratie und Hierarchie Widerspruch eingereicht, dies ging von der Beschwerdekommission über den Rat des Kreises, den Rat des Bezirkes bis hin zur Volksbildungsministerin Margot Honecker und ihrem Mann, dem Staatsratsvorsitzenden. Von seinem Büro erhielten wir als einzige Reaktion überhaupt die Bestätigung, dass unsere Eingabe eingegangen sei und bearbeitet werde; alle anderen Anfragen und Beschwerden blieben ohne jede Antwort. Schließlich hatte Volker gegen die fristlose Entlassung Klage beim Arbeitsgericht eingereicht. Auch dieser Vorgang blieb ohne erkennbare Resonanz bis wir eines Tages einen dicken Umschlag in unserem Briefkasten fanden. Er enthielt das Urteil des Arbeitsgerichts Leipzig, das die fristlose Kündigung wegen „Verstoß gegen die Anforderungen und Pflichten eines Lehrers und Erziehers – pädagogische Nichteignung" als rechtmäßig bestätigte. Ohne unser Wissen hatte dort ein Prozess (falls das Wort gerechtfertigt ist) stattgefunden. Wer uns die Unterlagen hatte zukommen lassen, wissen wir nicht.

Etwa zur gleichen Zeit wurde mir der Lehrauftrag in den Fächern Neurologie und Psychiatrie an der Medizinischen Fachschule entzogen mit der Begründung, dass ich nicht mehr gebraucht würde.

Als nächstes kam unsere Petra, die gerade die 4. Klasse beendet hatte, heulend und protestierend aus der Schule nach Haus. Die Lehrerin sei ganz gemein, denn obwohl sie das beste Zeugnis habe, sei sie nicht ausgezeichnet worden. Stattdessen habe man ihr die Aufgabe weggenommen, die Wandzeitung für die Klasse zu gestalten. Und mit ihrer besten Freundin sollte sie auch nicht mehr spielen. Übrigens wurde ihr auch die weitere kieferorthopädische Behandlung verweigert. Zum Glück war eine befreundete Zahnärztin bereit, dies auf privater Basis zu tun.

Der Kleinkrieg hatte begonnen. Zur bisherigen Willkür kam die Schikane. Christina wurde davon bis in unser neues Zuhause verfolgt. Ihre beste Freundin durfte Christinas Briefe weder empfangen noch beantworten. Die Mutter dieses Mädchens arbeitete als Putzfrau in einer Schule. Sie gehörte damit zu den sogenannten Geheimnisträgern, denen jeglicher Westkontakt verboten war.

An meiner Arbeitsstelle war eine außerordentliche Versammlung einberufen worden, an der neben dem Ärztlichen Direktor, dem Chefarzt, den Oberärzten, der Gewerkschafts- und Parteileitung, der Abteilungsoberschwester und der Stationsschwester alle anderen Mitarbeiterinnen und Mitarbeiter der Neurologischen Klinik anwesend sein mussten. Der Ärztliche Direktor ergriff das Wort und teilte der gespannt und Unheil ahnenden Runde mit, dass ich mich entschlossen habe, in den Westen, also zum Klassenfeind überlaufen zu wollen. Wenn er das nicht verhindern könne, werde er „jedenfalls persönlich dafür sorgen, dass Sie Ihre Eltern und Ihre Heimat nie wiedersehen“. Er erwarte jetzt von den Anwesenden eine persönliche Stellungnahme, in der sich jeder einzeln und ausdrücklich von mir distanzieren solle, es sei denn, er wolle sich selbst zum Staatsfeind erklären.

Die folgende Szene hat sich mir in fast fotografischer Deutlichkeit eingeprägt. Soweit ich sehen konnte, reagierten meine engsten Mitarbeiterinnen mit ungläubiger Erstarrung, schienen kaum zu atmen, saßen wie festgenagelt und schauten nach unten ins Bodenlose. Nach der sterilen, in funktionärsdeutsche Worthülsen gekleideten Verurteilung durch die Funktionsträger kam die Reihe an sie. Eine nach der anderen erhoben sich langsam, zögernd von ihren Sitzen, den Blick unverändert gesenkt und stammelten flüsternd halb oder kaum verständliche, teils in Tränen erstickte Aussagen. Sie seien bestürzt über meine Absichten, würden den Ausreiseantrag verurteilen, nun aber mit doppelter Kraft für unser sozialistisches Kollektiv eintreten. Ich stand dabei wie eine fremde, unbeteiligte Beobachterin, Zeugin einer absurden Tragikomödie. Erst als sich die Versammlung verlaufen hatte und einzelne Mitarbeiterinnen auf mich zukamen, mich umarmten und hemmungslos weinten, meldeten sich auch in mir die menschlichen Regungen zurück.

Meine Arbeit als Stationsärztin ging weiter als sei nichts geschehen, lediglich einige Kollegen aus anderen Kliniken gingen mir sichtbar aus dem Weg und grüßten mich nicht mehr.

Einmal hatte sich Petra eine üble Verletzung am Zeigefinger zugezogen, die dringend chirurgisch versorgt werden musste. Ich lief mit ihr zu einem Kollegen, für dessen Abteilung ich seit Jahren als neurologischer Konsiliarius tätig gewesen war und mit dem mich eine freundschaftliche Kollegialität verband. Er war nicht einmal bereit, sich die Wunde anzusehen, geschweige denn mich zu treffen. Er ließ ausrichten, dass er für mich nicht mehr zuständig sei, ich solle mich an den diensthabenden Arzt der Poliklinik wenden. Ich war außer mir. Die Sorge um die Verletzung und um mein armes Kind war das eine, die Entrüstung über die völlig unerwartete Reaktion dieses immer geschätzten Kollegen aber machte mich fassungslos. Eines Tages suchte er die Begegnung mit mir außerhalb des Krankenhausgeländes und bat mich um Verständnis für sein Verhalten. Er könne es sich nicht leisten sich zu kompromittieren. Er habe selbst zwei Kinder, wolle deren Zukunft und auch seine eigene nicht auf's Spiel setzen. Ich konnte ihn guten Gewissens beruhigen. Wir wussten beide, dass Menschen wegen geringerer Risiken ihre Gesinnung verleugnet hatten.

Mehrmals klingelte bei uns zu Haus unangemeldet der Abschnittsbevollmächtigte der Polizei und verlangte mit fadenscheinigen Begründungen Einlass. Ihm sei zu Ohren gekommen, dass bei uns eingebrochen worden sei; nun müsse er sich davon überzeugen, dass wir nicht zu Schaden gekommen seien. Unser Beteuern, dass wir keinen Einbruch gemeldet und auch keinen Schaden erlitten hätten, überhörte der gewissenhafte Polizist.

Ein anderes Mal gab er an überprüfen zu sollen, ob der vorgeschriebene Brandschutz in unserer Wohnung gewährleistet sei. Dann wieder ging es um den Strom- und Wasseranschluss oder um die Frage, ob unsere Wohnung möglicherweise zu groß für uns sei. Zweimal wollte er unser Auto untersuchen, weil uns jemand wegen Fahrerflucht angezeigt hätte.

Als wir am Wahlsonntag 1981 bis gegen Mittag nicht an der Volkskammerwahl teilgenommen hatten, kamen im Abstand von wenigen Stunden zwei Abordnungen, um uns an unser Wahlrecht zu erinnern! Sie schämten sich nicht einmal dafür, uns zu tadeln, weil wir trotz des Wahltags keine Fahne vor das Fenster gehängt hatten.

Die nervenaufreibendste Schikane des ganzen Antragsverfahrens war das Warten. Das mag beim Lesen den Gedanken auslösen, na, wenn es nichts Schlimmeres ist, geht es ja, aber das ungewisse Warten war zermürbend.

Wir warteten rund um die Uhr und rechneten mit allem, auch mit Verhaftung. Unsere Kinder hatten genaue Anweisung wie sie sich verhalten und wohin sie sich wenden sollten, falls wir nicht nach Haus kommen würden. Bei den angegebenen Adressen seien sie sicher. Wir würden sie dort abholen. Gut sichtbar hatten wir immer einen Zettel aufgehängt, auf dem stand, wo wir waren und wie wir zu erreichen seien.

Zum Warten gehörte vor allem der Gang zum Briefkasten zweimal am Tag und unzählige Male der Blick aus dem Küchenfenster hinunter zum Briefkasten. Der Gang zum Fenster füllte jeden freien Augenblick, denn das Warten begleitete alle Tätigkeiten. Und dann natürlich die ständige Enttäuschung. Nichts! Wieder nichts! Kein Brief! Keine Mitteilung! Keine Reaktion! Monatelang liefen alle unsere Aktivitäten ins Leere. Das Warten auf den Bus oder auf Weihnachten, das hat ein bekanntes Ende, da wird Wartezeit mit Sicherheit kürzer. Da rückt das erwartete Ziel berechenbar näher. Unser Warten entsprach einer ständigen Anspannung und Erwartung, die wie undurchdringlicher Nebel oder wie ein schwarzes Loch alles vereinnahmte. Wir wussten nicht, was uns erwartete. Ohne die Versicherung meines Bruders Dieter, dass er in der Bundesrepublik eine Reihe einflussreicher Stellen und namhafte Persönlichkeiten habe gewinnen können, die unser Ausreisebegehren unterstützen wollten, wäre die Ungewissheit unerträglich gewesen. Seine Fürsorge machte uns Mut und gab Hoffnung.

Eines Tages endlich, während wir im Harz ein paar Urlaubstage verbrachten, schickten uns Freunde, die unseren Briefkasten mit Argusaugen hüteten, ein Telegramm mit der Nachricht, dass wir zu einer Anhörung zum Rat des Stadtbezirks kommen sollten.

Das war die ersehnte Reaktion! Jetzt ließ sich die gewaltsam gedämpfte Erwartung nicht mehr bändigen. Unsere Fantasien flogen in den Himmel und landeten in der

Hölle. Stehenden Fußes brachen wir unsere Zelte ab, fuhren zurück, packten uns alle vier in unsere ansehnlichsten Kleider und eilten frisch gestriegelt und gebügelt zur Abteilung Inneres. Den kaum beleuchteten, grau-grün getünchten Flur kannten wir schon. Auch die dunkelbraune Tür mit der Aufschrift „Nicht klopfen, nicht eintreten ohne Aufforderung!" war uns schon vertraut. Es wunderte uns auch nicht mehr, dass es keine Stühle gab, die das Warten erleichtert hätten. Wie beim ersten Mal, warteten wir etwa zwei Stunden. Dann wurden wir eingelassen, die Kinder mussten draußen bleiben. Unsere Anspannung hatte ihren Höhepunkt erreicht. Würden wir jetzt erfahren, ob und wann und unter welchen Bedingungen wir ausreisen könnten? Meine Hände waren schweißnass, der Atem ging nur stoßweise. Wir nahmen förmlich Platz in der gefürchteten Amtsstube. Die Frau, die uns vernahm, platzierte beiläufig ihre Handtasche so, dass uns der Blick auf den Schreibtisch versperrt war. Nach einer bedeutungsschweren Pause wendete sie sich mit einer harmlos-freundlichen, völlige Gleichgültigkeit ausdrückenden Stimme an Volker: „Ich wollte nur mal wissen, ob Sie noch immer nicht arbeiten?" Die Frage verschlug mir den Atem. Mir blieb die Luft weg. Abgesehen davon, dass die Frage keine Frage, sondern eine kalt berechnete Provokation war, denn die Antwort war natürlich bekannt, empfand ich sie wie einen hinterhältigen Schlag ins Genick. Wir hatten alles stehen und liegen gelassen, hatten an nichts anderes mehr denken können, waren seit der Benachrichtigung in höchster Anspannung, hatten den weiten Weg nicht gescheut, um hier zu bestätigen, was längst bekannt war. Wir brachten natürlich die Sprache auf unseren Antrag. Doch der stehe hier nicht zur Debatte, dazu könne sie nichts sagen, es gebe ja gar keinen Antrag, das wüssten wir doch genau. Als das Hin und Her der Rede etwas brenzlig zu werden schien, trat ein Mann, offenbar der Vorgesetzte der Vernehmerin, durch eine Tapetentür ein und beendete das Gespräch mit der Drohung, sie könnten auch anders, wenn wir es darauf anlegten. Im Übrigen sei mein Mann zur Arbeit verpflichtet. Wer nicht arbeite, könne wegen asozialen Verhaltens einer Arbeitserziehungsmaßnahme zugeführt werden. Schluss. Aus. Ende. Wir zogen ab, aufgewühlt, verängstigt, wütend, bestärkt in unserem Vorhaben.

Etwa ein Jahr nach der Antragsstellung klingelte es. Vor der Tür stand mein Dresdner Bruder Heiner, leichenblass, in sich zusammengesunken, zitternd. Mein erster Gedanke war, dass seiner Frau etwas Schreckliches passiert sein müsse. Ich bat ihn erst einmal herein. Er war völlig aufgelöst, kaum zu geordneter Bewegung fähig. Die Frage brach aus ihm heraus: „Ist das wahr, dass ihr in den Westen wollt?“ Zunächst war ich erleichtert, weil mit seiner Familie alles in Ordnung war, zugleich erschütterte mich seine Betroffenheit.

Er war ohne Begründung vor seine Betriebsparteikommission zitiert worden, die ihm mitteilte, dass er jeglichen Kontakt zu seiner Schwester abbrechen müsse, es sei denn, sie ziehe ihren Antrag auf Ausreise zurück. Geschehe das nicht, könne er in seiner verantwortungsvollen Position als Abteilungsleiter eines Baukombinats nicht mehr beschäftigt werden.

Jetzt waren auch wir sprachlos. So also fühlte sich sozialistische Sippenhaft an! Ohne unsere Gedanken ausgetauscht zu haben, stand für uns alle fest, wir werden uns nicht erpressen lassen. So klein würden wir uns nicht machen. Diesen Triumph sollten die Parteibonzen nicht feiern. Nur, was würde aus meinem Bruder und seiner Familie? Wie weit würde die Diskriminierung gehen? Was würde das beruflich für ihn bedeuten und für seine Kinder? Bis tief in die Nacht grübelten wir über diesen traurigen Fragen. Schweren und bangen Herzens verabschiedeten wir uns.

Mein Bruder wurde in der betrieblichen Hierarchie um zwei Stufen nach unten versetzt, natürlich auch mit entsprechender Gehaltseinbuße. Er hat sich bei uns niemals beklagt, uns nie Vorwürfe gemacht. Wir konnten ihn nicht entschädigen. Wir konnten ihm mit Worten danken, mehr nicht.

Diesem Bruder, Jahrgang 1930, hatten die politischen Umstände mehr zugesetzt als es sein ruhiges, ausgeglichenes Wesen ahnen ließ. Mit dem Kriegsende hatte er die Volksschule abgeschlossen. Unser Vater war noch irgendwo in Gefangenschaft, der Schulbetrieb war noch nicht wieder angelaufen. Da entschied unser Großvater kurzerhand, dass er ein Handwerk erlernen solle. Er habe ihn bereits als Maurerlehrling in einem Bauhof angemeldet. Jetzt, wo alles kaputt sei, werde er genug zu tun haben. So geschah es. Heiner hatte sich gefügt und schien zufrieden, mit seinen Händen etwas Handfestes schaffen zu können. Anfang der fünfziger Jahre studierte er an einer Fachschule, wurde Bauingenieur und erarbeitete sich Schritt für Schritt seine Karriere, die durch unseren Ausreiseantrag rücksichtslos beendet wurde; die Lust an der Arbeit verlor er nie. Ich hörte ihn auch niemals klagen, aber dass etwas in ihm zerbrochen sein musste, war leicht vorstellbar.

Gleich nach der Wende wurde er „abgewickelt“ und fand trotz aller Suche und Kompromissbereitschaft keine Arbeit mehr. Er hätte so gern aktiv mitwirken wollen am Neubeginn, stattdessen wurde er mit sechzig Jahren unfreiwillig zum Rentenempfänger. Er gehörte zu den vielen, die frühzeitig ihre Hoffnung hatten fallen lassen, dass mit der Wiedervereinigung auch die Stärken der beiden deutschen Nachkriegsstaaten vereint würden.

Ein Trost für mich war seine rundum gelungene Ehe und Familie, seine Kinder und Enkel, die sich ihr Berufsleben so aufbauten, wie er es sicher gern getan hätte. Kurz nach seinem vierundachtzigsten Geburtstag hat er im Kreis seiner Familie zufrieden diese Welt verlassen.

Mein jüngster Bruder Hans wurde zur selben Zeit in seinem Betrieb vor die gleiche Alternative gestellt. Er entschied sich für die Distanzierung von uns. Wie schwer ihm das gefallen sein mag, darüber haben wir nie gesprochen. Aber unsere herzliche geschwisterliche Zuneigung hat auch diese Schikane nicht zerstören können. Wir wussten, dass politische Zwänge uns nicht auseinanderbringen konnten, auch wenn wir uns bis zur Wende nicht mehr sehen oder schreiben durften. Der Kontakt blieb über unsere Mutter erhalten.

Hans, dem der Arbeiter- und Bauernstaat den Zugang zur Oberschule verwehrte, hatte eine vergleichbare berufliche Karriere durchlaufen wie Heiner. Ihm war nach der Volksschule und dem Abschluss seiner Ausbildung zum Chemiefacharbeiter ebenfalls das Studium an einer Ingenieurschule ermöglicht worden. Mit viel Fleiß und Können und mit der geforderten politischen Haltung hatte er sich hochgearbeitet und war in der Kaliindustrie ein geachteter Fabrikdirektor. Die Wende traf ihn nicht so drastisch wie seinen Bruder, jedoch musste er den eigenen Betrieb „abwickeln“, also alles das zerschlagen, was er zuvor aufgebaut hatte. Was er dabei empfunden hat, kann wohl nur der ermessen, dem ähnliches widerfuhr.

In dieses Jahr 1981 fielen noch zwei schwere, einschneidende Ereignisse. Mein Vater starb nach nur vierwöchiger Erkrankung an einer sehr spät diagnostizierten Lungenentzündung, als deren Ursache eine Pilzinfektion angenommen wurde. Wegen der Erkrankung hatten wir meine Eltern kurzfristig nach Leipzig kommen lassen in der Hoffnung, hier gezielte Behandlung zu finden. Sicher wurde alles damals Mögliche getan. Er wurde noch in die Robert-Koch-Lungenklinik aufgenommen. Bis zuletzt war er zuversichtlich und glaubte an Genesung. Es war uns allen ein Trost, dass wir bei ihm sein konnten als er uns verließ.

Natürlich war es für meine Mutter am schlimmsten. Wir standen ihr bei so gut es ging. Aber auch für mich war wohl eine Belastungsgrenze überschritten. Unsere nur nach außen hin intakte Ehe war dafür sicher mitverantwortlich. Jedenfalls erkrankte ich nach mehrjährigem beschwerdefreien Intervall wenige Wochen nach dem Tod meines Vaters an einem Status epilepticus, bekam also mehrere Anfälle hintereinander ohne das Bewusstsein zwischendurch wieder zu erlangen. Ich wurde einige Tage intensivmedizinisch überwacht und anschließend auf der eigenen Station weiter behandelt. Nicht lange darauf wiederholte sich ein solcher Status. In der Folgezeit nahm die Anfallshäufigkeit trotz aller Medikation zu.

Ursächlich dürfte die wegen schwerer Nebenwirkungen notwendige Umstellung vom bewährten Phenytoin auf andere Medikamente eine Rolle gespielt haben. Darüber hinaus diagnostizierte ich zusätzlich eine akute Schilddrüsenentzündung, denn ich hatte heftige Herzschmerzen und Herzrhythmusstörungen, eine schwere Einflussstauung, konnte deshalb kaum die Arme heben, mich nur noch schlecht konzentrieren und fühlte mich ausgesprochen krank. Eine internistische Mitbehandlung war dringend geboten und mit meinem Chef, der seit Jahren mein behandelnder Arzt war, auch vereinbart. Als ich zu der vorgesehenen stationären Untersuchung bereit war, lehnte das Krankenhaus meine Aufnahme und Behandlung ab mit den Worten: „Für Sie ist hier kein Platz mehr.“ Unmittelbar darauf teilte auch mein Chef mir mit, dass er meine Behandlung nicht länger übernehmen könne. Eine Begründung sei er mir nicht schuldig. Solange ich krankgeschrieben sei, dürfe ich auch sein und mein Dienstzimmer nicht mehr betreten. Ich war so aufgebracht, dass ich ohne Überlegung verlangte, mich sofort gesund zu schreiben, was er auch tat.

In Wahrheit war ich alles andere als arbeitsfähig. Ich erinnere mich noch wie ich hinter meinem Schreibtisch saß und mühsam und wohl auch vergeblich versuchte zu verstehen, was ein Patient mir erzählte. Ich konnte immer nur denken: Du darfst hier nicht arbeiten, das ist falsch; du bist krank.

Ich wendete mich schriftlich an den Bezirksarzt mit der Bitte, mich untersuchen und begutachten zu lassen. Der Brief blieb ohne Antwort.

Nach meiner Ausreise stellte sich heraus, dass ich eine Hashimoto-Thyreoiditis durchgemacht hatte und jetzt an einer schweren Hypothyreose erkrankt war. Wie schlecht es mir ergangen war, wurde mir erst bewusst, als sich mein Befinden besserte. Es war, als löste sich ein bleischwerer Anzug auf, der mich immer in eine zähflüssige Tiefe gezogen hatte, aus der ich nur mit größter Willensanstrengung auftauchen konnte. Mit der sachgerechten medikamentösen Behandlung ging es mir innerhalb von vier Wochen sehr viel besser. Ich fing wieder an zu leben, konnte denken, flüssig sprechen, wurde wieder fröhlich, das ständige Herzstolpern hörte auf, die Anfälle wurden immer seltener.

Noch in der DDR kündigte ich meine Arbeitsstelle aus gesundheitlichen Gründen. Es zeigte sich, dass dies ein kluger Schritt war, denn solange ich ärztlich tätig war, würde die Ausreise sicher nicht genehmigt werden. Meine Kündigung wurde widerspruchslos hingenommen; auch „Arbeitserziehungsmaßnahmen" wurden mir nicht angedroht. Um gerade letzteres nicht zu riskieren, nahm Volker eine Stelle als Verkäufer in einem privaten Fotogeschäft an.

Trotzdem lebten wir finanziell nun auf sparsamster Flamme und hätten wohl ohne die großzügige Unterstützung von Dieter und Sigi kaum so gut durchhalten können. Als letzte Reserve hatten wir unseren *Wartburg* in petto, hofften allerdings, ihn zur Ausreise benutzen zu können.

Während der gesamten Wartezeit standen wir mit Dieter aus Tübingen in enger Verbindung. Da es zu gefährlich war, sich brieflich oder telefonisch auszusprechen, trafen wir uns wiederholt in Ostberlin. Durch ihn erfuhren wir, dass die bundesdeutschen Instanzen mit unserem Fall befasst waren. Das war eine unerlässliche Voraussetzung, denn wenn für die Ausreisewilligen in der Bundesrepublik niemand eintrat, existierte der Vorgang offiziell gar nicht.

Meinem Bruder war über das Ministerium für innerdeutsche Angelegenheiten in Bonn mitgeteilt worden, dass unsere Ausreise sich besonders schwierig gestalte, weil eine ganze Familie gehen wollte und weil ich als Ärztin zu den Mangelberufen zählte, auf die die DDR nicht verzichten wolle. Wie die innerdeutschen Verhandlungen über die Ausreisebegehren tatsächlich abliefen, wusste aus unserer Umgebung niemand zu sagen.

Es gab Gerüchte, nach denen die Bundesrepublik politische Gefangene frei kaufte und auch für die Menschen zahlte, die im Rahmen der sogenannten Familienzusammenführung ausreisen wollten. Sogar Preise waren im Umlauf, wie viel jeder „wert" war, abhängig von Alter, Ausbildung bzw. Beruf und sicher von noch anderen Kriterien. Bei einem Vergleich mit Google-Angaben von heute, stellten sich die Zahlen von damals als ziemlich zutreffend heraus. So wurde in der Gerüchteküche meine Familie mit ungefähr 260.000 DM taxiert.

Wir hatten auch gehört, dass wir unbedingt Kontakt zu Rechtsanwalt Dr. Wolfgang Vogel in Berlin aufnehmen müssten. Er sei der von Honecker offiziell Beauftragte für sogenannte humanitäre Fragen. Wir dürften uns nicht abweisen und durch abweisende Behandlung nicht entmutigen lassen. Keine Ausreise gelinge ohne diesen Rechtsanwalt. Parallel dazu hatte sich Dieter an den Westberliner Anwalt Jürgen Stange gewandt, der, wie es hieß, bei diesen deutsch-deutschen Menschenhandelsgeschäften die Bundesrepublik vertrat. Während mein

Bruder brieflich und persönlich unser Anliegen bei Jürgen Stange vortragen konnte, standen wir da wie im luftleeren Raum. Wie sollten wir die Adresse von Dr. Vogel finden? Im Telefonbuch gab es jedenfalls keinen Eintrag. Beim Einwohnermeldeamt oder nach einem etwaigen Register der Anwaltskanzleien konnten wir auch nicht fragen. Von anderen Ausreisewilligen bekamen wir die Adresse und eine ungefähre Beschreibung, wie die Kanzlei zu finden sei. Es handle sich um eine unscheinbare Villa hinter einem weißen Holzzaun. Mitunter stünde ein goldfarbener Mercedes vor der Tür. Wir sollten das Haus eine Weile beobachten, um zu sehen, wer aus- und einging und ob uns jemand gefolgt sei. Tatsächlich stimmten die Beschreibungen haargenau. Es war nicht schwer, das Haus zu identifizieren. Dass dort eine so wichtige Kanzlei untergebracht war, ließ sich von außen durch nichts vermuten.

Mit klopfendem Herzen und uns nach allen Seiten sichernd, traten wir ein in einen ziemlich teuer wirkenden Vorraum mit gediegenen Möbeln, schweren Teppichen, bequemen Ledersesseln und einem warmen, Intimität ausstrahlenden Licht. Sofort trat uns eine elegant gekleidete Frau in den Weg. Ihr Auftreten wirkte routiniert und selbstsicher. Was wir hier wollten, wir hätten hier keinen Zutritt. Unsere Information über einen Rechtsanwalt, der in Ausreiseangelegenheiten tätig würde, sei vollkommen falsch. Wir müssten wieder gehen, sie könne nichts für uns tun. Das, was wir wollten, sei ihr völlig unbekannt. Damit war die Audienz beendet. Es gelang uns noch wie nebenbei, ihr einen vorbereiteten Zettel mit unseren Personalien in die Hand zu drücken, den sie kommentarlos behielt. Ich weiß nicht, wie uns zumute gewesen wäre, wenn wir mit so etwas Ähnlichem nicht gerechnet hätten. Trotzdem war es sehr deprimierend. Wir kamen uns sehr verloren vor, auch gedemütigt und ausgeliefert.

Wenige Wochen später reisten wir erneut nach Berlin in die Kanzlei. Diesmal waren wir etwas forscher, die Empfangsdame wirkte um eine Spur entgegenkommender. Wie wir auf diese Kanzlei gekommen seien und wieso wir glaubten, dass sie etwas für uns tun könnten. Wir verwiesen auf unseren ersten Besuch und dass unsere Personalien bereits vorlägen. Darauf behandelte sie uns wie unbedeutende, aber legitime Kunden. Sie könne uns ja einmal einen Termin geben, damit wir Gelegenheit hätten, ausführlicher unser Anliegen zu schildern. Trotz dieser scheinbar kargen Ausbeute fuhren wir hochgestimmt nach Hause. Wir wussten, wir sind auf der richtigen Spur.

Ich kann nicht sagen, wie oft wir noch in der Kanzlei vorsprechen mussten, ehe uns Dr. Vogel selbst zum ersten Mal persönlich empfing. Er war sehr reserviert, wortkarg, unnahbar, ließ sich nur wenige Fakten sagen und riet uns, das ganze Anliegen aufzugeben, er sehe keine Möglichkeit uns zu helfen. Wir sollten wiederkommen, falls sich etwas an unserer Situation änderte.

Von diesem Zeitpunkt an, hielten wir den Anwalt schriftlich über alles auf dem Laufenden, was im Zusammenhang mit dem Ausreisewunsch geschah. Erstmals etwa ein halbes Jahr vor unserer Ausreise verlief die Unterredung mit ihm in einer sachlich konstruktiven, freundlicheren Weise. Wir glaubten, so etwas wie Mitgefühl und Aufmunterung zu spüren. Er bedaure, keine erfreulicheren Ergebnisse vorweisen zu können, empfehle aber in zwei bis drei Monaten wieder zu kommen. In einem Schreiben von Rechtsanwalt Stange an meinen Bruder hieß es zur gleichen Zeit, also im Februar 1983, erstmals: „Wie bereits telefonisch mitgeteilt, besteht nunmehr … Hoffnung darauf, dass das Anliegen Ihrer Schwester mit einer positiven Tendenz bearbeitet wird. …(Es) kann damit gerechnet werden, daß das Ergebnis der abschließenden Überprüfung gegen Mitte dieses Jahres vorliegt."

Anfang Juni 1983 bekamen wir ein freundliches Schreiben von der Abteilung Inneres, in dem mitgeteilt wurde, dass unser Antrag auf Ausbürgerung aus dem Staatsverband der DDR genehmigt worden sei und wir innerhalb von vier Wochen das Land verlassen sollten. Als Anlage fanden wir eine lange Liste mit den vorgeschriebenen Behördengängen, vielleicht die letzte Möglichkeit zur Schikane.

Wir mussten alle bestehenden Verträge kündigen; das war kein Problem, so viele hatten wir nicht. Von den entsprechenden Stellen sollten jedoch Bescheinigungen vorgelegt werden, die die Kündigungen bestätigten, z.B. von Geldinstituten, Bibliotheken, Hundesteuer (wir hatten noch nie einen Hund), Vermieter, Arbeitsstellen, Schulbetrieb, ich weiß nicht mehr, was noch alles; es war zu unsinnig. Bei der Polizei mussten wir uns bescheinigen lassen, dass keine Strafanzeige gegen uns vorlag. Mit eidesstattlicher Versicherung mussten wir unsere Schuldenfreiheit bekunden. Eine Abmeldung bei Versicherungen war nicht vorgeschrieben.

Wenn wir etwas aus unserem Hausrat mitnehmen wollten, so hätten wir Folgendes zu beachten: Den

Transport übernehme eine dafür autorisierte Spedition. Die Kosten müssten in DM bezahlt werden, ein Zahlungsmittel, das schon seit Jahren inoffiziell als zweite Währung galt. Schmuck, Bücher, Bilder oder andere Kunstgegenstände, Porzellan, Fotoapparate, Noten, Pelze, Uhren, Schallplatten, Briefmarken dürften nur ausgeführt werden, wenn von vorgeschriebenen Stellen eine Unbedenklichkeitserklärung vorgelegt würde. Es dürfe sich nämlich nicht um *Nationales Kulturgut* handeln. Für jeden Gegenstand war eine andere Stelle zuständig, teilweise in anderen Städten. Für Bücher mit Erscheinungsjahr vor 1933 wurde eine Stelle genannt, für Bücher zwischen 1933 und 1945 eine andere, Bücher nach 1945 waren nicht genehmigungspflichtig. Wir rannten, was das Zeug hielt, um alles zusammen zu kriegen. Das Hochgefühl des nahen Endes gab uns Kraft. Aber die Angst, es könnte im letzten Augenblick noch etwas schief gehen, war allgegenwärtig. Alles, was wir mitnehmen wollten, vom Taschentuch bis zum Teddybär, musste aufgelistet werden, in fünffacher Ausfertigung beim Zoll vorgelegt und die Richtigkeit der Angaben bescheinigt werden.

Am zweiten Juli 1983 in aller Herrgottsfrühe bestiegen wir unseren vollgepackten *Wartburg* und rollten langsam auf unser Ziel Tübingen zu. Am Abend zuvor hatten wir bei und mit Verwandten und Freunden einen tränenreichen, freudigen, trauernden Abschied gefeiert. Wir wussten alle, dass ein Wiedersehen in völlig ungewisser Zukunft lag.

Wir fuhren über die Autobahn zum Hermsdorfer Kreuz, wo wir ein letztes Mal meinen Schwager Claus und seinen Lebenspartner Wolfgang umarmten und mit guten Wünschen zurück ließen. Sie wollten am nächsten Tag ihren Ausreiseantrag stellen.

Hinter der Ausfahrt Lobenstein waren keine DDR-Fahrzeuge mehr zu sehen. Es gab kaum Verkehr. Wir näherten uns den Grenzanlagen. Für mein inneres Gefühlsdurcheinander von damals finde ich keine Worte. Vielleicht lässt es sich mit dem Zustand vergleichen, in dem ich mich vor meiner Hochzeit befand oder beim Staatsexamen. Es dominierten Spannung, Erwartung, Angst, Freude, Neugier. Wir wurden auf eine Sonderspur gelenkt und vor den Grenzposten zum Stehen gebracht. Der eigentliche Transitverkehr war hier nicht mehr sichtbar. Im gewohnt barschen Befehlston hieß es: Sie wollen ausreisen?! Papiere! Aussteigen! Türen und Kofferraum öffnen! Wo ist Ihr DDR-Staatskennzeichen? Sie können ohne dies nicht ausreisen. Mir rutschte das Herz in die Hosen. Jetzt waren wir geliefert! Wir hatten noch nie ein DDR-Emblem am Auto. Jetzt wurde uns das zum Verhängnis. Wieder war es unsere Christina, die einen kühlen Kopf behielt und dem Grenzer entgegnete: „Wir sind keine DDR-Bürger. Wir sind staatenlos.“ Das saß. Die Abfertigung wurde nun förmlicher. Ob wir etwas ausführen würden, was nicht angegeben sei? Natürlich nicht! Das Auto wurde nach allen Regeln der Kunst durchsucht, die persönlichen Dokumente Blatt für Blatt gesichtet. Dann fanden sie doch noch eine Gelegenheit zur Schikane. Petra hatte die alte, funktionsunfähige Agfa-Box von 1930 als Andenken an ihren Opa mitgenommen, und wir hatten sie nicht als Fotoapparat registrieren lassen. Christina hielt ein Handteller großes Stück Kaninchenfell in der Hand, weil es so schön weich war. Wir hatten nicht bedacht, dies als Ausfuhr von Pelzwaren genehmigen zu lassen. Nun war die Aufregung auf ihrem Höhepunkt. Ich argumentierte mit Händen und Füßen, dass es sich doch um Kinderspielzeug handele, nicht um irgendwelche Wertgegenstände. Offenbar hatte ich gar nicht gemerkt, dass die Grenzer sich nur einen Scherz mit uns erlaubt hatten. Vielleicht waren diese Art Späße die einzigen, die ihnen ihre Arbeit erlaubte. Jedenfalls verwandelten sich die Posten in Menschen, denen sogar ein Lächeln über das Gesicht huschte. Sie hoben pflichtschuldig die Hände an die Mütze, grüßten lässig und wünschten uns viel Glück!

Die Straße war jetzt eine Schotterpiste, die eigentlich nur für Panzerfahrzeuge ungefährlich war. Im Schritttempo holperten wir über die letzten, endlos erscheinenden DDR-Meter, die an der grünen Grenze dem Todesstreifen entsprachen.

Das Tor in die Zukunft

Endlich sahen wir die westdeutsche Grenze, das Schild „Bundesrepublik Deutschland“, den Zoll und die Grenzposten. Ob meine eigene Freude und Erleichterung mir den Eindruck vorgaukelten, kann ich nicht sagen. Alles sah heller aus, freundlich, übersichtlich, einladend. Wir zeigten unsere Papiere. Keine Beanstandungen, keine Durchsuchung. Doch dann der Hinweis, dass wir besser nicht ohne Versicherungsschutz weiterfahren sollten. Wieder fuhr mir der Schreck durch alle Glieder. Wo sollten wir eine Versicherung hernehmen? Wie sollten wir die bezahlen? Doch noch ehe ich richtig denken konnte, wurde uns die Lösung angeboten. Wir könnten für zwei Tage ein rotes Überführungskennzeichen anbringen lassen, das uns kostenlos zur Verfügung gestellt würde, damit wären wir auf der sicheren Seite. Es war die erste hilfreiche staatliche Fürsorge seit ewigen Zeiten. Mir kam sie wie ein großzügiges Türöffnen vor. Es sollte viele Jahre dauern, ehe ich mich ganz langsam daran gewöhnt hatte, dass es für die allermeisten Alltagsprobleme einfache Lösungen gab.

Gleich hinter der Grenze mussten wir anhalten. Ich konnte nicht mehr; ich war so voller Glücksgefühl, dass ich aussteigen und mich bewegen musste. Doch anstatt ein wenig herumzugehen, ließ ich mich gegen meine eigene Vernunft zur Erde fallen, wollte sie mit beiden Armen umfassen und musste sie küssen. Ich schämte mich vor mir selbst wegen dieser abgeschmackten Geste, aber sie war nun einmal geschehen.

Unser erstes Ziel war Kulmbach, wo die Nachbarn, die uns den ersten Schritt im Ausreisevorhaben gewiesen hatten, uns zum Frühstück eingeladen hatten. Peinlich muss ich bekennen, dass sich meine Erinnerung an dieses Wiedersehen ganz und gar auf das Essen beschränkt. Allein schon dieser herrliche Duft nach Bohnenkaffee, und dann diese Brötchen, sagenhaft, riesig groß und weiß und duftend und so locker trotz knuspriger Kruste! Dazu gab es einen sahnigen, mild gewürzten Frischkäse, von dem ich heute noch schwärme, auch wenn ich inzwischen weiß, dass es nichts außergewöhnliches war. Volker und die Kinder stimmten in das Ah und Oh und Hhmm ein und vor lauter Überschwang und Herzlichkeit hat nichts anderes mein Bewusstsein erreicht.

Auch von der Fahrt nach Tübingen sind nur Erinnerungssplitter hängen geblieben. Es gab so viel zu sehen, dass wir mit unseren Sinnen gar nicht hinterher kamen. Die vielen Schilder, Plakate, Anzeigen, Fahnen, die gepflegten Grünstreifen, Blumenrabatten, wo sollten wir zuerst hinschauen? Wie sollten wir so schnell herausfinden, welche wichtig für uns waren? Am alten *Echterdinger Ei* bei Stuttgart verloren wir die Orientierung, fuhren ein paar Mal im Kreis. Jetzt nur nicht die Nerven verlieren! So kurz vor dem Ziel nur ja keinen Unfall bauen! Das hing noch nicht einmal von uns allein ab, denn viele Autofahrer vergaßen nach vorn und auf den Verkehr zu schauen, als sie unser knatterndes, ungewöhnliches Zweitaktvehikel sahen und hörten.

Dass ich auch die Ankunft bei Dieter und Sigi nur noch als Tatsache wiedergeben kann, beschämt mich. Offenbar ist alles mit dem Stein der Erleichterung, der mir vom Herzen rollte, weg geschleudert worden.

Mein treu sorgender Dieter hatte schon in Erfahrung gebracht, dass es am sinnvollsten sei, unsere Einbürgerung im Zentralen Bundesnotaufnahmelager in Gießen zu erledigen. Dort wären alle nötigen Behörden und das erforderliche Know-how unter einem Dach, wodurch uns umständliche Wege und Warterei erspart würde. Die Kinder brauchten nicht mitzukommen.

Also fuhren wir am folgenden Tag nach Gießen und wurden tatsächlich schon einen Tag später ordnungsgemäß als Bürger der Bundesrepublik Deutschland anerkannt.

Trotz der Kürze dieses Abstechers in eine fremde, bürokratisch-kalte Welt, haben sich so intensive Erinnerungen festgesetzt, dass sie mir einige Worte wert sind. Zwei Tage im Lager haben mir gereicht, um eine leise Ahnung davon zu bekommen, was es heißt, als Flüchtling anzukommen. Zuerst stand ich sprachlos vor einem Obstladen am Eingang zum Lager und konnte mich vom Anschauen der Auslagen nicht trennen. Ich heulte hemmungslos, vor Freude oder vor Rührung oder vor Wut? Hier lag ein Überfluss auf der Straße, liebevoll dekoriert und hundert Kilometer weiter östlich …

Die große Anlage mit den zahllosen Lagergebäuden, die einst bis zu siebenhundert Menschen aufnehmen konnte, war fast menschenleer. Dennoch fühlten wir uns nicht verloren, denn vom ersten Betreten an wurde uns der Weg gewiesen. Alles strahlte Routine aus. Die Kleiderkammer strotzte vor Auswahl. Wir waren die einzigen Suchenden. Mut machend wurden wir aufgefordert zuzugreifen, ohne falsche Bescheidenheit, wir könnten doch sicher etwas brauchen, wenigstens für die Kinder. Peinlich berührt hat mich die Behandlung in der Sanitätsbaracke. Obwohl die ärztliche Kollegin wusste, wer wir waren, bestand sie darauf, nach Läusen und Geschlechtskrankheiten zu suchen und zwar auf eine äußerst erniedrigende Art. Ich kam mir vor als sei ich einem Flüchtlingstreck der unmittelbaren Nachkriegszeit entlaufen. Auch bei der Essensausgabe herrschte diese unangenehme, unpersönliche Atmosphäre. Ich kann mich an höchstens drei weitere Personen erinnern, die wie wir Aufnahme suchten, aber hinter der Theke regierten zwei Frauen als hätten sie ein ganzes Bataillon zu versorgen.

Am stärksten beeindruckte mich die Untersuchung durch die Geheimdienste, mit der ich überhaupt nicht gerechnet hatte. Den Anfang machte der amerikanische Geheimdienst, der mich vor allem dadurch überraschte, dass er sogar Unterlagen über Dieter von 1947 vorliegen hatte. Das Gespräch wurde von zwei in Zivil gekleideten Männern in akzentfreiem Deutsch geführt, war freundlich und höflich, aber unerbittlich in der Sache. Ich merkte schnell, dass die beiden viel besser informiert waren als ich, auch als es um scheinbar belanglose Details ging. Ob denn in unserer Nachbarschaft in Leipzig, in der Nähe der Kaserne, in der Volker gedient hatte, der Zaun noch stünde und das kleine Gartenhäuschen? Ob sich die Straßenbahnhaltestelle direkt vor der Kaserne befinde? Ob das eine Grundstück in unserer Straße bebaut worden sei? Ob wir etwas über den Bezirksparteisekretär Horst Schumann wüssten, der nicht weit von uns wohnte? Ob die Unterkünfte der russischen Offiziere sich von anderen Wohnhäusern unterscheiden würden und wie der Kontakt zu den Russen sei. Solche und viele ähnliche Fragen waren der Inhalt des Gesprächs. Beim englischen und französischen Geheimdienst war es ähnlich, wenn auch nicht so umfangreich. Der deutsche Geheimdienst interessierte sich nur für unsere etwaige Mitgliedschaft in Parteien oder Organisationen. Das war schnell abgehandelt, denn die Mitgliedschaften in der Gewerkschaft und in der Gesellschaft für Deutsch-Sowjetische Freundschaft waren seit unserer Kündigung der Arbeitsstellen kein Thema mehr.

Nun waren wir also angekommen, aufgenommen, waren nicht mehr staatenlos, sondern waren unter der Nummer 764 920 „im Wege der Notaufnahme gemäß §1 des Notaufnahmegesetzes in das Bundesgebiet einschließlich des Landes Berlin gekommen. Der Zuzug in den Geltungsbereich des Gesetzes ist Familienzusammenführung im Sinne des § 94 Bundesvertriebenengesetz“. Zugleich wurde uns eine „einmalige Unterstützung der Bundesregierung (Begrüßungsgabe) in Höhe von zweimal 150 DM je volljährigem Berechtigten und zweimal 75 DM je minderjährigem Berechtigten ausgezahlt“. Bis zur Aushändigung der Urkunde über unseren Staatsangehörigkeitsausweis dauerte es noch bis zum 19. Oktober. Dennoch fühlten wir uns schon als echte bundesdeutsche Bürger mit allen Rechten und Pflichten. Von beiden hatten wir allerdings wenig Ahnung.

Am vierten Juli 1983 begann unsere neue Lebensstrecke.

Das neue Leben im anderen Deutschland

Erste Schritte

Wenn ich meine Erinnerungen sorgfältig prüfe, so bestand eine der größten Schwierigkeiten der ersten Schritte darin, dass uns niemand sagen konnte, was wir brauchten und tun müssten. Wir aber konnten nicht danach fragen, denn wer nicht weiß, dass etwas existiert, fragt auch nicht danach. Anders als in der DDR, wo wir den kaum enden wollenden Laufzettel abarbeiten mussten, um ausreisen zu können, fanden wir hier niemanden, der uns hätte einweisen können. Überall trafen wir auf freundliche, entgegenkommende, hilfsbereite Leute, aber niemand informierte uns über die grundlegendsten Dinge. Die galten als so selbstverständlich, dass niemand auf den Gedanken kam, darüber zu sprechen.

Immerhin gab es beim Einwohnermeldeamt einen Extra-Schalter für ZAG-Leute, das heißt für Zugereiste, Ausländer und Gastarbeiter. Wir waren Zugereiste. Damit hatten wir Anspruch auf eine Sozialwohnung und auf einen sehr zinsgünstigen Kredit in Höhe von 10.000 DM.

Wir stellten Anträge auf einen Personalausweis, Reisepass, Umschreibung der Fahrerlaubnis oder wie es hier hieß, des Führerscheins. Die in der DDR vorsorglich angefertigten Passbilder konnten wir nicht verwenden, sie waren zu klein. Wir meldeten uns als Wohnungssuchende und auf dem Arbeitsamt arbeitslos. Dort erfuhren wir, dass uns Arbeitslosengeld zusteht, weshalb wir ein Konto einrichten mussten. Soweit schien alles recht ordentlich geregelt zu sein.

Wir hatten das große Glück, bei Dieter und Sigi auf dem Apfelberg unterzukommen. Nicht nur, dass wir damit eine mehr als großzügige Unterkunft hatten, wir wurden liebevoll aufgenommen, verköstigt, betreut, mit den örtlichen Gegebenheiten vertraut gemacht. Ich kann mich zwar erinnern, dass die Kinder beim Tischdecken halfen oder bei der Gartenarbeit, aber nicht, dass ich selbst irgendeine Aufgabe hätte übernehmen müssen. Wir lebten wie in einer paradiesischen Ferienwohnung. Es war Hochsommer, wir hatten strapaziöse Wochen hinter uns und genossen die Freiheit aus vollen Zügen.

Unvergessen ist mir unser erster Besuch auf dem Wochenmarkt. Die Fülle an Obst, Gemüse, Blumen, Käse war überwältigend. Nie wieder habe ich mit solcher Gier und solcher Bewunderung ein so großes Stück Käse gegessen! Beim neugierigen Schauen machte ich gleich erste Erfahrungen mit einer vom Markt nicht wegzudenkenden Institution, dem *Remstal-Rebell*, Helmut Palmer, dem Vater des heutigen Tübinger Oberbürgermeisters. Seinen Beinamen verdankte er seinem aufmüpfigen Charakter, der ihn nicht nur zu einem respektierten, gefürchteten Marktschreier und Bürgerrechtler hatte werden lassen, sondern auch zu zahlreichen Kandidaturen für alle möglichen Ämter verleitete. Er tadelte meine Neugier lautstark, kanzelte mich regelrecht ab. Hier komme man nicht nur zum Schauen her, hier müsse man kaufen und zwar bei ihm, denn er habe die besten Waren weit und breit. „Hier, kostet se oin von de erschte Äpfel, so ebbes findet se ett no emal!" Und schon hatte ich einen Apfel in der Hand und getraute mich nicht ihn anzubeißen, denn ich wollte nichts kaufen. Das verständnisvolle Schmunzeln und Augenverdrehen der umstehenden Marktbesucher half mir aus der ungewohnten Situation heraus, aber ich hütete mich, in der Zukunft Palmers Stand zu nahe zu kommen. Ebenso lebendig erinnere ich mich an unseren ersten Supermarkteinkauf. Während meines früheren Besuchs in Tübingen, hatte Sigi wohlweislich darauf verzichtet, mich in einen Supermarkt zu führen. Aber jetzt erkundeten wir unser neues Leben auf eigene Faust. Wir waren nur der Werbung gefolgt, um uns bald auf einem riesigen Parkplatz wieder zu finden. Wie alle anderen Leute bewaffneten wir uns mit einem Einkaufswagen und betraten das große Abenteuer. Mir verschlug es den Atem. So einen Einkaufstempel (oder sollte ich besser Einkaufshölle sagen?) konnte sich niemand von uns auch nur annähernd vorstellen. Nicht nur die unübersehbare Größe der Halle, die Helligkeit, Geräumigkeit, Sauberkeit, die Farben und Gerüche, die sich völlig wie selbstverständlich bewegenden Menschen, ließen uns aus dem Staunen kaum zu uns selber finden. Das unermessliche Überangebot an allen Waren, nahm mir die Luft. Wozu in aller Welt brauchte man zehn Meter Regal voller Zahnpasta und Zahnbürsten? Wer konnte denn wissen, was man da nehmen sollte? So war es bei allem: Waschpulver, Seife, Mehl, Kartoffelklöße, Puddingpulver, Senf, Salz, Knäcke, saure Gurken, Tierfutter, Zeitungen. Ich nahm unzählige Dinge in die Hand und stellte sie zurück ins Regal. Endlich stieß ich auf Konserven. Ich sah Rotkraut im Glas! Da musste ich zugreifen, denn das brauchten wir zu Weihnachten auf jeden Fall! Wer weiß, ob man das nochmal so günstig bekommen würde! Wir arbeiteten uns sicher drei Stunden lang durch all die Berge von Waren: Süßwaren, Spielwaren, Haushaltswaren, Molkereiwaren, Backwaren, Frischwaren, Papierwaren, Textilwaren und vieles mehr. Ich war total fertig als wir wieder ins Freie traten. In unserem Einkaufswagen befanden sich zwei Gläser Rotkraut, zu weiteren Entscheidungen waren wir nicht fähig gewesen!

Wir stromerten durch die alte, ehrwürdige Universitätsstadt, über Kopfsteinpflaster, durch schmale Gassen, Staffeln bergab, vorbei an den Kliniken, die damals alle noch im Tal standen, durch den alten botanischen Garten zum Schimpfeck. Dort hatte ich vor fast dreißig Jahren gestanden und fasziniert dem Verkehrspolizisten zugeschaut, der auf einem kleinen Podest mitten auf der Kreuzung stand und mit weißen Handschuhen und eleganten, geradezu tänzerischen Bewegungen den Verkehr regelte. Dabei schien er jeden Verkehrsteilnehmer ganz persönlich zu bedienen, zuzuwinken, anzulächeln und um kurze Geduld zu bitten. Da es damals Weihnachten war, hielten viele Autofahrer und Geschäftsleute neben ihm an und überreichten kleinere oder größere Geschenke. Aller paar Minuten kam ein Polizeiauto, um die Gaben abzutransportieren. Der Posten an der wenige hundert Meter entfernten Kreuzung ging beinahe leer aus, obwohl er alles tat, um im Takt mit seinem Kollegen den Verkehr im Fluss zu halten. Heute gab es keinen Posten mehr; der Verkehr gehorchte den Ampelsignalen.

Wir schlenderten weiter über den Pfleghof und Holzmarkt zur Stiftskirche, hinunter zur Neckarbrücke, die berühmte Uferfront mit dem Hölderlinturm und den Stocherkähnen vor Augen, spazierten durch die alte Platanenallee auf der Neckarinsel bis uns die Füße weh taten. Gern hätten wir uns mit dem Bus auf den Apfelberg zurück kutschieren lassen, aber das wäre eine

Verschwendung gewesen, denn das teure Westgeld konnten wir nicht so leichtfertig ausgeben.

Ich befand mich in einer schwer beschreibbaren, unwirklichen Verfassung. Ich war in meinem lang ersehnten Tübingen, das ich auf so romantische Art liebte. Mich verband mit dieser Stadt eine ganz eigenartige Vertrautheit. Seit meiner frühen Jugend fanden meine Sehnsüchte in dieser Stadt ihr Ziel. Hier wohnte mein Lieblingsbruder, der nicht nur die schönste und eleganteste Frau geheiratet hatte und mit dreiundzwanzig Jahren schon promoviert war. Hier schien es alles zu geben, was sich eine kindlich naive Seele wünschen konnte: eine heile Welt, unbegrenzte Entwicklungsmöglichkeiten, interessante Persönlichkeiten, Liebe, Harmonie, Schönheit. Während meiner früheren Besuche lebte mein Bruder noch auf dem Berghof, im Haus Sonnenhalde. Dort kamen die Rehe in den Garten und die Eichhörnchen naschten am Palmin in der Küche. Solche Erinnerungsfetzen vermischten sich mit vielen Wunschvorstellungen und den Augenblickerlebnissen. Ich kannte diese Stadt vor allem vom Hörensagen, aus den begeisterten Reiseberichten meiner Eltern, aus den Erzählungen während meines achtmonatigen Klinikaufenthaltes. Jetzt stand ich dort, wohin meine Gedanken dreißig Jahre lang gewandert waren, wo mir meine Erinnerung nur einzelne, aber sehr intensive Bilder wiedergab. Ich fühlte mich wie ein Besucher, aber triumphierte innerlich, weil ich jetzt hierher gehörte, weil das jetzt meine neue Heimat war. Das beschauliche Auf und Ab der engen Gassen und kurzen Sträßchen, die fein herausgeputzten Fachwerkhäuser, das Gewirr der roten Giebeldächer, die alten, ungewohnten Namen wie Bursa, Stift, Münzgasse, Kornhaus, Fruchtkasten, Wilhelmstraße, alles atmete bedeutungsvolle Geschichte und kontrastierte gewaltig mit dem lauten, heruntergekommenen, gesichtslosen, unpersönlichen Lebensumfeld, das wir gerade hinter uns gelassen hatten. Mag sein, dass mir das Herz so weit geworden war, weil Tübingen mir wie die große Schwester meiner Heimatstadt erschien. Auch Greiz lag im Talkessel, umgeben von Hügeln und Wald, durchzogen von der weißen Elster und dominiert vom Oberen Schloss auf dem Schlossberg. Einerlei, ich war so glücklich! Ich fühlte mich am Ziel meiner Hoffnungen und Sehnsüchte und ich brannte darauf, hier endlich starten zu können.

Die neue Wohnung

Ich hatte mir, um ehrlich zu sein, nie Sorgen um unser Unterkommen gemacht. Ich war überzeugt, dass wir etwas finden würden, und ich war bereit, jede Arbeit anzunehmen, von der wir leben konnten. Aber dass die Wohnungssuche sich als so unproblematisch erweisen würde, das hatte ich nicht erwartet. Schon in den ersten Tagen wurde uns eine Wohnung zugeteilt, die gerade gebaut worden war. Es handelte sich um die letzte freie Wohnung im eben entstandenen Lustnauer Zentrum, einem mehrgliedrigen Wohn- und Geschäftshaus, das im sogenannten Lustnauer Loch errichtet worden war. Acht Wochen nach unserer Einreise in die Bundesrepublik konnten wir in eigene vier Wände einziehen. Es war die komfortabelste Wohnung, die wir bisher hatten: Fernheizung, Balkon, zwei Duschen und WC, Einbauküche mit Elektroherd und Kühlschrank, für jedes Kind ein eigenes Zimmer, noch dazu auf einer eigenen Etage, Rollläden vor den Fenstern und einen Stellplatz in der Tiefgarage, von der aus der Aufzug direkt bis zur Wohnung führte. Unsere Leipziger Freunde wohnten im sechsten Stockwerk und hatten keinen Aufzug; sie stapften Tag für Tag neunundneunzig Stufen hinauf und wieder herunter. In unserem alten Leben mussten wir heizen, um nicht zu frieren, täglich in drei Öfen, wenn es kalt war auch zweimal am Tag. Welch ein Luxus umgab uns plötzlich! Warmes Wasser zu jeder Tages- und Nachtzeit, kein Kohlenschleppen, kein Aschedreck. Wir brauchten nur mit dem Aufzug zu fahren, schon standen wir vorm Bäcker- und Metzgerladen, hatten einen kleinen Supermarkt, die Sparkasse, Post und Zeitungsladen im Haus und sogar die Apotheke. Wir hatten das Schlaraffenland nicht gesucht, aber es schien uns in den Schoß gefallen zu sein.

Die Einrichtung für die Wohnung herbeizuschaffen, war ein großes Vergnügen. Mit Hilfe des Darlehens konnten wir alle notwendigen Möbel kaufen. Natürlich waren die Mittel begrenzt, aber unsere Erwartungen waren bescheiden und die Auswahl so riesig, dass wir sogar unseren eigenen Geschmack berücksichtigen konnten. Nur bei den Betten gab es zu Haus eine unliebsame Überraschung. Sie waren in der DDR hergestellt worden! Na, mir machte das nichts aus. Die Hauptsache war doch, dass wir etwas hatten, das uns erholsamen Schlaf ermöglichte. Die Firma *Horch und Guck* des Herrn Mielke war sicher nicht eingebaut!

Den gesamten Hausrat verdankten wir der Fürsorge eines Notars, der eine Haushaltsauflösung übernommen hatte und uns eine Stunde vor der eigentlichen Öffnung einließ. Wir fanden buchstäblich alles, was wir brauchten, vom Küchensieb bis zum Sofakissen, von der Bratpfanne bis zur Nachttischlampe und von den Kaffeetassen bis zum Kleiderbügel. Die Teller und Schüsseln benutze ich noch heute. Und mein glückliches Staunen und meine Dankbarkeit für diesen leichten Start bewegen mich ebenfalls bis heute. Innerhalb weniger Wochen war aus uns obdachlosen Habenichtsen eine recht ordentlich situierte Familie geworden mit Bankkonto und Telefonanschluss und einer eigenen Adresse. Bei letzterer mussten wir freilich registrieren, dass die Freundlichkeit und Höflichkeit der Behörden nicht mehr das gleiche Entgegenkommen zeigten, wie zu der Zeit, als wir den angesehenen Apfelberg als unsere Adresse nennen konnten. Doch bei der Erwähnung meines Doktortitels hellten sich manche Gesichter wieder auf.

Die neue Schule

Unsere Kinder hatten in der DDR die siebte bzw. sechste Klasse der Allgemeinbildenden Polytechnischen Oberschule abgeschlossen. Wir hatten keine Ahnung, welchem Wissensstand das hier entsprach. Dieter riet selbstverständlich zum Gymnasium und versuchte uns die unterschiedlichen Charaktere der drei Tübinger Gymnasien nahe zu bringen: Uhland-, Wildermuth- und Kepler-Gymnasium, so die Rangfolge im Ansehen der Schulen. Oder rangierte Wildermuth noch vor Uhland? Wie würden sich unsere Mädchen fühlen neben den Tübinger Elitekindern? Würde ihre Herkunft und ihr sächsischer Dialekt sie zu Außenseitern machen? Um uns einen eigenen Eindruck zu verschaffen, sprachen wir mit den Kindern in den Schulen vor, versuchten unsere Anliegen zu erklären und die Schulbedingungen zu erfahren. Die schnellste Entscheidung wurde im Uhland-Gymnasium getroffen. Beide Töchter sollten wenigstens ein Jahr zurückgestuft werden, denn Petra fehlten zwei Jahre Englisch-Unterricht und ein Jahr Französisch und Christina ebenfalls zwei Jahre Englisch. Andere Eigenschaften unserer Kinder waren nicht von Interesse. Na, dann eben nicht. Auf zur nächsten Schule. Das Gespräch im Wildermuth-Gymnasium wirkte etwas weniger förmlich auf mich. Es gab einiges Wenn und Aber, bedenkliches Kopfschütteln, bedauerndes Schulterzucken, brachte letztlich jedoch das gleiche Ergebnis. Wir verzichteten auf eine ähnliche dritte Erfahrung und versuchten in der 1971 gegründeten Gesamtschule unser Glück. Wir hatten nicht die leiseste Ahnung über die heißen Diskussionen und Kontroversen, die mit diesem Schultyp verbunden waren. Uns erschien das Konzept einleuchtend, erinnerte an das schwedische System, das wir von Volkers Schwester kannten und das allen Kindern gleiche Bildungschancen versprach. Besonders sinnvoll schien mir das individuelle Lernen und die gezielten Förderklassen, so dass Kinder ihren Fähigkeiten entsprechend im gleichen Klassenverband auf unterschiedlichem Niveau unterrichtet wurden.

Dass ich dieses Gespräch so angenehm in Erinnerung habe, dürfte nicht nur auf das Ergebnis allein zurückzuführen sein. Wir saßen uns nicht frontal gegenüber und durch den wuchtigen, Respekt schaffenden Schreibtisch getrennt vom Direktor, von dem wir uns examiniert gefühlt hatten, sondern ganz ungezwungen in einer Gesprächsecke. Auch die Kinder kamen zu Wort. Überlegungen, Argumente, Möglichkeiten wurden ausgetauscht, Erwartungen und Wünsche mit den Anforderungen verglichen. Die Schule hatte schon dadurch meine Sympathie, weil ich mich so ernst genommen fühlte. Schließlich wurde vereinbart, dass beide Kinder in ihre altersgemäße Klasse kommen sollten und in den beiden Fremdsprachen kostenlosen Nachhilfeunterricht erhielten. Wenn sie es nicht schaffen sollten, wäre eine Zurückstufung immer noch möglich. Wir vier Neubürger waren hoch zufrieden.

Ansonsten versetzte mir die Schule einen ersten und ernsthaften Kulturschock. Wenn die Kinder von ihren Erlebnissen erzählten, dachte ich oft, sie würden mir Märchen auftischen, um mich zu schockieren. Wer sich in den Pausen nicht in der Raucherecke tummelte, so erzählten sie, der saß mit den anderen Schülern im Flur auf dem Fußboden. Ja, wie, so mein Einwand, auf den dreckigen, geölten Holzplanken? Nein, nein, die Schule sei mit Teppichboden ausgelegt. Ich war entgeistert: das konnte es nun wirklich nicht geben! Eine Schule mit Teppichen! Doch, ja, das stimme wirklich und wenn ein Lehrer vorbeigehen wolle, bitte er die Schüler, ihm Platz zu machen oder er steige gleich wie ein Storch über die ausgestreckten Beine hinweg. In mir sträubte sich alles, solche Geschichten wollte ich nicht wahrhaben. Aber in diesem neuen Leben war so Vieles anders. Alle Lehrer, die ich kannte, trugen einen Anzug mit Schlips und Kragen. Hier sah man sie in ausgebeulten Jeans, karierten Hemden, übergroßen Strickpullovern mit wenig gepflegt wirkender Bart- und Haartracht.

Mit beklommenem Schaudern sehe ich mich im ersten Elternabend dieser Schule sitzen. Es ging um das bevorstehende Schullandheim (was ist das ein Schullandheim?) im Montafon (was und wo ist denn das?) und in der anderen Klasse um den Schüleraustausch nach Frankreich. Ich gestehe, dass in mir auch Neid aufstieg, doch der war beherrschbar. Aber die erhitzten Diskussionen der nächsten drei Stunden waren kaum auszuhalten: Wie sollte der Schlafsack beschaffen sein? Würde auch ein Betttuch reichen oder brauchten die Schüler Bettbezüge? Wie viel Taschengeld sollte jeder mitbringen? 10 DM pro Tag wurde als vernünftig festgelegt. Petra und Christina bekamen damals 2 DM pro Woche! Auf meinen zaghaften Einwand hieß es: Ja, aber wenn die Kinder mal eine Cola wollten oder sich mit anderen unterhielten, mussten sie sich doch in eine Gaststätte setzen können; sie konnten doch nicht bei Wind und Wetter draußen stehen! Noch ein diskussionswürdiges Thema füllte den Abend: Wie war die Busfahrt organisiert? Wer sitzt wo? Wenn es nun jemandem schlecht würde? Abfahrtszeit, Ankunftszeit, Kommunikationsmittel, Rucksack oder Koffer, Vesper individuell oder gemeinsam? Mir schwirrte der Kopf. Hatte hier niemand andere Sorgen? Über den Schulalltag wurde jedenfalls nicht gesprochen, weder über Schwierigkeiten, noch über Erfreuliches. Ich hatte dem Elternabend mit großer Neugier entgegen gesehen, hatte mich darauf eingestellt, etwas über die Lehrmethoden und das Lernverhalten zu erfahren, ob meine Kinder den Anschluss an die neue Klasse geschafft hätten. Von all dem wurde nichts erwähnt. Ich behielt meine Enttäuschung für mich und zwang mich zu freundlicher Verbindlichkeit, aber ich spürte mit sehr gemischten Gefühlen, dass ich von einem anderen Stern gekommen war.

Auch die Kinder fühlten sich fremd. Das merkte ich vor allem, als Christina erwähnte, dass aus ihrer Klasse alle Kinder, die aus einem anderen Land kamen, in der Schulzeitung über die Schule ihrer Heimat berichten sollten. Christina wollte auch etwas schreiben. Das helfe ihr, sich nicht so sehr als Außenseiterin zu sehen. Es kamen wohl mehr als zehn Beschreibungen zusammen, allesamt lebendig und interessant, auch mit ein wenig Stolz und dem Versuch, etwas von sich selbst mitzuteilen. Nebenbei zeigte die Zeitung wie bunt die Schüler der Gesamtschule in dieser Universitätsstadt zusammengewürfelt waren. Die Beiträge zeigten auch, dass Zensur hier nicht am Werk war, dass es hier um nichts anderes ging, als fremde Erfahrungen bekannt zu machen.

Noch eine Überraschung ist mir im Gedächtnis geblieben. Unsere beiden Mädchen waren in den Fächern Deutsch, weniger ausgeprägt auch in Mathematik, mit Abstand die besten. Besonders in Rechtschreibung, Grammatik und den Grundrechenarten sei es an der Tagesordnung, dass in den Klassenarbeiten Fehler im zweistelligen Bereich erzielt wurden. Bei uns galt eine Fehlerquote von null bis zwei als normal. Leider schafften es unsere Kinder recht schnell, in dieser Beziehung nicht lange aufzufallen.

Wen es interessiert: Weder Petra noch Christina mussten ein Schuljahr wiederholen, jedenfalls nicht auf Grund ihrer DDR-Vergangenheit. Beiden gelang die Anpassung relativ gut; sie hatten Freunde, die sie sich als Vorbild nahmen. Wir Eltern hatten mit uns selbst zu tun. Ich fühlte mich in dieser neuen Welt so fremd, dass ich keine Normen weitergeben konnte. Meine eigenen passten nicht mehr. Die neuen kannte ich nicht. Wir waren alle am Suchen.

Ganz nebenbei: Jetzt besuchen Christinas Kinder die ehemalige Gesamtschule, die inzwischen Geschwister-Scholl-Gemeinschaftsschule heißt.

Die neue Arbeitswelt

Es sei gleich vorweggenommen: Meine Unwissenheit und meine Unbedarftheit in Bezug auf die hier herrschenden Verhältnisse waren zwei unbezahlbare Hilfen bei all meinen Entscheidungen. Sie schützten mich vor schwierigen Abwägungen, ließen mich ganz und gar auf die eigenen Kräfte bauen und beschwerten mich nicht mit unnötigen Vergleichen.

Ich suchte eine Stelle als Neurologe, heute würde ich als Frau selbstverständlich eine Stelle als Neurologin suchen, aber damals fand ich diese Unterscheidung noch einigermaßen albern, ja eigentlich eine Haarspalterei. Ich hatte mich während der Wartezeit in der DDR intensiv fortgebildet und wünschte mir eine Stelle in einer großen Klinik, in der ich als neurologischer Beratungsarzt für die anderen Fachgebiete tätig sein wollte, ähnlich der Konsiliartätigkeit im Leipziger Krankenhaus St. Georg. Eine solche Arbeit hätte nach meiner Vorstellung die Routine und langweilige Bürokratie gering gehalten und mich mit den interessantesten Fragen konfrontiert.

Die wenigen Beziehungen, die Dieter mir vermittelte oder die ich auf eigene Faust zustande brachte, halfen mir nur insoweit, dass ich erkannte, dass niemand auf meine Kompetenz oder Mitarbeit wartete. In der näheren Umgebung schien die Suche aussichtslos. Allenfalls hätte ich eine Gutachterstelle bei einer Kranken- oder Rentenversicherung bekommen können, doch ehe mir das erstrebenswert erschien, wollte ich weiter suchen.

Im Arbeitsamt stand als modernste Errungenschaft ein jedem Besucher zugänglicher Computer, in dem alle offenen Stellen aufgeführt waren. Dort las ich, dass die Samariterstiftung Nürtingen für ihre neu zu gründende Tagesklinik einen Leitenden Arzt suchte. Naja, Tagesklinik war nicht gerade das, was mir vorschwebte, aber die wenige Erfahrung, die ich mitbrachte, ließ doch so viel Interesse aufkommen, mich genauer zu informieren. Ein Vorstellungstermin war schnell vereinbart, und dann begann mein großes Staunen und Wundern.

Ich wurde erwartet, freundlich begrüßt und in ein Besprechungszimmer komplimentiert. Die Sekretärin bot Kaffee an, es war echter Bohnenkaffee. Butterbrezeln standen als Geste der Höflichkeit bereit. Wo war ich denn hier hingeraten? Ich hatte noch nichts geleistet und wurde schon fürstlich empfangen und bewirtet. Was glaubten die denn, wen sie vor sich hatten? Das weiß ich zwar nicht, aber dass alles, was mir widerfuhr, Standard war, das weiß ich inzwischen. Mir kam alles fremd und unwirklich vor, vergleichbar mit einer Szene im Theater. Ich kann mich nicht mehr erinnern, wie das Gespräch inhaltlich verlief. Ich konzentrierte mich vor allem auf die Prüfung, ob ich mich dem gewachsen fühlte, was da offenbar von mir erwartet wurde. Fünfzehn Plätze Tagesklinik, na, das machte ich doch mit links. Was würde ich denn in der restlichen Zeit tun? Außerdem sollte ich mir noch eine Reihe Mitarbeiter suchen, Krankenschwestern, einen Psychologen, einen Sozialarbeiter und eine Beschäftigungstherapeutin. Letzterer sei die Stelle allerdings schon so gut wie versprochen, wenn nicht meinerseits unüberwindbare Ablehnungsgründe vorlägen.

Die Klinik bestehe noch nicht, sei aber bereits im Krankenhausbedarfsplan (ich verstand nur Plan, also bedeutsam) aufgenommen und werde somit öffentlich gefördert. Die Räume seien bereits vorhanden, frisch renoviert. Die Ausstattung liege ganz in meinem Ermessen, ich könne entscheiden, welche Möbel, Geräte und Schwerpunkte ich setzen wolle. Ein Referent werde mich dabei unterstützen. Als vorbereitende und einführende Maßnahme schlug mir der Vorstandsvorsitzende der Samariterstiftung, Werner Schreiner, vor, mit ihm zusammen die wichtigsten Tageskliniken der Bundesrepublik zu besuchen, um kennen zu lernen, was schon existierte.

Ich war sprachlos! Ich hatte keine Ahnung, worauf ich mich einlassen würde, aber ich war so angetan von allem, von der Atmosphäre, der achtungsvollen Freundlichkeit, den angedeuteten Bedingungen und Entwicklungsmöglichkeiten, dass ich keinerlei Bedenkzeit in Anspruch nahm.

Auf Nachfrage brachte ich meine Überzeugung zum Ausdruck, dass ich das geplante Projekt als eine interessante und notwendige Aufgabe betrachte und dass ich mich den Erwartungen ganz sicher gewachsen fühle. Selbstverständlich würde ich alle Voraussetzungen erfüllen. Ich war seit elf Jahren Fachärztin, hatte viel Berufserfahrung, war bereits tagesklinisch tätig gewesen. Was sollte da schiefgehen? Meine Euphorie erhielt einen heftigen Dämpfer als es um die Nachweise meiner Angaben ging. Plötzlich fühlte ich mich wie im luftleeren Raum, abgeschnitten von allem, auf das ich mich bisher berufen konnte. Ich konnte nicht auf bekannte, angesehene Persönlichkeiten verweisen, die bestätigen würden, was ich gesagt hatte. Ein Arbeitszeugnis besaß ich auch nicht, das war mir verweigert worden. Meine sonstigen Zeugnisse konnte ich natürlich vorlegen. Waren die anerkannt worden? Von wem? Was hatte die Ärztekammer gesagt? Ich hörte zum ersten Mal von der Existenz einer solchen Stelle. Was war das, die Ärztekammer? Was hatte sie für eine Bedeutung? Bisher war niemand auf die Idee gekommen, mich darüber zu informieren.

Ich erfuhr, dass jeder Arzt ordentliches Mitglied in seiner Ärztekammer sein müsse, dass sie die Berufsordnung der Ärzte festlege und überwache, über alle beruflichen Belange der Ärzte entscheide. Ohne Genehmigung der Ärztekammer gehe gar nichts.

Der erste Einblick in die Standesorganisation versetzte mir den zweiten Kulturschock. Ich ahnte langsam, dass es noch mehr geben würde, von dem ich nichts wusste, auf das ich aber angewiesen war. In der DDR hatten mir das Staatsexamen und die Approbation das Recht gegeben, ärztlich tätig zu sein und zwar in dem Umfang, den die Erkrankung des Patienten erforderte, soweit ich dafür ausgebildet war. Von einer Berufsordnung hatte ich noch nie etwas gehört. Der Hippokratische Eid beinhaltete die Ordnung, an der ich mich orientierte. Jetzt sollte die Ärztekammer entscheiden, was ich tun durfte! Auch die Krankenkassen sollten ein Recht auf Mitsprache haben und natürlich die Kassenärztliche Vereinigung. Ich kam mir regelrecht amputiert vor. Ich durfte Dinge, die ich bestens konnte und oft getan hatte, nicht mehr tun, obwohl sie gebraucht wurden! Das musste ich erst einmal verdauen. Verstehen konnte ich es lange nicht. Immerhin wurde die Approbation ohne Vorbedingung anerkannt. Aber die Facharztprüfungen musste ich wiederholen! Das war eine harte Ansage. Wer wüsste nicht, dass man an jeder theoretischen Prüfung scheitern kann, auch wenn man das praktische Geschäft bestens beherrschte!

Tatsächlich fühlte ich mich nur in der Neurologie völlig heimisch. Ich hatte mich voll und ganz auf dieses Fach konzentriert und auch in den zurückliegenden Jahren psychiatrische Krankheitsbilder nur am Rande mitbehandelt.

Da die neue Stelle an den Nachweis der Facharztqualifikation gebunden war, meldete ich mich umgehend zur Prüfung an. Bis zum Termin am vierzehnten Dezember büffelte ich mich Nacht für Nacht durch Grundlagen und Spezialwissen der beiden Fächer. Es war keine sinnlose Auffrischungstour. Ich häufte eine Menge Fachwissen an, aber natürlich wurde mir vor allem klar, wie viel ich nicht wusste.

Tagsüber hospitierte ich in der wenige Jahre zuvor gegründeten Psychiatrischen Abteilung des Nürtinger Kreiskrankenhauses. Deren Chefarzt, Dr. Andreas Schlingensiepen, hatte auf Bitten der Samariterstiftung ein kollegiales Gespräch mit mir geführt, bei dem er meine Eignung beurteilen sollte. Er begegnete mir ausgesprochen liebenswürdig und entgegenkommend und erzählte mehr von sich selbst als er von mir wissen wollte. Auch die heikle Tatsache meiner Epilepsie-Erkrankung konnte ich zur Sprache bringen und war hoch erfreut, wie sachlich souverän er mit dieser Problematik umging. Sein Angebot, in seiner Klinik zu hospitieren, war ein Geschenk des Himmels. Ich lernte nicht nur die Klinik mit all ihren Abteilungen und Therapiekonzepten kennen, sondern zugleich die wichtigsten örtlichen Versorgungseinrichtungen und deren Mitarbeiter und Mitarbeiterinnen. Darüber hinaus konnte ich mich mit der neuesten Labor- bzw. Medizintechnik vertraut machen, die in der DDR noch nicht eingeführt war. Diese acht Wochen Hospitation waren für mich unbezahlbar. Ich hätte keinen besseren Weg finden können, der mich so schnell und unmittelbar auf meine zukünftige Aufgabe vorbereitete.

Ein Krankenhaus wie dieses, hatte ich noch nie gesehen. Als erstes nahm ich angenehm überrascht und mit Verwunderung wahr, dass alle Leute ausgesprochen nett und entgegenkommend waren. Überall hieß man mich willkommen, fragte nach meinen Wünschen, beantwortete bereitwillig jede meiner Fragen, gab mir nie das Gefühl zu stören oder in irgendeiner Weise ein Eindringling zu sein. Im Gegenteil, es entstand fast augenblicklich eine Atmosphäre der bevorzugten Gastfreundschaft, in der mir als Besucher alles zur Verfügung gestellt wurde. Völlig ungewohnt war für mich, dass es keine äußeren Zeichen der Hierarchie gab. Ärzte trugen keinen weißen Kittel, Schwestern keine Schwesterntracht, vor allem die in der DDR noch völlig selbstverständlichen Schwesternhauben, bei denen die Anzahl der Falten auf die Qualifikation ihrer Trägerinnen schließen ließ. Die Patienten waren wie die Mitarbeiter unauffällig, also der Alltagsmode entsprechend, gekleidet. Es herrschte eine Betriebsamkeit, die ich nicht durchschaute. Wer gehörte wohin? Wer hatte welche Aufgabe? Welches waren die

Dienstzimmer und welche Zimmer waren den Patienten vorbehalten? Fast alle Türen standen offen. Die Räume wirkten einfach, aber wohnlich gestaltet, kleine Sitzgruppen mit Polstermöbeln und Couchtischen, teilweise Teppichboden, Zimmerpflanzen, Bilder.

Der Kontrast zu meiner neurologischen Station im St. Georg hätte nicht drastischer sein können. Dort blieben die Patienten in der Regel in ihren Zimmern. Wer heraus wollte, konnte nicht unbemerkt am großen Schwesternzimmer vorbeikommen. Kontrolle und Sicherheit gingen hier Hand in Hand. Die Patientenzimmer waren ein Saal mit vierundzwanzig Betten und ein Raum mit zehn Betten. Jeweils in der Mitte stand ein großer Tisch mit einigen Stühlen, an jedem Bett ein Nachttisch. Die Privatsachen bewahrte jeder Patient in seinem Koffer unter dem Bett auf. Wir hatten auch zwei Zwei-Bett-Zimmer, in denen sogar eine Waschgelegenheit vorhanden war. Alle anderen Patienten teilten sich vier Waschbecken, eine Badewanne und drei Toiletten. Die zwei Bettenreihen rechts und links im großen Saal erlaubte einen schnellen Überblick und klare Ordnung. Abgesehen von dem bröckelnden Putz an der Decke, den gesprungenen Waschbecken und der viel zu geringen Zahl an Toiletten beanstandete niemand diese Ausstattung.

Hier in der neuen Umgebung ließ mich auch der Umgang mit den Patienten aufhorchen. Hier fehlte die mir vertraute, schwer beschreibbare devote Haltung der Patienten. Sie schienen ganz unbefangen, fragten, was sie wissen wollten, verwickelten auch mich gleich in ihre Gespräche. In der DDR hatte ich keinen Namen, wurde nur Frau Doktor oder vertraulicher „unsre Doktern“ genannt. Hier hatte ich keinen Titel, jeder sprach mich, völlig selbstverständlich, mit meinem Namen an. Die Patienten hatten eindeutig ein gewichtigeres Mitspracherecht. Ihre Wünsche wurden ernster genommen. In der DDR war ich gewohnt, dass meine Meinung galt, dass die Patienten sich unterordneten, gehorchten. Wenn sie eine Behandlung ablehnten, konnte ich ihnen das Krankengeld sperren lassen. In meinem damaligen Verständnis war das durchaus vernünftig, denn eine Therapieverweigerung wurde gleichgesetzt mit einem längeren Krankheitsverlauf und für den sollte nicht die Allgemeinheit bezahlen. Natürlich hatte ich auch früher die Erfahrungen und Wünsche der Patienten einbezogen, war nicht unsensibel oder rechthaberisch über ihre Meinung hinweg gegangen, aber in der Regel hatte ich mich durchgesetzt, einerseits, weil ich es für richtig hielt und zum anderen, weil ich die Macht dazu hatte und weil erwartet wurde, dass ich diese Macht auch wahrnahm. Wie viel autoritäre Macht mir in der DDR allein durch meine Funktion zugefallen war, wurde mir erst unter den neuen, bundesdeutschen Bedingungen bewusst. Hier waren Rechte und Pflichten scheinbar klar geregelt, wurden beachtet, denn sie waren einklagbar. Wenn hier ein Patient die ihm empfohlene Therapie ablehnte, wurde nach Alternativen gesucht. Auch wenn sich die nicht als der bessere Weg erwiesen, wurden sie respektiert. Die Verantwortung wurde geteilt, was sehr zur gegenseitigen Achtung beitrug. Sollte der Arzt den vom Patienten favorisierten Weg nicht mehr verantworten wollen oder können, so war es ihm gestattet, die Weiterbehandlung zu verweigern. Auch das war neu für mich.

Noch einen Verzicht auf meine bisher praktizierte Sonderstellung registrierte ich. Im Nürtinger Krankenhaus aßen alle Mitarbeiter in einer gemeinsamen Kantine, in der sie sich das Essen selbst holten. Im St. Georg des Arbeiter- und Bauernstaates gab es ein Ärztekasino, in dem an sauber gedeckten Tischen serviert wurde und eine Schwesternkantine im Kellergeschoss, ohne Tischdecken, mit Selbstbedienung, die für alle da war. Als Arzt durfte ich im Schwesternspeiseraum essen, aber eine Schwester fand keinen Zugang zum Ärztekasino. Diese Rangordnung mag als belangloses Detail erscheinen, aber sie schaffte eine nicht geringe distanzierende, wertende Wirkung. Ich erinnere mich genau an das erhabene, nicht überhebliche Gefühl von Bedeutung und Bevorzugung, das mich beim Gang in das Ärztekasino begleitete, aber auch an das Fünkchen Peinlichkeit, das ich den Schwestern gegenüber empfand.

In die Kategorie völlig unerwarteter Erfahrungen im neuen Leben gehörte auch das Bewerbungsgespräch und der Abschluss meines Arbeitsvertrages. Ich hatte bis zu diesem Zeitpunkt noch kein wirkliches Bewerbungsverfahren mitgemacht. Folglich kannte ich auch nicht dessen Inhalt und Ablauf. Bisher hatte ich meine Wünsche an der zuständigen Stelle äußern können, die dann entweder Berücksichtigung fanden oder auch nicht. Begründungen waren ohne Bedeutung, weil sie weder zutreffen mussten noch angreifbar waren. Einspruch gegen die zugewiesene Stelle war nicht vorgesehen, auch wenig aussichtsreich.

Ganz anders in der neuen Arbeitswelt. Wieder fiel mir auf, dass Meinungen ernsthaft ausgetauscht, hinterfragt, auf Realisierbarkeit hin überprüft wurden. Mit Eifer, Improvisationstalent, einigen Erfahrungen und vielen Idealvorstellungen entwarf ich eine tagesklinische Konzeption, von der ich spürte, dass sie auf Gegenliebe stieß. Bei allen fachfremden Fragen richtete ich mich nach meinem gesunden Menschenverstand, versuchte mit wenig konkreten Angaben mehr Atmosphäre als Fakten zu schaffen. Fragen nach Gehaltsvorstellungen, Privatvergütungen, Urlaubs- und Fortbildungsansprüchen, Versicherungen oder Gremienarbeit stand ich völlig ratlos gegenüber. Deshalb erklärte ich mich mit allen Vorschlägen gern einverstanden, zumal ich noch nie auf so großartige Arbeitsbedingungen gestoßen war. Wahrscheinlich hatte meine anspruchslose Haltung die Entscheidung zu meinen Gunsten beeinflusst. Ich erhielt eine Zusage und einen vielseitigen Dienstvertrag, in dem alle Rechte und Pflichten der Vertragspartner festgehalten worden waren.

Meine bisherigen Arbeitsverträge waren ohne mein Zutun zustande gekommen; nie wäre ich auf den Gedanken gekommen, dass es einen Verhandlungsspielraum geben könnte. Es gab vorgefertigte Ausdrucke, die sich auf das Gesetzbuch der Arbeit der DDR und eine Vielzahl bürokratisch aufgeführter Ordnungen und Abkommen bezogen. Alles war festgelegt: dreiundvierzig dreiviertel Stunden wöchentliche Arbeitszeit, jährlicher Grundurlaub von zwölf Werktagen und „arbeitsbedingter Zusatzurlaub“ von neun Werktagen, dazu als Ehefrau und Mutter einen bezahlten, freien Tag pro Monat für die Arbeit im eigenen Haushalt. Monatliches Anfangsgehalt siebenhundert Mark der Deutschen Notenbank (MDN) brutto, ab dem zweiten Jahr neunhundert. Kündigungsfrist drei Monate. Die im Arbeitsvertrag aufgeführten Pflichten lesen sich wie Auszüge aus den allgemein bekannten, nichts sagenden parteipolitischen Parolen wie sie in jeder Zeitung, auf jedem Plakat, in jeder Rede zu lesen und zu hören waren:

„§ 3 (1) mit der Aufnahme der Tätigkeit im staatlichen Gesundheits- und Sozialwesen ergeben sich für Frl. Gertraude Geyer insbesondere folgende Pflichten:

a) die Beschlüsse der Partei der Arbeiterklasse, die gesetzlichen Bestimmungen und die erteilten Weisungen konsequent zu verwirklichen,

b) die sozialistische Gemeinschaftsarbeit und gegenseitige Hilfe zu achten und zu fördern, die fortgeschrittensten Erkenntnisse und Erfahrungen der Wissenschaft und Praxis zu studieren, anzuwenden und zu verbreiten, den wissenschaftlichen Höchststand durchzusetzen und das Neue zu fördern,

c) die übertragenen Arbeitsaufgaben in hohem Verantwortungsbewußtsein gegenüber der Deutschen Demokratischen Republik in hoher Qualität zuverlässig, ordnungs- und fristgemäß zu erfüllen und sich ständig fortzubilden,

d) die Verbindung zu den Bürgern ständig zu festigen, ihnen die sozialistische Gesundheitspolitik unseres Staates zu erläutern, ihre Wünsche und Bedürfnisse zu beachten, die Bürger zur Mitarbeit zu gewinnen und sie zur gesunden Lebensführung anzuhalten,

e) das sozialistische Eigentum zweckmäßig zu verwenden und es vor Beschädigung und Verlust zu schützen, die Bestimmungen über den Gesundheits- und Arbeitsschutz sowie Brandschutz einzuhalten."

Mich hatten diese Sätze nie interessiert. Ich hatte sie als unvermeidliches, bedeutungsloses Beiwerk hingenommen. Was meine Rechte anbelangte, fand sich lediglich der Verweis auf die „Disziplinarordnung lt. Gesetzblatt Jahrgang 1955, Teil I, Nr.24". Auch darum hatte ich mich nie gekümmert.

Der jetzige Arbeitsvertrag war so umfassend und strotzte ebenfalls von Verweisen auf mir völlig unbekannte Begriffe, Institutionen, Gesetze, Verordnungen, dass ich auch ihn nur ansatzweise verstand. Daneben gab es aber ausführliche Passagen, die meinen Verantwortungs- und Tätigkeitsbereich umschrieben. Sie konnte ich zumindest weitgehend nachvollziehen. Vieles schien mir selbstverständlich, aus anderen Ausführungen entnahm ich, dass Datenschutz, Rechtsnormen, Tarife, Versicherungen, Vorsorgeleistungen, Dienstanweisungen, Leistungskennziffern, Gebührenordnungen, Bewertungsmaßstäbe und vieles andere eine Bedeutung hatte, um die ich mich irgendwann einmal kümmern müsste. Ich unterschrieb den Vertrag auf reiner Vertrauensbasis. Sie wurde gestützt durch die beiläufige Mitteilung, dass die Samariterstiftung den Vertrag vor seiner Gültigkeit von der Krankenhausgesellschaft und der Ärztekammer prüfen lassen wollte. Mir schwirrte von all dem Neuen der Kopf. Ich war ja gerade erst vor acht Wochen in dieser neuen Welt angekommen. Ich hatte zu tun, jeden einzelnen Tag zu bewältigen ohne die Orientierung zu verlieren. Als eine der ersten Arbeitshilfen drückte mir mein Vorgesetzter und Förderer, Werner Schreiner, einen halben Meter Gesetzbücher in die Hand mit der Empfehlung, mich mit ihnen zu beschäftigen. Ich bedankte mich freundlich und stellte sie beiseite. Gesetzbücher hatten in meinem bisherigen Leben keinerlei Bedeutung gehabt. Ich wusste, dass es sie gibt und dass sie zu nichts nütze waren. Jeder, der in einem Rechtsstaat lebt, kann sich vorstellen, dass ich sehr schnell eines Besseren belehrt wurde. Noch viele Jahre erschien es mir wie eine Offenbarung, dass man sich auf die Gesetze berufen konnte, ja, mehr noch, dass die Kunst darin bestand, den Gesetzestext den eigenen Interessen nutzbar zu machen.

Natürlich hatte ich durch meine Unwissenheit auch manches Lehrgeld zu zahlen und merkte, dass meine Begeisterung da und dort Kratzer bekam, aber bis heute zähle ich die folgenden knapp zwanzig Berufsjahre zu den fruchtbarsten und befriedigendsten, die ich mir vorstellen konnte.

Ich hatte mir vorgenommen, die neue Arbeitswelt zwei Jahre lang kennen zu lernen, bevor ich mich mit meinem eigenen Urteil einmischen wollte. Das war natürlich eine theoretische Haltung, denn mir war die Gesamtverantwortung für die Tagesklinik übertragen worden. Ich musste die konzeptionelle Richtung vorgeben, personelle, medizinische und finanzielle Entscheidungen treffen, Verhandlungen mit Krankenkassen und kooperierenden Einrichtungen führen, vielerlei Erwartungen erfüllen. Da ich mich aber nur auf meine DDR-Erfahrungen stützen konnte, flossen trotz aller Zurückhaltung so viele fremde Werte, Beurteilungen, Vorstellungen ein, dass in meiner Gegenwart die Auseinandersetzungen zwischen Ost und West unvermeidlich waren. Unglaublich viele Details gaben Anlass zu Verständigungsschwierigkeiten. Mitunter stellte sich erst mühsam und überraschend heraus, dass manche gleichlautende Wörter eine ostdeutsche und eine westdeutsche

Bedeutung hatten. Ganz zu schweigen von den Komplikationen, die auf die unterschiedliche Sozialisation zurückzuführen waren. Unvergessen ist mir der Ausruf einer sehr geschätzten Mitarbeiterin: „Lieber würde ich gar nichts essen als Erbsen aus der Dose!“ Was so beiläufig, aber wertend gesagt worden war, löste bei mir einen Sturm der Entrüstung aus, dem ich Luft machen musste. Was wusste diese Mitarbeiterin, was man alles essen würde, wenn man Hunger hatte! Ähnliches Entsetzen löste ich bei den Mitarbeitern aus, wenn ich Anordnungen traf, die nicht abgesprochen waren oder wenn ich Wünsche der Mitarbeiter nicht ernst genug nahm. Überhaupt lernte ich nur langsam den Unterschied kennen zwischen Teamarbeit und Arbeit im Sozialistischen Kollektiv. In letzterem gab die Partei Richtung und Ziel vor und die Mitarbeitenden wurden zum Kollektiv, wenn sie beides befolgten. Was Teamarbeit bedeutete, wurde mir Tag für Tag abgerungen. Oft genug wünschte ich mir meine autoritäre Macht zurück, um der ewigen Diskussion ein Ende zu bereiten. Aber spätestens nach zehn Jahren (!) war ich überzeugte Befürworterin von konstruktiven Auseinandersetzungen in einem Team.

Meine nachhaltigste Lektion in dieser Beziehung erhielt ich anlässlich eines Umbaus der Klinik, der wegen einer erfreulichen Kapazitätserweiterung notwendig geworden war. Ich hatte meinen Sommerurlaub im sonnigen Kärnten genutzt und über den Bauplänen gebrütet, sie entwickelt und verworfen, neu konzipiert und wieder verändert bis ich endlich mit meinem Werk recht zufrieden war. Voller Stolz präsentierte ich die Pläne den Mitarbeitern und erwartete staunende, anerkennende

Zustimmung. Geduldig ließ man mich vortragen, erklären und begründen und ließ zuletzt keins meiner Argumente gelten. War ich schon so gut erzogen oder gereift (?), dass ich meinem Impuls, alles hinzuschmeißen und über Undankbarkeit zu wettern, widerstehen konnte und nur mit meiner Mundtrockenheit kämpfte? Mir war schnell klar, dass es nicht allein um Architektur und andere Sachthemen ging, sondern dass mir ein Machtkampf demonstriert wurde, in dem meine Pläne gnadenlos zerrissen wurden. Nichts blieb heil außer der leicht bedauernden Anerkennung meiner vergeblichen Bemühungen! Immerhin. Und nun? Nun arbeitete das Team. Innerhalb kürzester Zeit waren neue Pläne entwickelt worden. Ob sie besser oder schlechter waren als meine, weiß ich nicht. Es war völlig unerheblich. Wichtig allein war, dass sie von allen Beteiligten befürwortet wurden. Jeder Mitarbeiter und jede Mitarbeiterin fand in den neuen Plänen die eigenen Absichten und Interessen wieder und trug die notwendigen Kompromisse mit. Das so errungene Einverständnis löste eine enorme Arbeitsmotivation aus, die die gesamte Umbauphase prägte. Ich bin überzeugt, dass keine andere Methode einen so reibungslosen Ablauf und so befriedigende Ergebnisse erzielt hätte. Die Mühe und Dauer der gemeinsamen Suche nach der optimalen Lösung hatte sich vielfach und dauerhaft ausgezahlt.

Die Ost-West-Problematik im Alltag, die bis zur Wende 1989 ein ziemlich ungewöhnliches Phänomen war, zog sich durch alle Arbeitsbereiche und Jahre. Natürlich lernten wir uns kennen und konnten uns zunehmend leichter verständigen, aber die großen Unterschiede, die uns bis zu unserem Zusammentreffen geprägt hatten, blieben wirksam. Die gemeinsamen

Wurzeln lagen allein in der Vergangenheit, im nationalen Erbe und selbst das war uns aus unterschiedlicher Perspektive vermittelt worden. Oft staunte ich selbst über meine im DDR-Alltag geprägten Urteile und resultierenden Handlungen.

Beispielsweise musste ich mit einem Patienten sprechen, der wiederholt gegen vereinbarte Regeln verstoßen hatte. Er saß mir gegenüber, als ich in seiner Hemdtasche eine Schachtel *Marlboro* sah. Mein erster Gedanke war: Westzigaretten rauchen, kann er, aber Versprechen einhalten, kann er nicht! Ich war erschrocken über diese von irrsinnigen Vorurteilen ausgelöste Haltung. Wer in der DDR offen zeigte, dass er Westzigaretten rauchte, wollte damit angeben, etwas Besseres sein oder provozieren. Von so jemanden erwartete man keine peinlichen Fehler!

Ein anderes Vorkommnis erschütterte mich, weil ich merkte, wie nachhaltig meine DDR-Vergangenheit in mir steckte. Etwa zwei Jahre nach meiner Ausreise sah ich im Schwesternzimmer auf dem Schreibtisch ein Exemplar der Wochenzeitschrift *Der Spiegel* liegen. Ohne zu überlegen, riss ich in einer Art Panik die Zeitschrift vom Tisch, bedeckte sie mit einer anderen Zeitung, sah mich angstvoll und sichernd um und dachte: Welcher Idiot lässt den *Spiegel* hier offen liegen?! Erst dann fiel mir ein, dass von der Zeitschrift keine Gefahr ausging. Trotzdem brauchte ich einige Minuten, ehe ich mich von meinem Schrecken erholt hatte.

Aber auch Themen wie die gesellschaftliche Stellung von Mann und Frau, Vereinbarkeit von Beruf und Kindererziehung, Bedeutung von Arbeit bzw. Arbeitslosigkeit, Formen der Abhängigkeit und kulturellen Prägung spielten in den alltäglichen Anforderungen eine gewichtige Rolle. Inzwischen sind dreißig Jahre gesellschaftlicher Diskurs ins Land gegangen; die Fragen sind nicht geklärt, aber sie haben an Vehemenz verloren.

Ganz langsam begann ich Boden unter den Füßen zu spüren. Ich wurde sicherer, kannte die wichtigsten Strukturen, konnte mich innerhalb der Hierarchien orientieren, die eigene Position einigermaßen einschätzen und hatte für mich selbst und für die Klinik gute Bedingungen geschaffen.

Ich wusste inzwischen, dass eine Tagesklinik hier im Westen eine umstrittene Einrichtung war, in der die unterschiedlichsten Interessen und Ideologien aufeinander prallten. In ganz Baden-Württemberg gab es nur fünf Tageskliniken, allesamt unter dem Dach großer Kliniken und mit dem entsprechenden Know-how und der nötigen Infrastruktur ausgerüstet. Im Gegensatz dazu war die Tagesklinik der Samariterstiftung nicht an eine andere Klinik angebunden, sondern sollte und wollte selbstständig funktionieren. Das bedeutete, dass ich mich gegen eine Vielzahl von Widerständen behaupten musste und zugleich auf vielseitige Kooperationen angewiesen war. Zu diesen spannungsreichen Bedingungen kam die in den frühen 1980er-Jahren auch in Baden-Württemberg in Gang gekommene epochale Psychiatriereform. In der Psychiatrie und Psychotherapie blieb kaum ein Stein auf dem anderen. Alles wurde in Frage gestellt. Aus dem einstigen Schmuddelkind der Medizin wuchsen neue, progressive Gedanken in viele Gesellschaftsbereiche. Damit stand unserer Arbeit ein außerordentlich fruchtbarer Boden zur Verfügung. Wir konnten aus dem Vollen schöpfen und die Arbeit nach eigenen Vorstellungen und Überzeugungen gestalten. Ich fühlte mich in meinem Element. Noch nie stand mir ein so großer Gestaltungsraum für meine Arbeit zur Verfügung. Vielleicht macht der Vergleich mit einem Bergsteiger, der eine Erstbesteigung versucht, meine Situation einigermaßen anschaulich. Das Ziel ist eindeutig, der Weg unbekannt, Lust und Ehrgeiz sind groß, die Herausforderungen enorm, Hilfsmittel gibt es zur Genüge, aber man muss sie finden und aktivieren. Das sind Bedingungen, wie ich sie liebe, die mich beflügeln, mir Kraft geben. Damals arbeitete ich fast wie im Rausch. Ich bekam Anregungen von allen Seiten. Ich hatte so viel zu lernen, zu lesen, zu erleben. Ich stürzte mich förmlich auf alles Unbekannte und fand überall Hilfen. Vor allem spürte ich, dass meine Arbeit sich lohnte, dass wir voran kamen. Ich musste nicht mehr befürchten, dass mit einem Machtwort alle Mühe zerstört wurde.

Natürlich wuchsen nicht alle Bäume in den Himmel. Nicht alles, was richtig und nötig gewesen wäre, konnten wir durchsetzen. Wir hatten alle Hände voll zu tun, um kleine Brötchen zu backen. Aber die fanden Anerkennung. Schritt für Schritt erwarben wir Vertrauen bei Patienten, überweisenden Ärzten, Kostenträgern und Politikern. Entgegen vieler Unkenrufe ging unser Konzept auf, fand sogar Nachahmer.

Ich ließ kaum eine Gelegenheit aus, um mich, die Tagesklinik, unsere Haltung, unsere Arbeitsmöglichkeiten und Grenzen bekannt und verständlich zu machen. Ich besuchte alle niedergelassenen Ärzte im Einzugsbereich, ebenso alle sonstigen, an der psychiatrischen und psychosozialen Versorgung beteiligte Einrichtungen, Stellen, Gruppierungen oder Initiativen. Die Gremienarbeit im

Landkreis war für mich eine praktische Schule in Demokratie. Hier konnte niemand mit leeren Parolen gewinnen. Hier galt es handfeste, überzeugende Argumente vorzutragen und sich Mitstreiter zu suchen, von denen Unterstützung zu erwarten war. Ich lernte auch, dass Sachargumente nicht immer die schwerwiegendsten oder schlagkräftigsten waren. Man brauchte auch Macht. Im Spiel mit der Macht war ich sehr unerfahren und ungeübt und musste manche Niederlage hinnehmen.

Ich versuchte vor allem meine Kompetenzen zu verbessern. Frühzeitig hatte ich eine Ermächtigungszulassung für die ambulante psychiatrische und psychotherapeutische Versorgung beantragt und erhalten. Auch für die fachärztliche Weiterbildung im Fach Psychiatrie war ich zugelassen, so dass die Arbeit für Assistenzärzte in unserer Klinik attraktiver wurde. Nebenher nahm ich an einer mehrjährigen Weiterbildung in verschiedenen psychotherapeutischen Verfahren teil, bis ich selbst die Anerkennung als ärztliche Psychotherapeutin erhielt und zur Weiterbildung ermächtigt wurde.

Ich gründete eine Balintgruppe (nach dem Beispiel des ungarischen Arztes Michael Balint trafen sich Ärzte verschiedener Fachgebiete, um im kollegialen Gespräch mit den Schwierigkeiten und Belastungen in ihren Praxen besser zurecht zu kommen) und den Arbeitskreis Baden-Württembergischer Tageskliniken, beides Gruppierungen, in denen fachlicher und berufspolitischer Austausch stattfand. Ich wurde Mitglied in einer ganzen Reihe von Fachgesellschaften und Arbeitskreisen, wodurch ich mir einen guten Überblick über die aktuellen Themen verschaffte und den eigenen Standpunkt besser einschätzen konnte. Die jährliche Teilnahme an den von der Internationalen Gesellschaft für Tiefenpsychologie getragenen Lindauer Psychotherapiewochen waren für mich wie ein nachträgliches Studium zu den wichtigsten gesellschaftlichen Fragen der Zeit. Psychologen, Pädagogen, Theologen, Mediziner, Juristen, Journalisten, Historiker, Philosophen, Künstler widmeten sich so essentiellen Themen wie Gewalt, Würde, Freund- und Feindbilder, Abschied und Tod, Macht, Ohnmacht, Vollmacht, Zeit, Leidenschaft und Rituale, Mythos und Wirklichkeit, Mann und Frau, Krisen und Visionen, Wissen und Weisheit, um nur einige zu nennen. Die offene, konträre, unzensierte und doch strukturierte Darbietung und Diskussion dieser Themen durch Menschen so unterschiedlicher Professionen und Überzeugungen war für mich eine Quelle unbeschreiblicher Lebensfreude, Genugtuung und Zufriedenheit.

Neben diesen berufsbezogenen Lernfeldern fand ich in den Patientinnen und Patienten meine Lehrmeister. Kein Lehrbuch, keine Fortbildung, kein Kongress konnte mir das Verständnis von Krankheiten so vermitteln wie die Patienten das vermochten. Ihnen ist es gelungen, mich in ihre Situationen einzufühlen, mich hinein zu versetzen, sie nachzuspüren. Sie konnten mir klar machen, was es wirklich heißt, depressiv zu sein, Angst zu haben, sich in der Wirklichkeit nicht mehr auszukennen, die eigene Identität zu verlieren, den eigenen Körper nicht mehr zu spüren oder zu kennen, sich verfolgt oder schuldig zu wissen, nicht zu können, was man will oder nicht zu wollen, was man kann.

Anders als in der DDR brauchte ich bei den Gesprächen mit den Patienten keine Angst zu haben. Meine einzige Vorsicht und Aufmerksamkeit galt den Patienten. Ihnen durfte ich nicht schaden. Meine Fragen dienten ausschließlich dem besseren Verständnis ihrer Situation und ihres Befindens. Ich lernte immer besser zu hören, Vorurteile zu erkennen und beiseite zu stellen, nicht von mir auf andere zu schließen. Erst wenn die Patienten mich mit ihren Geschichten und Berichten erschütterten, vollzog sich in mir die Synthese zwischen den erlernten Symptomen und den geschilderten Qualen.

Man stelle sich folgende Beispiele vor:

· Ein junger, kraftvoller, sympathischer Mann hielt seine Finger in einen Ventilator, um herauszufinden, ob sie noch zu ihm gehören. Er berichtete erleichtert, dass es ihm besser ging, als er die abgeschnittenen Kuppen sah. Er wusste nun, dass er wie andere Menschen aus Fleisch und Blut war.

· Eine erfahrene, tüchtige Geschäftsfrau wagte sich plötzlich nicht mehr unter die Leute, weil sie sich schämte, denn außer körperlichem Schmerz konnte sie nichts mehr fühlen. Sie wisse, dass sie ihre Kinder liebe, aber sie könne diese Liebe nicht mehr spüren. Sie komme sich vor wie ein Stück trockenes Holz, nicht tot, aber ohne wahrnehmbares Leben. Vielleicht sehe man ihr das an? Wenn sie in den Spiegel schaue, sehe sie eine Fremde, von der sie wisse, dass sie selbst es sei.

· Ein Mann, Anfang dreißig, abgeschlossenes Physik- und Sportstudium, berichtete, dass er nicht wage, eine Arbeitsstelle anzunehmen. Er wittere überall Gefahr. Er werde abgehört. In seinen Körper seien Sender installiert worden, durch die er manipuliert werde. Er müsse stundenlang reglos an einer Stelle stehen, damit kein Unglück geschehe. Das einzige, worauf er hoffe, sei, so viel zu essen, dass er immer größer werde, um alles überblicken zu können.

· Ein Betriebsleiter, kurz vor dem Eintritt in den Ruhestand, hatte sich in grenzenloser Verzweiflung ein Messer in den Bauch gerammt. „Ich habe mich extra mit dem Rücken gegen die Wand gestellt, damit ich nicht zurückweiche." Er habe sich nicht umbringen wollen, sondern sich für ein Vergehen bestrafen, das nicht wieder gut zu machen sei. Er habe von seinem Betrieb Kugelschreiber „abgezweigt", also Betriebsvermögen veruntreut. Sein Leben lang habe er sich nichts vorzuwerfen gehabt und jetzt sei er „so ein Schwein"!

· Eine Frau, die unter einer Depression litt, erklärte mir, am schlimmsten sei die Tatsache, dass die Zeit nicht fortschreite. Die Zeit stehe still. Es gebe kein Morgen, keine Zukunft. Sie könne sich nicht vorstellen, dass sich je etwas ändere. Alles bleibe wie es jetzt sei: hoffnungslos, trist, sinnlos, verloren.

Beispiele dieser Art ließen sich mühelos fortsetzen. Natürlich können aus dem Geschilderten Diagnosen abgeleitet und Therapien festgelegt werden. Aber darum ging es nicht. Es ging darum, das fachliche Wissen mit dem subjektiven, persönlichen Erleben zu paaren. Erst daraus ergab sich die Chance, einen Weg aus dem Leiden zu finden. Da psychiatrische Erkrankungen sich nicht auf einen Körperteil oder ein Organ isolieren lassen, sondern immer den ganzen Menschen erfassen, den man nicht losgelöst von seinem Ich, nicht getrennt von seinem Innersten behandeln kann, ist das Verständnis des erkrankten Menschen ebenso unerlässlich wie das Verständnis der medizinisch definierten Krankheit. Diese Einheit, diese Zusammengehörigkeit, dieses Ineinandergreifen von dem individuellen Menschen und der ihn belastenden Erkrankung machten meine ärztliche Tätigkeit zu einem unerschöpflichen Forschungsweg, auf dem ich selbst enorm profitierte. Ich bin unendlich dankbar, dass mir diese Arbeit ermöglicht wurde und danke allen, die mich dabei begleiteten.

Äußeres Zeichen der fruchtbaren, befriedigenden Arbeit war die Tatsache, dass wir die Tagesklinik von fünfzehn auf fünfundfünfzig Plätze erweitern konnten und der besseren Erreichbarkeit wegen als zweite Abteilung die *Panoramaklinik* in Esslingen gründeten. Gesundheitspolitisch war das vor allem ein sichtbares Bekenntnis zu einer modernen Form der psychiatrischen Versorgung, zu zeitgemäßer Sichtweise psychischer Auffälligkeiten und zu einer achtungsvollen Einbeziehung der Patientinnen und Patienten.

Ab dem Beginn der 1990er-Jahre wurde eine Entwicklung im Gesundheitswesen zunehmend handlungsbestimmend, die nicht mehr das Wohl der Patienten zum Ziel hatte, sondern Gesundheit zu einer Ware deklarierte, die gewinnbringend produziert werden sollte. Das führte zu einem unheilvollen Aktionismus in der Bürokratie. Ständig wurden neue Gesetze und Durchführungsbestimmungen erlassen, Qualitätssicherungsprogramme aufgelegt, Kontrollmechanismen in Gang gesetzt, Leistungskennziffern nach Vorbildern aus der Industrie eingeführt, Fortbildungen auf ökonomische Effizienz ausgerichtet. Die medizinischen Themen wurden den Fragen der Gewinnmaximierung geopfert. Inzwischen hat sich das Krankenhaus vom Ort der Barmherzigkeit, der menschlichen Fürsorge und Zuwendung zum Investitionsobjekt mit möglichst hohen Renditen gewandelt.

Schon während meiner Berufstätigkeit führte diese Entwicklung zu immer höherer Belastung bei allen Beteiligten, einschließlich der Patienten. Fallzahlen mussten erhöht, Behandlungsdauern verkürzt werden. Dazu kamen kostspielige Anpassungs- und Umstellungsleistungen. Ich persönlich empfand die größte Belastung in der Tatsache, dass alle Anstrengungen nicht geeignet waren, um die Fehlentwicklungen zu verhindern. Sehenden Auges funktionierte ich als Rädchen im Getriebe, das in die falsche Richtung steuerte. Heute fühle ich mich bestätigt in meinen beunruhigenden Prognosen. Leider sehe ich noch immer keinen Weg, der eine Wende einläuten oder gar bewirken könnte. Die Ursachen der Fehlentwicklung sind allgemein bekannt. Die Folgen werden immer offensichtlicher und verheerender. Sie finden zwar zunehmend ihren Niederschlag in öffentlichen Diskussionen. Trotzdem kann ich noch immer keine Anzeichen einer grundlegenden Reform erkennen.

Mein berufliches Wirken hatte noch einen völlig unerwarteten Aspekt. Es stellte den verlorengegangenen Kontakt zu meiner Abiturientenklasse wieder her. Eine Mitschülerin, die ebenfalls Nervenärztin war, las kurz nach der Wende in einer Fachzeitschrift etwas über unsere Klinik und „ihre engagierte Leiterin" und brachte die Initiative auf, bei mir nachzufragen, ob sich hinter dieser gerühmten Persönlichkeit vielleicht die ihr bekannte Geigei – so mein Spitzname während der Schulzeit – verberge. Die Überraschung war ebenso groß wie die Freude. Dem brieflichen Kontakt folgte rasch ein persönlicher, der zugleich beruflicher Natur war, denn die Klassenkameradin leitete selbst eine Tagesklinik im sächsischen Rodewisch. So lag nichts näher als eine Ost-West-Studienreise mit einem Wiedersehen zu verbinden.

Ende einer Illusion

30 Jahre sind vergangen seit meiner Scheidung. Warum fällt es mir noch immer so schwer, mich diesem Kapitel zuzuwenden?

Ich fürchte mich nicht vor den Erinnerungen an die se schmerzhafte, Schuld und Scham besetzte Leidenszeit. Ich fürchte mich davor, nicht die richtigen Worte zu finden oder mich gar exhibitionistischer oder voyeuristischer Tendenzen verdächtig zu machen. Ich möchte zeigen, wie ich selbst mich sehe, und zwar als Kind meiner Zeit, im Herkömmlichen verankert, unfrei, festgefahren. Wie soll ich meiner Wahrheit gerecht werden ohne mit alltäglichen Banalitäten zu langweilen oder in tragische Dramatik zu verfallen?

Schon mit der Überschrift habe ich mich für die eine Sichtweise entschieden, wohl wissend, dass eine andere dabei zu kurz kommt. Ja, meine Ehe ist gescheitert. Aber ist es überhaupt zutreffend vom Scheitern einer Ehe zu sprechen, wenn erst deren Auflösung das ersehnte Wachstum ermöglicht? Hätte ich mit der Scheidung nicht die mehr oder weniger heile Welt meiner Kinder zerstört, dürfte ich die Beendigung meiner Ehe uneingeschränkt als erfolgreichen Entwicklungsschritt betrachten. Für mich bedeutete die Scheidung eine Befreiung. Ich habe mich befreit von der Notwendigkeit mich zu verstecken, mich kleiner zu machen als ich mich fühlte. Ich habe mich befreit von einer Verantwortung, die mir nicht zustand, und ich habe aufgehört, auf die Verwirklichung eigener Wünsche zu verzichten. Ich habe mich auch befreit von dem Vorurteil, ich könne nicht Vorbild sein, keine gute Ärztin und Chefin, wenn ich nicht imstande wäre, Ordnung im eigenen Haus zu schaffen. Schließlich befreite mich die Scheidung von der Illusion, ich sei geliebt worden. Dieses Eingeständnis tat sehr weh, besonders, weil ich mich jahrelang mit scheinbaren Beweisen vor dieser Erkenntnis gedrückt hatte. Immer wieder hatte ich die Schuld meiner Unzufriedenheit und Enttäuschung in der eigenen Unzulänglichkeit gefunden. Immer wieder hatte ich mir gut zugeredet, mir Hoffnung gemacht, Kraft geschöpft, alle Wünsche dem einen untergeordnet, die Ehe nicht scheitern zu lassen. Ich ließ mich leiten von der Vorstellung, eine erfüllte Ehe sei wie ein Gipfelglück, dem die Eheleute von beiden Seiten zustrebten. Da sie unterschiedliche Wege vor sich hatten, musste einer auf den anderen warten, ihm entgegengehen, ihn unterstützen.

Selbst nach vollzogener Scheidung habe ich noch viele Jahre an der Idealisierung der Ehe festgehalten. Das hatte nichts mehr mit gutem Willen, Empathie, Zuverlässigkeit oder Treue zu tun. Das war ein Festhalten an verblendenden Wertvorstellungen, die sogar die Liebe instrumentalisierten.

Erst als ich an meinen Töchtern erlebte, wie sie einer moralisierenden Macht ausgeliefert waren, brach mein *Puppenheim* zusammen. Völlig unkontrolliert entlud sich im Beisein einiger Mitarbeiter die seit Jahren angestaute Verzweiflung. Es war der Dammbruch eines Gefühlsstaus, der über mich hereinbrach. Ich hatte das unerwartete Glück, dass eine Mitarbeiterin mir einen Raum zur Verfügung stellte, in dem ich sein konnte ohne etwas sein zu müssen. Ich löste mich in Tränen auf. Ich hatte diesem Gefühlsschwall nichts entgegen zu setzen. Ich musste geschehen lassen, was mir widerfuhr. Erst nach Stunden fand ich wieder zu mir, nahm mich und meine Umgebung wahr, konnte erste Gedanken fassen. Warum verurteilten mich meine Mitarbeiter und Mitarbeiterinnen nicht für solches Verhalten? Sowohl dieses hemmungslose Weinen als auch die Tatsache, überhaupt in eine solche Krise geraten zu sein, schien mir untragbar. Stattdessen hielten sie sich mit Kommentaren zurück, unterstützten mich mit einfachen, praktischen Hilfen.

Als ich die Scheidung beantragte, tat Volker, als ob er die Welt nicht mehr verstünde. Unsere Ehe sei zwar nicht immer einfach gewesen, aber doch im Ganzen harmonisch, intakt, heil. Noch vor der Richterin beteuerte er, dass er unter allen Umständen an der Ehe festhalten wolle; er könne sich beim besten Willen nicht denken, warum das nicht gehen solle. Das war seine Haltung, mit der er die Realität verleugnete. Was immer ihn dazu trieb, bleibt für mich eine offene Frage.

Unsere Ehe war von Anfang an auf Täuschung aufgebaut. Ich bin sogar überzeugt, dass wir beide es ahnten, aber dieses vage Wissen vor uns selbst verheimlichten. Obwohl Volker dem Mann meiner Träume in kaum einer Eigenschaft entsprach, tat ich alles, um ihn zu meinem Ehemann zu machen. Warum? Ich redete mir alles schön, was nicht in mein Bild passte. Aber was zog mich so an, dass ich an ihm festklebte, selbst nach der Scheidung noch, selbst als ich wirklich geliebt wurde? Er hatte mich umgarnt, mich umworben, mir gesagt, was ich gern hören wollte. Er schenkte mir so viel, was mich erfreute, was mich beschwichtigte, womit er mir seine Liebe zeigte, jedenfalls dachte ich das damals. Heute bin ich überzeugt, dass die stärkste Anziehungskraft zwischen uns die Sehnsucht nach einem warmen, sicheren Familienleben war.

Ich hatte mein Elternhaus als Vorbild vor Augen. Volker, mitten in die Kriegswirren von Leipzig hinein geboren, musste in seinen ersten drei Lebensjahren vier Mal umziehen, weil die Familie immer wieder ausgebombt worden war. Das Schicksal seines Vaters schilderte er mit eigenartig verschwommenen Angaben, die irgendein von ihm nicht durchschaubares Geheimnis enthielten. Tatsache war, dass der Vater Anfang der 1950er-Jahre ums Leben kam, offenbar im Zusammenhang mit seiner Nazi-Vergangenheit. Volkers Mutter starb an Krebs als er gerade zehn Jahre alt war. Die vier Geschwister wurden in Heimen und in unterschiedlichen Familien untergebracht. In diesen traumatisierenden Kindheitserlebnissen sah ich viele von Volkers Wünschen und Ansichten begründet.

Ein warmes, sicheres Zuhause zu haben, war auch zwanzig Jahre nach Kriegsende noch ein hoch geschätztes Gut, das zur gesellschaftlichen Norm gehörte und nur mit viel Energie, Umsicht und Zeitaufwand verwirklicht werden konnte. So richteten sich unsere Gemeinsamkeiten ganz selbstverständlich auf Nestbau, Kinderwunsch und berufliche Entwicklung zur Existenzsicherung. Aus heutiger Sicht staune ich über meine geringen Ansprüche und Erwartungen. Aber sie standen im Einklang mit dem, was erreichbar erschien, was mir als erstrebenswert vermittelt worden war und was auch den meisten unserer Freunde am Herzen lag. Viel mehr aber staune ich darüber, wie es Volker gelungen war, seine Kindheit und frühe Jugend zu vernebeln. Auf Fragen nach seiner Herkunftsfamilie gab ich mich mit schlaglichtartigen Bildern und dürftigen, ungenauen Angaben zufrieden. Unausgesprochen beherrschte ein Tabu alle Fragen zu dieser Familie. Es gab weder Fotos noch sonstige Erinnerungsstücke. Ich hätte Volkers Geschwister fragen können, mit denen uns ein herzliches Verhältnis verband, aber ich kam nicht auf die Idee! Erst nach seinem Tod erfuhr ich von seinem zwei Jahre älteren Bruder Claus, dass bei weitem nicht alles den Bombardements zum Opfer gefallen war. Was Volker zu diesem strikten Tabu veranlasst hat, ist mir bis heute ein Rätsel geblieben. Lange, vielleicht zu lange habe ich nach Antworten gesucht. Erst nach der Scheidung fühlte ich mich berechtigt, alle Ungereimtheiten, alle Vermutungen und Verpflichtungen auf ein Nebengleis zu schieben. Dort stehen sie noch. Sie tun nicht mehr so weh, aber sie fühlen sich noch immer wie ein Stachel an, der sich nicht fassen lässt.

Meinen jahrelangen Kampf um die Erhaltung der Ehe verlor ich endgültig am heiligen Weihnachtsfeiertag. Wir saßen gemeinsam um den festlich gedeckten Tisch in unserem gemütlichen Wohnzimmer, der schönste Tannenbaum schmückte den Raum, die Kerzen verströmten friedvolle Wärme, der Plattenspieler spendete weihnachtliche Musik, aber uns umgab eine eisige Atmosphäre. Wir sprachen nicht miteinander, jeder saß für sich allein, starrte vor sich hin. Es war eine so verlogene, scheinheilige Situation, dass ich plötzlich sicher war, dass nur eine Scheidung uns retten könnte. Alle Zweifel fielen dieser Eiseskälte zum Opfer. Ich konnte mich nicht länger der trügerischen Hoffnung hingeben, ich könne die Familie zusammenhalten. Die Ehe war schon lange keine

Liebesbeziehung mehr, und die Familie brach vor meinen Augen auseinander. Mit dem Heranwachsen der Kinder wurde das immer offensichtlicher.

Tröstlich für mich war, dass Petra und Christina schon ihre eigentliche Kindheit hinter sich hatten, als Jugendliche ohnehin ihren eigenen Weg suchten und wir geschiedenen Eltern ihnen nicht Vater oder Mutter verteufelten. Wie sehr meine beiden Kinder gelitten haben oder nicht, können sie nur selbst berichten. Ich hoffe, dass sie meine Überzeugung teilen können, dass ihr Aufwachsen mit geschiedenen Eltern besser war als in einer vergifteten, verlogenen Familie ausharren zu müssen.

Reisen und Liebe

Wenn ich an die Jahre denke, die zwischen meiner Scheidung und dem Ende meiner Berufstätigkeit liegen, so schieben sich zwei Themen in den Vordergrund, das Reisen und die Liebe. Beides vollzog sich wie von selbst zwischen Alltagsgeschäft und Alltagsgeschehen, lebenslang unausgesprochen ersehnt, aber weder mit Plan noch mit Ziel verfolgt.

Volker hatte sich in der Nähe der Schule unserer Kinder eine Wohnung gemietet, so dass die Kinder, die bei mir wohnten, sich nach Belieben auch bei ihm aufhalten konnten. Trotzdem war die Familie auseinander gerissen und jeder suchte seinen eigenen Weg. Für Petra und Christina wurden die Freunde zu wichtigen Orientierungsgebern. In meiner Erinnerung brauchten sie mich nur noch zur Abfederung ihrer Krisen. Aber ich fühlte mich dafür völlig ungenügend gewappnet; ich war so unsicher! Meine Normen hatten ihre Gültigkeit verloren. In diesem neuen Leben herrschten fremde Regeln. Nie wusste ich, ob mein Verständnis von der jeweiligen Situation zutraf. Jede Frage an meine Kinder empfand ich als Lotteriespiel. Meist zog ich Nieten, bekam eine Abfuhr, hatte „mal wieder“ alles falsch verstanden, traute ihnen nichts zu, jedenfalls nichts rechtes. Ich vermisste so sehr einen Partner, der mir meine Zweifel und Sorgen hätte zerstreuen können! Mein akademischer Lehrer in Kinderheilkunde, Prof. Dr. Friedrich Liebe, hatte eine seiner Vorlesungen mit einem Satz beendet, der mich als nützlicher Trost begleitete. Er lautete sinngemäß: Bedenken Sie, dass Eltern, die ihr Kind wirklich lieben, in ihrer Erziehung gar nicht so viel falsch machen können, als dass sie ihm schaden. An diese Aussage klammerte ich meine Hoffnung, denn darüber gab es keinen Zweifel: Ich liebte meine Kinder ohne Wenn und Aber.

Mit meiner beruflichen Entwicklung fühlte ich mich wie auf einem stabilen Kahn, den ich durch recht quirliges Fahrwasser zu manövrieren hatte, da und dort von unvorhergesehenen Stromschnellen oder Untiefen bedroht, aber nie in ernsthafter Gefahr. Mit der Zeit war ich einigermaßen hineingewachsen in die neue Welt, kannte die wichtigsten Wege, auch manche Hintertüren, hatte mir die nötige Routine angeeignet und lebte regelrecht auf in dieser Atmosphäre der kollegialen Disputation und Unterstützung, der gegenseitigen Wertschätzung und Befruchtung, in der mir so viel Gestaltungsspielraum eingeräumt worden war. Mit einem Wort: Ich war zufrieden.

Doch wie schon Wilhelm Busch in seiner unverwechselbaren Klarheit darlegte: „Ein jeder Wunsch, wenn er erfüllt, kriegt augenblicklich Junge“, so spürte auch ich, kaum dass ich aus dem gröbsten Schlamassel heraus war, dass wieder etwas fehlte.

Zwar habe ich das Glück, überall Kraftquellen zu finden und mich an scheinbaren Nichtigkeiten freuen zu können. Die Fliege zum Beispiel, die suchend und ungeduldig auf dem großen Dachfenster vor meinem Schreibtisch auf und ab rennt bis sie das kleine Sonnenplätzchen gefunden hat und vor Zufriedenheit den Rüssel zwischen den Füßen reibt, die kann mich auf ganz rührende Weise beglücken. Die beiden angriffslustigen Krähen, die mit ihren unglaublich schnellen, waghalsigen

Flugkünsten das Bussardpaar attackieren bis es endlich das Weite sucht, lassen mich teilhaben am Spiel oder an der Angst der anderen. Meine eigenen Sorgen relativieren sich dabei. Es gibt so viel um mich herum, das ich in mir aufnehme, das ich bewundere und bestaune und das mich bereichert.

Was mir jedoch fehlte, was ich schmerzlich vermisste, das waren Leute, mit denen ich mich austauschen oder Freizeit verbringen konnte. Ich hatte zwar interessante berufliche Kontakte, aber im privaten Umfeld gähnte eine traurige Leere. Meine, unsere Freunde lebten noch jenseits des Eisernen Vorhangs. An ein Wiedersehen war nicht zu denken.

Also packte ich die erstbeste Gelegenheit beim Schopfe und schloss mich einer Wandergruppe an, die das Matterhorn zum Ziel hatte. Dass ich mich im Handumdrehen mit dem Bergwandervirus infizieren würde, war nicht vorgesehen.

Ich war von jeher ein bewegungsfreudiger, abenteuerlustiger Mensch, liebte körperliche Anstrengung, Eislaufen, Schwimmen, Wandern. Schon als Kind hielt ich mich gern im Wald auf, beim Blaubeeren pflücken oder Pilze suchen. Kein Baum war sicher vor mir, kein Fels zu steil, um nicht von mir erklettert zu werden. Jedes kleine Risiko steigerte meine Lust. Das Matterhorn kannte ich vom Hörensagen, hatte eine vage Ahnung von den Geschichten um seine Erstbesteigung und war sicher, dass es ein lohnenswertes Ziel sein würde.

In meiner elterlichen Wohnung gab es ein oft bestauntes Foto, das meinen Vater als Bergsteiger auf einem Gletscher zeigte, umgeben von hohen felsigen und schneebedeckten Gipfeln. Zu diesem Bild gehörte die immer wieder mit Begeisterung berichtete Besteigung der Wildspitze, dem höchsten Gipfel in den Ötztaler Alpen und ein großer Stein, aus dem zahlreiche, tief rot leuchtende fingerdicke Rubine herausragten. Dieses mit den kostbaren Edelsteinen besetzte Kleinod, das mein Vater dort oben gefunden hatte, schmückte unser Wohnzimmer und schürte in meiner kindlichen Fantasie die wundersamsten, wenn auch unerfüllbaren Sehnsüchte. Nie hätte ich geglaubt, selbst einmal in solcher Bergwelt zu stehen.

Was ich erlebte, sprengte alle meine Vorstellungen. Heute weiß ich, dass solche Begeisterungsstürme an Ersterlebnisse gebunden sind, denn nur sie können eine Erwartung übertreffen. Die fantastische Bergwelt hatte ich erwartet, auch wenn sie mir vorwiegend als schwarz-weiß-Foto vorschwebte. Doch schon während der Anreise konnte ich vor lauter Staunen kaum ruhig auf meinem Platz sitzen bleiben. Während die meisten Mitreisenden sich unterhielten oder gar schliefen, wusste ich nicht, wo ich zuerst hinschauen sollte. Meine Augen sahen viel mehr als meine Sinne fassen konnten. Den Bodensee kannte ich schon und somit das Panorama, das seine Südseite so attraktiv macht. Aber ich war noch nie so nahe an die hoch aufragenden Wände des Säntis herangekommen. Plötzlich formten sich aus den undeutlichen Konturen bizarre Gebilde mit tiefen Spalten, Rissen und Geröllhängen. Der Bus fuhr viel zu schnell. Ich verrenkte mir den Hals und bekam doch nur eine Ahnung von dem, was mich umgab. Dazu kamen so geheimnisvoll klingende Namen wie Churfirsten, Appenzeller Land und das Fürstentum Liechtenstein mit dem zwielichtigen Vaduz. Wir tauchten immer tiefer in das zentrale Alpenmassiv ein. Das Rheintal verengte sich. Rechts und links stiegen noch gewaltigere Bergkolosse auf, die sich ineinander und hintereinander schoben. Wo fing der eine an und wo hörte er auf? Als meine Mitreisenden merkten, dass ich Bergpremiere hatte, prasselte es Informationen von allen Seiten. Ich konnte und wollte nicht verbergen, dass alles, was mir erklärt wurde auf völliges Neuland stieß. Zwar hatte ich Namen wie Andermatt oder St. Gotthard schon gehört, aber ich verband mit ihnen nichts als Fragezeichen und ein aufgeregtes Kribbeln im ganzen Körper. Wir fuhren über den Furkapass. Abgesehen von der Tatsache, dass sich die Straße weit oberhalb der Baumgrenze befand, also in einer eigentlich lebensfeindlichen Welt, hatte sich der Bus auf zweieinhalb tausend Meter Höhe hinaufgeschraubt und uns eine Rundumsicht eröffnet, die mir fast die Luft nahm. Die vielen spitzen Kehren der silberhell leuchtenden Serpentine der Straße unterstrichen den gewaltigen Aufstieg. Unglaublich, was Menschen geschaffen hatten, wie sie sich hineingefressen hatten in die Berge, um von einem Tal ins andere zu kommen. Hier oben, so hörte ich, befand sich die europäische Wasserscheide. Hier entschied sich, ob das Wasser nach Norden in die Nordsee oder nach Süden ins Mittelmeer floss. Für mich waren solche Dimensionen gar nicht fassbar. Theoretisch waren mir die Tatsachen durchaus bekannt, aber dass sie praktisch greifbar wurden, dass ich selbst mich jetzt mitten drin befand, unmittelbar in dieser Wunder- und Märchenwelt, das war doch unglaublich! Schon zog die Kulisse des Berner Oberlandes an uns vorüber, das Finsteraarhorn, das wie ein Zimtstern in den Himmel ragte und der Aletschgletscher, bei dem ich mir noch lange nicht vorstellen konnte, dass der in Bewegung sein sollte. Wir fuhren jetzt durch das Rhônetal, noch so ein Name, den ich mit fremder, sagenumwobener Schönheit verband. Ich war so beschäftigt, dass ich kaum wahrnahm, dass der Bus einen riesigen Parkplatz am Rande von Zermatt angesteuert hatte, von dem aus unser Gepäck mit Elektrofahrzeugen, den Kärrele, ins Hotel transportiert wurde, während wir uns dem Touristenstrom durch die Hauptverkehrsader des kleinen Ortes anschlossen. Nun gehörte ich also tatsächlich zu den beneidenswerten Exoten, die sich in dieser Bilderbuchwelt und der schier unwirklichen Naturkulisse aufhalten durften. Das Matterhorn stand da, majestätisch, klar, einzigartig, wie herausgemeißelt und vor einen alles überspannenden tief blauen Himmel platziert. An seiner äußersten Spitze wehte eine kleine Wattemütze, das einzige Zeichen, dass wir das Original vor uns hatten und nicht eine kunstvoll retuschierte Abbildung. Erst nach einer Woche wurde mir bewusst, dass es ganz und gar nicht selbstverständlich war, dass sich dieses viel bestaunte und berühmte Monument Tag für Tag und jede Nacht in voller Schönheit uns Gästen präsentierte. Ich mag es mir nicht ausmalen, wie tief meine Enttäuschung gewesen wäre, wenn uns Zermatt mit Regen und Nebel empfangen hätte.

Es folgte eine Wanderwoche wie sie nicht schöner hätte sein können und wie sie mir in den folgenden Jahren zur Gewohnheit wurde. Der Zauber und Rausch der ersten Begegnung blieb einzigartig, aber die überschäumende Lust des Bergwanderns wurde immer intensiver. Wenn ich in meinen Wandertagebüchern blättere, so strotzen sie von Schwärmereien für die Schönheiten, für die sich keine treffenderen Worte finden ließen als die so oft wiederholten, abgegriffenen Klischees: grandiose Ausblicke, imposante, schroffe Felswände, gigantische schneebedeckte Gipfel, glitzernde Schneefelder, liebliche Moosmatten, funkelnde Seen, steil abstürzende Hänge, rauschende Wasserfälle, leuchtend gelbe, blaue oder rote Blüten, die sich aus steinigem Grund hervorschieben und leuchten als seien es Wegmarkierungen. Mitunter glühten ganze Hänge vom rot gefärbten Laub der Heidel- und Preiselbeersträucher. Und doch treffen diese Allerweltswörter zu; diese Natur lässt sich nur in Superlativen beschreiben, und wer ein offenes Herz hat, der muss ins Schwärmen geraten.

Das Bergwandervirus machte mich jedoch nicht nur süchtig nach der übermächtigen Naturschönheit. Es versetzte mich zivilisierten, funktionierenden Alltagsmenschen zurück in eine ursprüngliche Welt, in der ich frei war, keine Rolle spielen musste, keine Bedeutung hatte, in der ich mich als Teil des Ganzen fühlte, uneingeschränkt zugehörig und doch in meine Schranken verwiesen. Vielleicht ist es diese Gleichzeitigkeit von grenzenloser, unverrückbarer Weite und den in enge Grenzen gepressten eigenen Möglichkeiten, die mich noch heute zu immer neuer Lust anstacheln. Wie oft habe ich meine Kräfte überschätzt, habe mich auf Wege begeben, für die ich nicht gewappnet war! Immer wieder ließ ich mich von meinen Augen verführen, die mich weiter fort und höher hinauf trieben. Ich wollte nur noch mal schauen, wie es hinter dieser Kurve aussieht, wie sich der Blick von dem Felsvorsprung weitet oder ob über der Scharte der Weg weitergeht.

Mir kommt das Bergwandern wie ein Gesamtkunstwerk vor, in dem jedes Detail das andere bedingt. Welche Wonne bescherte mir ein Tag, der unberührt und leer vor mir lag und es allein mir überlassen war, wie ich ihn füllte! Der Weg war das Ziel und der Weg war endlos. So lief ich los, nahm Gedanken mit, die sich mit jedem Schritt verflüchtigten. Ohne eigenes Zutun zog mich der Weg hinein in seine unbekannte, abenteuerliche Atmosphäre. Ich achtete auf jeden Stein, jedes Blümchen, suchte den besten Tritt, synchronisierte Schritte und Atem bis ich in meinen eigenen Trott fiel. Ich spürte die Anstrengung und fand Genugtuung, weil ich mich ihr gewachsen fühlte. Wind, Sonne, Nebel, Regen, Hitze, Kälte streiften meine Sinne. Sie machten mich auf beglückende Weise lebendig. Der Schweiß tropfte, die Nase lief, die Augen tränten, der Rucksack drückte, der Knöchel schmerzte, die Zunge klebte trocken am Gaumen, aber ich konzentrierte mich auf den Rhythmus meiner Füße, immer vorwärts, immer einer vor den anderen. Die Probleme von gestern erreichten mich nicht mehr. Ich lebte jetzt, unmittelbar, ganz dem Augenblick hingegeben. Ich zählte die Schritte und die Höhenmeter und maß sie in der Zeit. Ich plagte mich vorwärts und liebte die Schinderei, weil sie mich zufrieden machte mit mir selbst. So mag es nicht verwundern, dass ich die Rast als einen der schönsten Augenblicke beim Wandern liebe. Ich habe Tage erlebt, da haben wir diesen Augenblick aus Vorfreude und Übermut solange hinausgezögert bis keine Zeit mehr übrigblieb. Aber wenn wir ein aussichtsreiches Plätzchen gefunden hatten, mitten im Paradies, dann wurden ein Käsebrot, Zitronenwasser und eine Tomate zum Hochgenuss.

Auch das Risiko gehört zu diesem Kunstwerk. Die berechenbare Gefahr, die in Wahrheit unberechenbar überall lauert, setzt dem Erlebten ein Sahnehäubchen auf. Ob ich mich über einen schwierigen Klettersteig hangeln musste, einen schmalen Grat überquerte, unter dem Schnee den Weg nicht mehr fand, am Seil mit Steigeisen über das Eis ging, ein unwegsames Geröllfeld vor mir hatte, am tropfnassen Fels keinen Halt fand oder ob ich halb besinnungslos rennen musste, um die letzte Gondel zu erwischen, weil sonst ein dreistündiger Abstieg drohte; all diese Situationen würzten den Wandertag. Mit mehr oder weniger verheimlichtem Stolz berichtete ich den Daheimgebliebenen die überstandenen Abenteuer. Der kalkulierte Kampf mit den Naturgewalten, denen ich mich freiwillig genähert und ausgesetzt hatte, trug erheblich zur genussvollen, befriedigenden Erschöpfung bei. Den Kampf im Alltag führt man nicht freiwillig. Er wird einem aufgezwungen, er ist kein Spiel, er ist die Existenzgrundlage. Dagegen ist die Herausforderung in den Bergen wie ein kindliches Kräftemessen, bei dem man selbst der Schiedsrichter ist. Berge streiten nicht, sie sind nicht großspurig oder rechthaberisch. Sie stehen da, anziehend und abschreckend zugleich, zwingen uns nicht sie zu besteigen, aber sie verführen uns. Sie sind da, wenn wir kommen und bleiben, wenn wir gehen. Mich haben sie immer mit Ehrfurcht und Bewunderung erfüllt und haben mir meine Bedeutungslosigkeit tröstlich vor Augen geführt.

Die Menschen, mit denen ich wanderte, waren so verschieden wie Menschen eben sind, aber die Erlebnisse am Berg führten schnell zu einer angenehmen Vertrautheit.

Dass ich gleich bei meiner ersten Wanderreise den Mann treffen würde, der mich einmal von ganzem Herzen lieben würde, ahnte ich lange nicht. Otto knüpfte seinen ersten Kontakt mit einem Stück deftiger Schwarzwurst und Senf. Wir hatten einen mehrstündigen, Schweiß treibenden Anstieg hinter uns und rasteten am malerisch gelegenen Schwarzsee am Fuße des Matterhorns, umgeben von den majestätischen Viertausendern. Ohne zu merken, dass es nicht um Schwarzwurst und Senf ging, lehnte ich kurz angebunden ab. Ich war nur offen für die Faszination der Bergwelt, alles andere empfand ich geradezu als missachtende Beleidigung. „Na, dann eben nicht!“, war Ottos Reaktion und er vertiefte sich betont genüsslich in sein Vesper. Jedoch ließ er es nicht dabei bewenden, ließ sich durch meine Stacheligkeit und Schmallippigkeit nicht entmutigen, sondern nutzte alle Gelegenheiten, um mich für sich zu interessieren. Er war sehr hartnäckig und einfallsreich und stand in seiner ganzen frischen Fröhlichkeit einfach immer neben mir. Nach langen, ernst gemeinten Abwehrübungen und Erklärungen über die Aussichtslosigkeit seiner Bemühungen, platzte ich eines Tages mit der Frage heraus, was ihm eigentlich an mir gefalle. Seine Antwort war so verblüffend und entwaffnend, dass er damit den ersten Anker hatte landen können: „Alles!“ und nochmal „Einfach alles!“ Das war eine ähnlich unglaubliche Erfahrung für mich wie die Tatsache, dass ich mittendrin stand in dieser großartigen Welt, als gehörte ich dorthin. Fortan erlebten und bewunderten wir die Schönheiten um uns herum gemeinsam und somit doppelt. Und nachdem er mich auch in die Welt der Liebe entführt hatte, teilten wir mehr als nur Äußerlichkeiten.

Heute kann ich mir nicht mehr vorstellen wie meine Lebenseinstellung ohne diese Liebeserfahrung ausgesehen hätte. Ich hatte bis dahin niemanden um mich, der nur wollte, dass ich da bin, dass er in meiner Nähe sein durfte. Ich musste nichts leisten dafür, musste weder schön noch gescheit sein. Ich musste nicht für ihn sorgen. Er sorgte für uns beide. Immer achtete er darauf, dass es mir gut ging, dass ich nicht zu kurz kam. Er ließ mir alle meine Eigenarten und Vorlieben. Er freundete sich mit allem an, was mir lieb und teuer war. Für meine ausgefallensten Wünsche hatte er Verständnis. Er überwand eigene Ängste, um meine Interessen, meinen Geschmack, meine Abenteuer zu unterstützen.

Trotz allem war ich nicht bereit für ein gemeinsames Leben. Zu schmerzlich war die erlittene Enttäuschung mit Volker, zu groß die Angst wieder enttäuscht zu werden. Es ging mir so gut; es musste nicht noch besser werden. Wir erlebten ungezählte glückliche Stunden, unabhängig davon wo wir waren. Dass wir so viel reisten, war den Umständen, den vorhandenen Möglichkeiten geschuldet, nicht der Notwendigkeit. Ich empfand unsere Reisen wie ein Spielzeug für Erwachsene. Wir füllten unsere Zeit nach Lust und Laune aus, waren abwechslungsreich beschäftigt, konnten Pläne schmieden, in fantastische Geschichten eintauchen, uns ausprobieren. Bei diesen Spielen lernten auch wir uns immer genauer kennen, freuten uns an den Herausforderungen, die nicht selten gefährlich waghalsig waren, wir ließen uns auf unerwartete, überraschende Ereignisse ein, fanden Gefallen an unserer kreativen Improvisation, lernten allmählich, unsere Wünsche und unser Können aufeinander abzustimmen. Da wir es nicht auf das Sammeln von Sehenswürdigkeiten abgesehen hatten, konnten wir das Leben mit kraftvollen Armen zu uns heranziehen und mit allen unseren Sinnen in uns aufnehmen. Wir hätten keinen besseren Weg finden können, um eine Vorstellung davon zu bekommen, wie schön die Welt ist und was wir darin zu suchen haben.

Für das Geschenk dieses Weges dankten wir alle Tage an eine unsichtbare, unsagbare Adresse.

Alles Schlechte, Schwere, Ungerechte begegnet uns ja, ohne dass wir es suchen müssen. Es überfällt uns einfach. Seht zu, wie ihr damit fertig werdet! Ottos Krebserkrankung war einer dieser Überfälle. Ein faustgroßer Nierentumor lenkte mein medizinisches Wissen auf eine kurze Zukunft mit kaum verwertbarer Hoffnung. Ob Otto es so sah oder uns beide nur stark machen wollte, weiß ich nicht. Jedenfalls ließ er keinen Zweifel aufkommen, dass sich alles Bösartige würde herausschneiden lassen. Er betrachtete die Operation wie einen Berg, den er bezwingen wollte. Danach würde er weiter sehen. Sein Optimismus behielt recht. Drei Monate nach der Operation tourten wir durch die Rocky Mountains und ganz allmählich fand er seinen gewohnten Rhythmus und seine alte Sicherheit zurück. Aber das Glück und das dankbare Erleben jedes schönen Augenblicks wurde noch intensiver. Wenn ich meinte streiten zu müssen wegen bedeutungsloser Kleinigkeiten, entwaffnete er mich: „Mir ist die Zeit zu schade zum Streiten." So ging es mit den folgenden vier Operationen in den folgenden vier Jahren und mit allen noch gewagten Reisen. Mit tapferer Zuversicht, Mut und Schmerzmitteln gelang es ihm, der tödlichen Zukunft noch viele unvergessliche, gemeinsame Erlebnisse abzutrotzen. Die letzte große Reise mit dem Wohnmobil führte uns durch Norwegen und Schweden. Wir wussten beide, dass jeder Tag ein Abschiednehmen war. Ängstlich unterdrückte ich alle schwärmerischen und bewundernden Ausrufe. Ich konnte ihm die Köstlichkeiten des Lebens doch nicht eindringlich vor Augen führen. Wir wussten beide, er würde sie nicht mehr sehen können. Und doch, und das war für mich der größte Trost, nannte er diese Reise seinen schönsten Urlaub.

Noch im September 2003 brachen wir zur letzten Tour ins Zillertal auf, wohl wissend, dass das Ende bevorstand. Ein paar Tage konnten wir noch die Illusion einer Bergwanderung herstellen, fuhren mit dem Lift, gingen ein paar Schritte und verweilten an einsamen Plätzen in der Frieden und Trost verschenkenden Natur. Dann beendete die rasch einsetzende Querschnittslähmung jede weitere Verleugnung. Der letzte Strohhalm war zerbrochen.

Otto starb fünf Wochen, nachdem meine erste Enkelin geboren wurde.

Ich war wieder einmal überwältigt worden von der Gleichzeitigkeit der Gegensätze. Ich war so traurig und überglücklich zugleich. Ich weiß, dass Otto ein wunderbarer Opa gewesen wäre.

Ruhestand und Ehrenamt

Ruhestand – wer mag sich wohl diesen Begriff ausgedacht haben!? Vielleicht ein Mensch, der wie ein gehetztes Tier durch sein Leben jagt, sich nichts sehnlicher wünscht als Ruhe und glaubt, dass nur die beruflichen Anforderungen an seiner Misere schuld sind. Sicher, man kann sich zur Ruhe setzen, sein Tagwerk oder seine Fähigkeiten ruhen lassen, sich auf seinen Lorbeeren ausruhen, die Ruhe genießen. Aber ist das an das Ende der Berufsarbeit gebunden? Warum wird aus der Sehnsucht nach Ruhe ein Stand gemacht?

Ruhestand, Lebensabend, das klingt doch sehr nach Abschiebung, Entwertung, Nebengleis, danach, dass alles Wichtige vergangen ist. Wer weiß aber, ob das Wichtigste nicht noch bevor steht? Jede Zukunft enthält doch Abschied, Trennung und Unbekanntes. Das fängt mit der Geburt an, wenn der Mensch seine erste Behausung im Mutterleib verlassen muss, um *das Licht der Welt zu erblicken*, um *ins Leben treten* zu können, wenn die Nabelschnur durchtrennt wird. Er muss sich von der Mutterbrust ebenso verabschieden wie von den ersten Zähnen. Unmerklich verabschiedet er sich von allen frühen Erlebnissen, die sich sogar seiner Erinnerung entziehen. Es strömt freilich so viel Neues auf ihn ein, dass er den Verlust kaum wahrnimmt. Die Neugier, also die Gier auf Neues, reißt alle Ressentiments mit sich fort. Dennoch verliert er unaufhaltsam seine Kindheit, seine Unbekümmertheit, seine Illusionen. Erst, wenn beim Bilanzieren der Verlust schwerer wiegt als der Gewinn, drängt sich die Gewissheit ins Bewusstsein, dass mit jedem Tag auch ein Stückchen Leben verloren geht. *Midlifecrisis!* Wohl dem, der lange auf eine ausgewogene Bilanz zurückblicken kann. Schwindet die Neugier mit der Lebenskraft? Oder lässt die schwindende Lebenskraft auch die Neugier versiegen? Natürlich wird mit dem Alter die letzte Lebensstrecke hin zur *ewigen Ruhe* unausweichlich kürzer.

Aber Ruhestand! Ausgerechnet für die Zeit, in der man tun und lassen kann, was man will, wofür einem der Beruf zu wenig Raum gelassen hatte, zeitlich und gedanklich. Ich hatte so viel zurückgestellt, in die Zukunft verschoben, dass selbst ein langes Leben kaum ausreichen würde, um allen Interessen nachzugehen und die vielen Vorhaben in die Tat umzusetzen. Nichts davon hatte mit Ruhe zu tun.

Wer spöttisch vom Unruhestand spricht, trifft auch nicht das Wesen dieser Lebensperiode. Was meinen neuen Stand kennzeichnete, war vor allem die Tatsache, dass ich kein Geld mehr verdienen und deshalb nicht länger als Rädchen funktionieren musste. Ich hatte den Zustand erreicht wie ich ihn mir bei einem bedingungslosen Grundeinkommen vorstelle. Ich brauchte mich nicht mehr um meine existentielle Grundlage zu kümmern, konnte jeden Tag nach eigener Regie gestalten, brauchte mich nicht mehr von der Uhr bestimmen zu lassen, sondern konnte den Takt selbst vorgeben. Ich konnte mich von Lust und Laune leiten lassen, vom Wetter, von Gelegenheiten, vom Augenblick. Grenzen setzten allein meine Möglichkeiten und die wollte ich erst einmal finden.

Bis heute ist kein Tag vergangen, an dem mir dieses Privileg nicht dankbar bewusst wäre. Anfangs musste ich mir die Gewissensbisse, so ungezügelt, so losgelöst von allen Verpflichtungen, in den Tag hinein zu leben, noch durch rechtfertigende Argumente vom Leibe halten. Schließlich hatte ich mir diesen Luxus selbst „verdient". Inzwischen bin ich in der Wohlfühlhängematte längst zu Hause. Morgens reißt mich kein Wecker aus dem Schlaf. Ich muss nicht aufstehen, sondern ich will es. Ich wache ausgeschlafen auf, schalte das Radio ein, ja nicht zu laut, gerade so, dass es mich sanft mit immer mehr Lebendigkeit berieselt, bis ich die ersten Neuigkeiten registriert und die ersten Kommentare vernommen habe. Allmählich tauchen die Erinnerungen an das erfrischende Gefühl einer kalten Dusche und eines heißen Kaffees auf und mobilisieren den Antrieb, die Bettdecke beiseite zu schieben, mich in die Vertikale zu begeben und Wetter und Nachbarschaft zu inspizieren. Schon im Bad genieße ich jedes Detail, weil ich meine Aufmerksamkeit nicht mehr mit den ständigen missmutig kontrollierenden Blicken zur Uhr teilen muss. Ich widme mich jeder Kleinigkeit mit der Hingabe, die mein Wollen und meine Zufriedenheit verlangen. In diesem bedächtigen, ausgeglichenen Tempo geht es weiter, begleitet von der fast einen Schauder erzeugenden Erinnerung an jene Hetzerei und jenen Verzicht, die bisher meinen Tag bestimmt hatten.

Bei solcher Rückschau kann ich mich mit dem Begriff Ruhestand identifizieren: Ich werde in Ruhe gelassen, kann stehen bleiben, innehalten, mich wahrnehmen, prüfen, forschen, was kommen soll.

Am ersten Tag meines Ruhestandes habe ich Folgendes notiert:

„Was wird mich erwarten?

Wie viele meiner Vorstellungen werden sich realisieren lassen?

Ich möchte alles in Ruhe tun, möchte mehr Musik machen, Musiktheorie dazu lernen, möchte lesen, wandern, schwimmen, mich fit halten, neue Kontakte suchen, die mir anregenden Gedankenaustausch ermöglichen, möchte etwas tun, was für die Gemeinde nützlich ist. Ich möchte eine Chronik der Tagesklinik schreiben, die eine oder andere Krankengeschichte beispielhaft schildern. Ich möchte meine Wohnung von Grund auf putzen, später renovieren, Geschenke möglichst selbst herstellen. Ich möchte mich in den Computer einarbeiten, alte Unterlagen sichten und sehen, ob sie für kleine Forschungsarbeiten taugen. Ich möchte alte Briefe sortieren, lesen. Ich möchte bestehende Kontakte intensivieren und mich engagieren, nachdem ich bisher vorwiegend Nutznießer war. Ich hoffe auf Enkel und möchte oft in deren Nähe sein.

Ja, und Tagebuch schreiben möchte ich. Warum? Keine Ahnung; aus Lust am Schreiben und um alles Geschehen zu verlangsamen. Beim Schreiben geschieht alles ein zweites Mal.

Wie wird es mir ergehen, wenn ich die Folgen spüre von schwindendem Ansehen, fehlenden Anfragen, mangelndem Interesse an mir, sichtbar werdenden Fehlern, von der schnellen Vergänglichkeit von Glanz und Gloria? Ich fühle mich heute auf dem Höhepunkt meiner Beliebtheit und zugleich an dem Abgrund, den jede Höhe in sich birgt. Was wird mit meinem Selbstbewusstsein, das von allen als bewundernswert beurteilt, geachtet, auch beneidet wird, wenn es keine Nahrung mehr von außen bekommt? Was wird aus meinem Optimismus, meiner friedvollen-liebenden Grundeinstellung, meiner Toleranz, meiner sogenannten Stärke? Werde ich in ein Loch rutschen wie das von vielen prognostiziert wurde? Werde ich meine Lebensbejahung behalten können, auch wenn Einsamkeit, Verzweiflung, Blindheit oder andere Schmerzen eintreten, wenn ich einen Wunsch nach dem anderen begraben muss? Werde ich auch dann noch bereit sein zu ertragen, was ich nicht ändern kann?"

Ich stürzte mich weder in Abenteuer, noch folgte ich dem Plan ein Musikstudium zu beginnen, womit ich lange geliebäugelt hatte. Ich gründete auch keinen „Salon", in dem ich intellektuelle, literarisch, musikalisch und philosophisch interessierte Leute zusammenbringen wollte und unternahm keinerlei Anstalten, um meine beruflichen Fähigkeiten zu vermarkten.

Ich machte erst mal Urlaub. Im hohen Norden Schwedens, jenseits des Polarkreises, dort, wo es mehr Rentiere als Menschen gibt, brach ich mir die rechte Schulter, musste mein Urteil über das hoch gelobte schwedische Gesundheitswesen gründlich revidieren, lief vierzehn Tage mit dem kaputten Arm und üblen Schmerzen durch den Rest des Urlaubs bis man mich in Deutschland ordnungsgemäß zusammenflickte und mir mit Physiotherapie quasi eine Halbtagsstelle verordnete.

Von meinem Beruf verabschiedete ich mich, indem ich einen Bericht über meine letzten zwanzig Berufsjahre zu Papier brachte, der als Sonderdruck erschien unter dem Titel „Zwanzig Jahre Tagesklinik der Samariterstiftung Nürtingen – ein Erfahrungs- und Entwicklungsbericht aus der Psychiatrie". Er beleuchtet zugleich beispielhaft wesentliche Probleme psychiatrisch-psychotherapeutischer Versorgung im ausgehenden zwanzigsten Jahrhundert. Wie bei diesen Lebenserinnerungen leitete mich der Wunsch, etwas von dem weitergeben zu wollen, das mir selbst so viel bedeutet hatte.

Noch ehe ich wirklich zur Besinnung gekommen war, erreichte mich die beglückende Nachricht, dass ich Oma werden sollte. Und diese Nachricht kam in den folgenden drei Jahren gleich drei Mal. Doch zunächst wollte ich die Möglichkeiten und Grenzen meiner neuen Lebensperiode kennen lernen.

Ich begann damit, meinen Wohnort samt Land und Leute näher in Augenschein zu nehmen. Ich hatte bereits 1993, als Petra und Christina sich eigene Bleiben gesucht hatten, unsere schöne, aber teure Tübinger Sozialwohnung aufgegeben und war aufs Land gezogen, nach Mittelstadt, einem Dreitausend-Seelen-Dorf, das als nördlichste Gemeinde zur Stadt Reutlingen gehört. Hier fand ich eine bezahlbare Wohnung, die mir mit jedem Tag, den ich darin verbrachte, mehr ans Herz gewachsen ist. Allerdings hatte ich sie bisher vorwiegend als Schlafstätte genutzt, denn meine Aktivitäten fanden im Berufsalltag, also außerhalb statt. Mit den unmittelbaren Nachbarn sprach ich, was die Höflichkeit verlangte, mehr nicht. Nun wollte ich versuchen, ob ich in Mittelstadt auch leben, nicht nur schlafen konnte.

Zum besseren Verständnis meiner Situation muss ich ein Handicap erwähnen, das mich in meiner Mobilität erheblich einschränkte. Schon 1998 war ich gezwungen, den Führerschein abzugeben, da meine Sehkraft den Anforderungen nicht mehr genügte. Obwohl ich schon einige Jahre mit dieser Möglichkeit rechnen musste, hatte ich sie mit gewaltigem Erfolg so lange verdrängt, dass mich die Realität mit ganzer Wucht und Härte fast erschlug. Wie viel Autonomie, Flexibilität und Bequemlichkeit mit dem eigenen Auto verbunden ist, weiß wohl jeder zu schätzen. Wie weh es aber tut, wenn andere Leute ganz selbstverständlich in ihr Auto einsteigen, während man selbst an der Bushaltestelle wartet, sich zu denen zählt, zu denen man nicht gehören will: Alte, Asoziale, Alkoholiker, Asylsuchende und Behinderte, diesen Schmerz muss man erst einmal verkraften. Fast ein volles Jahr lang spürte ich, wie ungebremste Wut und Selbstmitleid mir Bauchschmerzen verursachten. Nichts konnte ich mehr wie gewohnt tun! Solange ich arbeitete, stand mir ein Fahrer zur Verfügung, der wenigstens sicherstellte, dass ich meine beruflichen Aufgaben erfüllen konnte. Aber die vielen kleinen Extras fielen alle dem verlorenen Führerschein zum Opfer. Ich konnte eine Dienstfahrt nicht durch eine kleine Wanderung unterbrechen, auf dem Heimweg nicht rasch in den Baggersee springen, am Abend noch schnell ein Konzert oder einen Vortrag besuchen, hatte quasi auch mein fahrendes Arbeitszimmer eingebüßt. Selbst die Suche nach geeigneten Verbindungen mit Bus und Bahn bereitete mir Widerwillen. Es wurde erst leichter als ich aufhörte, dem nachzutrauern, was nicht mehr ging und mich stattdessen auf die verbliebenen Möglichkeiten konzentrierte.

Als erstes kaufte ich mir ein Fahrrad – vor wenigen Jahren wurde daraus ein Pedelec –, das mir einen deutlich kleineren, aber doch akzeptablen Wirkungsradius erlaubte. Inzwischen graut es mir vor dem Tag, an dem ich auch auf das Fahrradfahren verzichten muss. Ich habe mit dem Fahrrad ja nicht nur Mobilität erworben, sondern Bewegung bei Wind und Wetter gewonnen, dazu Selbstachtung, Wohlbefinden, Gesundheit.

Als Schadenersatz für das Auto kaufte ich mir einen Flügel. Durch glückliche Fügung fand ich einen kleinen Steinway aus dem Jahre 1936, äußerlich mäßig, aber innerlich gut erhalten. Sein Klang gefiel mir auf Anhieb, seine leichte Spielbarkeit bereitete mir reines Vergnügen. Wie sehr hatte ich mich auf meinem Klavier mit Chopins verflixten Läufen und Verzierungen geplagt! Nicht, dass es fortan ein Genuss geworden wäre, mein Spiel zu hören. Aber ich selbst hatte so viel mehr Freude daran. Oft muss ich an meinen Vater denken, der stundenlang am Klavier saß und mit Inbrunst „das Wohltemperierte Klavier" von Bach übte. Jetzt geht es mir ähnlich. Ich übe und übe mit Ausdauer und Begeisterung. Bach ist für mich ein unerschöpfliches Wunder. Immer wieder entdecke ich neue Zusammenhänge und finde mehr Verständnis. Ich spiele nicht gut, mache tausendmal den gleichen Fehler; das Vorspielen habe ich endgültig aufgegeben, weil ich nie das Ergebnis zustande brachte, das ich den Zuhörern nahebringen wollte. Aber ein wenig darf ich mich mit dem großen Pablo Casals vergleichen, der mit neunzig Jahren noch drei bis vier Stunden täglich übte und auf die Frage nach dem Warum antwortete: „...ich habe das Gefühl, ich mache Fortschritte".

Jedenfalls bedeutete mein Handicap, dass ich meinen Lebensmittelpunkt an den Wohnort binden musste. Erste Kontakte fand ich im Kirchenchor, der zu meiner großen Erleichterung und Freude auch durchaus anspruchsvolle Literatur in sein Repertoire aufnahm. Ich wurde mit offenen Armen empfangen, wurde schnell als vollwertiges Mitglied behandelt, obwohl ich lange brauchte, ehe ich die vielen neuen Gesichter mit ihren wichtigsten zugehörigen Eigenschaften auseinander halten konnte. Wenn die Qualität unseres Gesangs auch dürftig genug war, so erlebte ich doch wieder das beglückende Gefühl des gemeinsamen Musizierens.

Förderverein Seniorenzentrum Mittelstadt

Um all meine Kraft und Fähigkeiten nicht nur zum privaten Vergnügen zu verbrauchen, bat ich um einen Termin bei der Bezirksbürgermeisterin, erklärte, wer ich sei und was ich könne und bot meine ehrenamtlichen Dienste an. Meine Vorstellung muss sehr naiv gewesen sein, denn sie zuckte verlegen mit den Schultern und meinte bedauernd, dass sie nicht wüsste, wofür sie mich verwenden könne. Zwischen Tür und Angel fiel ihr ein, dass es gerade Überlegungen zur Gründung eines Fördervereins gäbe, der sich dafür einsetzen wolle, dass in Mittelstadt ein kleines Pflegeheim entstehen sollte. Vielleicht könnte ich ja dort mitmachen. So begann meine Arbeit in dem bald darauf gegründeten Verein, der binnen kürzester Zeit über zweihundert Mitglieder zählte. Tatsächlich fand sich sehr schnell ein Träger, der dem Trend der Zeit folgend, in seinen großen maroden Heimen Betten abbaute und sie dezentral in kleine Einrichtungen umfunktionierte. Etwa drei Jahre später stimmte die Landesverwaltung den Plänen zu und bereits 2007 wurde das „Seniorenzentrum Mittelstadt“ mit sechsunddreißig Plätzen unter der Trägerschaft der Bruderhaus Diakonie eingeweiht.

Von Anfang an unterstützte ich das Vorhaben aus voller Überzeugung. Mit meinem angeborenen, unverbesserlichen Optimismus verfolgte ich das Ziel, das Heim als Teil der Gemeinde zu integrieren, in dem die zu pflegenden Menschen einen würdevollen, von menschlicher Zuwendung begleiteten letzten Lebensabschnitt verbringen sollten und auch die im Heim Arbeitenden Unterstützung und Wertschätzung erfahren sollten. Ich baute meine Vorstellungen ja nicht auf Luftschlösser, sondern auf eine Jahrzehnte lange praktische und theoretische Erfahrung. Ich hatte als Hilfspflegekraft gearbeitet, als Heimärztin, war als Supervisorin in verschiedenen Einrichtungen tätig gewesen, sowohl zur Erleichterung von Konflikten im Pflegeprozess als auch in der Verwaltung und Leitung und war fast zwanzig Jahre Mitglied der Leitungskonferenz in der Samariterstiftung, einem der großen diakonischen Träger in der Altenhilfe in Württemberg. Ich brauchte mich nur an den positiven Beispielen zu orientieren und nachmachen, was andernorts längst funktionierte. Binnen kürzester Zeit fanden sich über dreißig Frauen und Männer, die sich auf vielerlei Weise mit Herz, Hand und Verstand regelmäßig ehrenamtlich engagierten. Sie tun es noch heute, ich auch. Und doch sehe ich, dass das Ziel des Fördervereins nach zehn Jahren engagierter Arbeit nicht erreicht wurde. Die vielfältigen Tätigkeiten der Ehrenamtlichen wirkten allenfalls wie ein Pflaster, das Wunden und Fäulnis bedeckte. Weder Kaffeenachmittage, noch Singstunden, Spiel- und Bastelangebote, Gymnastik, Gartengestaltung, Ausstellungen noch Vorträge, Modenschau, Informationsstände und Zeitungsberichte bewirkten, dass das Heim ins öffentliche oder private

Leben von Mittelstadt integriert wurde. Am Leben im Heim waren nur diejenigen interessiert, die einen Pflegeplatz suchten oder einen Angehörigen dort hatten. Gewiss, die Arbeit der Ehrenamtlichen brachte vielen Bewohnern einige Abwechslung, Unterhaltung und Kontakte, sie freuten sich über Besuche, Spaziergänge oder Ausfahrten. Auch die mehr als dreißigtausend Euro Spendengelder des Vereins kamen den Bewohnern und Pflegekräften zugute. Was nicht gelang, das war das Lindern oder gar Heilen der Wunden und das Begrenzen von destruktiven Prozessen im personellen, gesellschaftlichen und politischen Bereich.

Als schmerzlichste Wunde bezeichne ich die Situation der Bewohner und Bewohnerinnen, die umso unerträglicher wird, je höher der Pflegebedarf ist. Diese alten Menschen sind der absoluten Willkür ausgeliefert. Sie haben alle Rechte, aber keine Machtmittel, um sie durchzusetzen. Sie sind gezwungen sich einzufügen in ein institutionelles Getriebe, das nur sehr wenige ihrer bisherigen Gewohnheiten berücksichtigt. Gegenüber meiner Zeit im Greizer Pflegeheim vor fast sechzig Jahren wurden die äußeren Lebensbedingungen entscheidend verbessert. Die Bewohner heute haben ihr eigenes Zimmer, hell, freundlich, sauber, ausreichend groß, eine eigene Dusche mit WC und nach Bedarf genügend technische Hilfsmittel. Was ihnen heute wie damals fehlt, das sind Menschen, die in ihnen nicht nur den zu pflegenden Gegenstand sehen, der sauber gehalten, mit Nahrung versorgt und sicher beherbergt werden muss. Diese Bewohner sind alte Menschen mit einer langen, individuellen Vergangenheit, mit angenehmen oder störenden Gewohnheiten, mit Wünschen und Ängsten, mit

Fähigkeiten, Erfahrungen und Handicaps. Alle hatten schwere Verluste zu verkraften, haben Partner, Kinder, Freunde, die eigene Gesundheit und Selbstbestimmung, Haus und Hof, Ansehen und Bedeutung verloren. Keiner interessiert sich dafür, wie sie zu dem Menschen wurden, der sie zwang, in ein Pflegeheim zu ziehen. Niemand interessiert sich für ihre Lebensleistung. Sie sind nur noch Leistungsempfänger. Ihr Pflegebedarf wird in Leistungskennziffern berechnet, in Kategorien eingeteilt, von juristischen Vorgaben diktiert. Hinter allen Gesetzen, Vorschriften, Bestimmungen und Tarifen wird der Mensch, zu dessen Wohl das alles geschehen soll, immer kleiner, mitunter ist er kaum mehr erkennbar.

Was den Bewohnern zugemutet wird, sollen die Pflegekräfte leisten. Auch ihre Arbeit verliert durch die Institutionalisierung an Individualität und Menschlichkeit. Die Pflegekräfte sind die Werkzeuge, die den Gegenstand der Pflege bearbeiten. Auch sie müssen ihre Hoffnungen und Ideale begraben. Wer interessiert sich für sie? Wen kümmern ihre Erfahrungen? Die Situation der Pflegerinnen und Pfleger ist eine zweite, nicht heilende Wunde.

Die Fäulnis betrifft das ganze System, in der stationären wie auch in der ambulanten Pflege, in der Alten- und Behindertenversorgung genauso wie im Gesundheitswesen. Schon immer waren die Bedürfnisse der Institutionen, der Gesellschaft und der Politik stärker, einflussreicher, bestimmender als die Nöte der Hilfesuchenden. Mit der Ökonomisierung und Kommerzialisierung übernahmen die Finanzen die Herrschaft über die Institutionen. Die Qualität einer Einrichtung bemisst sich in allererster Linie an ihrer finanziellen Bilanz. Die *schwarze Null* reicht den Investoren nicht mehr. Sie erwarten Gewinne. Das Prinzip der Barmherzigkeit, der staatlichen Fürsorge wurde zu einer innovativen Industrie umgeformt, für die sich ungezählte Zulieferer interessieren. So wie die Gesundheit, ließ sich auch die Pflegebedürftigkeit zu einer begehrten Ware umwandeln, die gewinnbringend vermarktet wird. Bei der Verteilung der Gewinne stehen die kranken und pflegebedürftigen Menschen an letzter Stelle. Ihren dürftigen Gewinnen stehen sogar die Gefahren gegenüber, selbst vermarktet zu werden. Leider ist diese Gefahr oft genug längst Realität.

Die Auswirkungen dieses faulen Systems sind an allen Ecken und Enden offensichtlich. Der sogenannte Pflegenotstand ist nicht allein der schlechten Bezahlung geschuldet. Das Personal wird verschlissen, hin und her geschoben wie Schachfiguren, allein gelassen mit seiner Zerrissenheit zwischen Wollen, Können und Dürfen oder Müssen. Wer Empathie zulässt, sich aus Mitgefühl nicht vom Elend der anderen abgrenzen kann, ist verloren. Die seelischen Qualen der Pflegekräfte tauchen in keiner Dokumentation auf, ebenso wenig wie das seelische Leid der Bewohner. Die gravierende Fluktuation erscheint in jeder Statistik, ihre Ursachen werden wissenschaftlich eruiert, obwohl sie bestens bekannt sind. Ungezählte Gesetzesänderungen, Reformen, Verordnungen, Qualitätskontrollen haben die bestehende Misere nicht lindern können.

Menschliche Zuwendung muss durch immer mehr Instrumentarium ersetzt werden. Die eigentlich segensreichen Medikamente werden immer routinierter, sogar missbräuchlich eingesetzt, um unruhige, ängstliche, unzufriedene Bewohner ruhig zu stellen und Pflegebedarf zu verringern. Der schwierige, zeitraubende Weg der Nahrungsaufnahme wird zu oft durch künstliche Ernährung der Sonde überlassen. Manche Menschen hängen stundenlang an ihrem Tropf. Der Blasenkatheder entlastet die Pflegekräfte und hält das Bett trocken. Für Katheder bedingte Infektionen gibt es ja Antibiotika. Elektronische Sensoren übernehmen notwendige Überwachung.

Verheerend sind die Auswirkungen auf die gesellschaftliche Sichtweise und Haltung. Für alle bekannt gewordenen Mängel werden rasch Schuldige ausgemacht, wahlweise fehlende Zeit oder zu wenig Geld, gern auch schlechte Organisation, Versagen der Leitung, gar Korruption, Fehleinschätzung oder unzulässige Bereicherung. Auch die Tatsache, dass sich die Menschen erst im letzten Augenblick, also mit erheblicher Pflegebedürftigkeit zur Heimaufnahme entschließen, wird mit Erfolg angeschuldigt. Neben der Schuldzuweisung wird der Bevölkerung eine Vielzahl beschönigender Berichte serviert. Allein die Zertifizierungen durch den Medizinischen Dienst der Krankenkassen waren wirksame Beruhigungspillen, jedenfalls bis bekannt wurde, dass über neunzig Prozent aller Pflegeheime mit der Note „Sehr gut" bewertet wurden. Der schwache Aufschrei gegen diese Schönfärberei verhallte, als die Zertifizierungen sang- und klanglos in der Versenkung verschwanden. Wenn man Werbeprospekten und Informationsbroschüren der Träger und politisch Verantwortlichen Glauben schenkt, dann ist die Welt im Heim bunt, sorglos, garantiert einen zufriedenen Lebensabend. Da werden Feste gefeiert mit Luftballons und Blasmusik, Clowns vom Dienst bringen Heiterkeit und Lachmuskelgymnastik, Kindergartengruppen singen und tanzen, Videos vom letzten Backtag zeigen die rüstigen Alten bei geselliger Arbeit, die Gäste freuen sich am reichlich gefüllten Büfett. Wer mag sich da vorstellen, dass gleichzeitig Bewohner, allein gelassen in ihrem Bett, sich nach einer tröstenden Hand sehnen oder seit viel zu langer Zeit darauf warten, vom Nachtstuhl oder einem anderen Bedrängnis erlöst zu werden? Wer will sich ausmalen, wie es ist, wenn man mit wildfremden Menschen den Alltag hautnah teilen muss, sich mit ihnen nicht unterhalten kann, weil der eine schlecht hört, die andere vor sich hin döst oder Ansichten äußert, die den eigenen ganz und gar nicht entsprechen? Wer denkt dabei an die Nachtschwester, die nicht gleichzeitig auf zwei Etagen sein kann und die begonnene Hilfeleistung nicht nur einmal unterbrechen muss, weil woanders nach ihr gerufen oder geklingelt wird?

Mit Erleichterung nimmt die Bevölkerung die vielen Absichtsbekundungen aus der Politik entgegen, dass sich im Pflegebereich in den nächsten Jahren Entscheidendes ändern muss und zwar durch Umstrukturierung, verbesserte Ausbildung, durch zusätzliche Stellen, angemessene Bezahlung, neuerdings auch durch Digitalisierung. Obwohl derlei Ankündigungen seit Jahren mantraartig beteuert werden, erfüllen sie ihre beruhigende Wirkung. Jeder Mensch weicht Problemen aus so gut er kann. Aber sind sie damit vom Tisch? Besonders bedrückend und demotivierend ist die Tatsache, dass alle Mängel bekannt sind, aber außer oberflächlichen Kratzern nichts ausgebessert wird. Zu mächtig ist die Lobby, die alles lassen möchte wie es ist, weil sie um ihre Gewinne bangt, um ihre Stellung, ihren Ruf, weil sie Auseinandersetzungen fürchtet, weil sie ihr eigenes Tun infrage stellen und ändern müsste.

Kirchengemeinderätin

Dass ich der Anfrage zustimmte, mich der Wahl zur Kirchengemeinderätin zu stellen, hätte ich selbst noch vor wenigen Jahren für ziemlich abwegig gehalten. Aber die evangelische Kirchengemeinde wurde zu dieser Zeit von einem vitalen, sympathischen Pfarrerehepaar geleitet, das das kirchliche Leben frisch, offen und weitsichtig erscheinen ließ. Sie schienen viel pietistische Enge beiseite geräumt zu haben, bildeten mit ihren drei Kindern ein natürliches Zentrum gesunder, familienfreundlicher Freizeitgestaltung und hatten unter dem Thema „Neu anfangen" eine Reihe von Veranstaltungen mit namhaften Referenten organisiert. Das fand mein Interesse, aber auch meine Bewunderung für so viel erfolgreiches Engagement, denn der Zulauf war enorm. Ich verhehlte nicht, dass mein christlicher Glaube lebenslang mit meinem Zweifel konkurrierte und dass ich etliche Aussagen des Glaubensbekenntnisses nur durch individuelle Übersetzungsarbeit akzeptieren könne, dass mich Dogmen von jeher zum Widerspruch reizten, dass ich dennoch aus Überzeugung das Gemeindeleben unterstützen und fördern wolle. Ich hoffte, der um sich greifenden Oberflächlichkeit, Event- und Konsumkultur ein wenig Tiefe und Besinnung entgegensetzen zu können.

Ich wurde gewählt, denn die Auswahl war sehr begrenzt. Nun fungiere ich seit mehr als zehn Jahren als Schriftführerin und Berichteschreiberin, engagiere mich, wo man mich braucht und nehme alle Dienste gewissenhaft wahr. Welchen Nutzen mein Tun für die Kirchengemeinde darstellt, muss von dort beurteilt werden. Mich bereichert die Mitarbeit in vielfältiger Weise. Ich knüpfte neue Beziehungen, fand Freunde, Aufgaben, Anregungen, lernte die Menschen meiner neuen Heimat kennen, fühlte mich zunehmend zugehörig.

Anlässlich des Reformationsjubiläums unternahmen wir eine Gemeindereise nach Thüringen auf den Spuren von Luther und Bach. Wir besuchten Schmalkalden, Eisenach, Erfurt und Arnstadt. Ich hatte nicht geahnt, was es für mich bedeuten würde, diese tausend Jahre alten Kleinode meiner thüringischen Heimat mit ihrem Reichtum an Geschichte, Kultur, Handel und Wissenschaft wieder zu sehen. Ich kannte sie ja nur als herunter gekommene, unansehnliche Orte im DDR-Flair. Jetzt boten sie uns ihren Reichtum dar, strahlten uns an mit ihren großartig renovierten Fachwerkfassaden, Kirchen, Klöstern und Burgen. Überall blitzte Gastfreundlichkeit. Die Stadtführerinnen hätte ich am liebsten ins Herz geschlossen, weil sie uns so engagiert, so begeistert und auch so voller Stolz ihre Geschichten erzählten, die ja unser aller Geschichte war. Endlich spürte ich wieder etwas von meinem Kindheitsidol, dem grünen Herzen Deutschlands. Ich genoss die Freude doppelt als ich merkte, wie sich bei meinen schwäbischen Freunden Staunen und Bewunderung breit machte. Als nächstes darf ich dieser Gruppe Leipzig zeigen, nachdem es wie Phönix aus der Asche auferstanden ist, diese Stadt, in der man dem berühmten Goethe-Zitat „Mein Leipzig lob ich mir, es ist ein Klein-Paris und bildet seine Leute" wieder uneingeschränkt zustimmen kann. So wird selbst in der Mittelstädter Kirchengemeinde ein Stück deutsch-deutsche Zusammengehörigkeit gelebt.

Die schönste Rolle meines Lebens

Meine Kinder mögen mir verzeihen, dass mir die Oma-Rolle als die glücklichste meines Lebens erschienen ist. Das Mutterglück war zweifellos das intensivste, aber die Mutterrolle war viel zu schwer, und die Alltagsanforderungen ließen so wenig Raum zum Genießen. Erst an den Enkeln merkte ich, wie viel mir bei der Entwicklung der eigenen Kinder entgangen war. Erst als Oma fand ich die Muse, mich mit ungeteilter Aufmerksamkeit der stillen Beobachtung hinzugeben. Erst als Oma erfuhr ich, was ich von den Kindern lernen konnte. Außerdem fallen einem die Enkel in den Schoß – oder auch nicht. Man kann und muss selbst nichts dazu beitragen. Enkel bekommt man geschenkt, einfach so. Oma zu werden ist kein Verdienst; um eine gute Oma zu sein, kann man sich verdient machen.

Bisher war mir nie aufgefallen, dass es in Literatur und Film vergleichsweise wenig gibt, das sich der Oma-/Opa-Enkel-Beziehung widmet, von dem regelmäßig ausgestrahlten Weihnachtsspecial „Der kleine Lord" einmal abgesehen. Gemessen an dem Glück, der Freude, dem Staunen und Wundern, das mir durch meine Enkel zuteil wurde, scheint mir die Lebensperiode der Großelternschaft in der öffentlichen Aufmerksamkeit ziemlich unterbelichtet zu sein. Zwar hört und liest man immer wieder, welch bedeutenden Stellenwert Großeltern einnehmen im sozialen Gefüge, wie wichtig sie sind, um die berufstätigen Kinder zu entlasten, um die Enkel zu hüten, um Traditionen weiter zu geben und die Generationsgrenzen zu überbrücken. Man findet auch eine

Menge Ratgeber und sogar manch liebevolle Hommage, aber große Literatur zum Thema ist mir nicht bekannt.

Die Liebe wird in unzähligen Variationen und Kunstgenren behandelt. Warum findet man so wenig über die Liebe der Großeltern? Ich jedenfalls hatte mich schon lange auf die Zeit als Oma gefreut, doch was sie tatsächlich brachte, übertraf meine Vorstellungen.

Es fing schon damit an, dass meine Christina ihren runden Bauch figurbetont, selbstbewusst und mit sichtbarer Freude vor sich hertrug. Ich musste an meine erste Schwangerschaft denken und an die Bemerkung eines Kindes mit Blick auf meine Erscheinung: „Guck mal, Mutti, so ein Kleid musst Du dir kaufen; da kannst Du dick werden wie Du willst, da sieht man nichts!“ Es galt ja als völlig unsittlich, eine Schwangerschaft in der Öffentlichkeit zu zeigen. Sogar das Wort *schwanger* war nicht gesellschaftsfähig und wurde allenfalls im medizinischen Umfeld geduldet. Die Weihnachtsgeschichte des Matthäus-Evangeliums vom „Joseph aus Galiläa mit Maria, seinem vertrauten Weibe, die war schwanger“, hörte ich bis in die jüngere Vergangenheit hinein nur mit einem peinlich verschämten und zugleich heimlich triumphierenden Stolpern. Im offiziellen Sprachgebrauch waren solche Frauen „in anderen Umständen“, „guter Hoffnung“ oder „erwarteten etwas Kleines“. Dank der Achtundsechziger hatte die Prüderie ausgedient, die Frauen konnten ihr Selbstbewusstsein zur Schau stellen und ernteten dafür sogar Anerkennung.

Unvergessen ist für mich der Augenblick, als das Telefon klingelte und mein Schwiegersohn Mike mir mit einem unnachahmlichen Ausdruck von Stolz, Erleichterung und Bedeutung mitteilte: „Du kannst Dich über eine kleine, ganz gesunde Elisabeth freuen." Und wie ich mich freute!! Ich war sprachlos. Es war für mich so unfassbar, so unglaublich! Als Elisabeth war meine Mutter fast auf den Tag genau hundert Jahre vorher geboren worden. Dass mein Enkelchen den Namen meiner Mutter bekommen sollte, rührte mich zu Tränen. Dass diese neue Elisabeth ihrer Urgroßmutter auch noch äußerlich immer ähnlicher wurde mit ihren blauen Augen und den hellblonden Locken und dem zarten Gesichtchen, das setzte dem ganzen Glück die Krone auf.

Die Geburten meiner Enkel, Caius und Ruben, erlebte ich hautnah mit. Ich litt mit den Müttern und betrachtete andächtig und mit tiefer, dankbarer Ergriffenheit die beiden Wunder, die ein wenig auch mir geschenkt worden waren. Dass meine Kinder mich so vorbehaltlos an dem Werden und Wachsen der Kleinen teilhaben ließen und dass sie mich einbezogen in ihre eigenen Freuden, Sorgen, Nöte, das kann ich ihnen nicht genug danken. Ich erlebte eine Zeit, die ich auch im Rückblick als meine schönste Lebensperiode bezeichnen muss. Zu den Vorzügen des Ruhestandes war mir ein völlig neuer Lebensinhalt eröffnet worden, in dem ich lernen konnte, gefordert wurde, mich geliebt fühlte und vor allem staunte.

Obwohl meine Kinder nicht in meiner unmittelbaren Nähe wohnten, verbrachten wir viel Zeit miteinander. Meine Hilfe und Entlastung war bei den Eltern willkommen, und ich hatte viel Vergnügen daran, alles miterleben zu dürfen. Mit Rührung und Bewunderung betrachtete ich meine beiden Töchter, die nun Mütter geworden waren, sah ihnen zu beim Stillen, Baden, Wickeln und genoss ihre liebevollen Blicke, mit denen sie jeden Atemzug ihrer Kinder begleiteten. Wie von selbst stellten sich die Erinnerungen ein an die Zeit, in der ich zum ersten Mal Mutter geworden war. Mit welch erhabenem Glücksgefühl, mit wie viel sorgender Aufmerksamkeit, mit Besitzerstolz und Bewunderung hatte ich meine Kinder, meinen kostbarsten Schatz, betrachtet. Und welch unbändige Liebe strömte aus mir heraus! Das war unmöglich alles Eigenliebe! Wie aber war diese nicht gekannte, nie erahnte Energie entstanden? Wie passgenau trafen die nackte Hilflosigkeit der Babys und der schützende Impuls der Mütter aufeinander! Woher rührte diese bedingungslose, liebende Verbundenheit?

Wenn ich meine Enkelchen versorgte, geriet ich in eine eigentümliche, befremdende Doppelrolle. Ich war Mutter und Oma zugleich. Als Mutter wusste ich, was zu tun war, konnte tatkräftig zupacken, als Oma fühlte ich mich vorsichtig tastend, unsicher, unter Beobachtung und Kontrolle. Ich war sehr darauf bedacht, allen Anweisungen und Wünschen meiner Töchter Folge zu leisten. Sie waren zuständig, sie trugen die Verantwortung, ihre Vorstellungen hatten Vorrang. Dabei hatte sich so viel geändert in der Beurteilung dessen, was ein Kind brauchte und wie es zu umsorgen sei. Mit Entsetzen erfuhren meine Kinder, dass sie nicht gestillt wurden, wenn sie Hunger hatten, sondern wenn vier Stunden um waren. Die Uhr hatte die Stillzeiten bestimmt, die Waage entschied darüber, ob sie genug getrunken hatten. Acht Stunden Nachtruhe wurden eisern eingehalten. Wenn sie schrien, ließ ich sie schreien. „Das kräftigt die Lungen", hatte ich gelernt. Mit dieser Weisheit meiner Vorfahren unterdrückte ich jede Versuchung, meine kleinen Schreihälse zu mir zu nehmen und zu trösten. Mit Bauchschmerzen schob ich sie in die hinterste Ecke, um dem Schreien besser standhalten zu können. Es wurde auch vor der Gefahr der Verwöhnung gewarnt. Wer sich nicht selbst beherrschen konnte und das herzzerreißende Schreien nicht aushielt, war selber schuld, wenn das Kind nicht lebenstüchtig wurde oder später alle Welt terrorisierte. Erziehung fing eben in der ersten Lebensminute an.

Jetzt bestimmten meine Enkel den Takt. Schreien war nicht mehr Ausdruck von Lebenskraft und Training der Lungen, sondern bedeutete Stress und zwar für Mutter und Kind, und beides galt es zu vermeiden. Stundenlang rannte ich mit dem Kinderwagen bei Wind und Wetter durch die Gegend, war stolz und glücklich dabei. Ich schleppte Elisabeth auf den Armen wiegend durchs Zimmer, wachte über „meinem Caiusle“ oder sang Ruben in den Schlaf. Ich genoss diese Fürsorge und ihre Resultate mit allen Fasern meines Seins. Meine Enkel wirkten auf mich wie ein „Jungbrunnen“; auf unmerkliche, unerklärliche Weise gaben sie mir etwas ab von ihrer Lebendigkeit und Unbekümmertheit. Sie sahen nicht die Einschränkungen meines Alters, störten sich nicht an meinen Wehwehchen, also tat ich es ihnen gleich.

Ich hatte frühzeitig dafür gesorgt, dass ich die Omi war, nicht die Oma. Omas waren doch ältere Frauen, liebevoll und gutmütig, bescheiden, etwas behäbig, vielleicht auch einfältig, mit überholten Ansichten. Man achtete und ehrte sie, sicherte ihnen die notwendige Unterstützung zu, hoffte, dass sie sich nicht störend einmischten, aber man brauchte sie nicht ganz ernst zu nehmen. Ich aber fühlte mich jung, unternehmungslustig, voller Energie. Ich war nicht von gestern. Ich kannte die Welt und wollte sie meinen Enkeln so zeigen wie ich sie liebte. Ich wollte alle meine Freude und Begeisterung mit ihnen teilen. Vor allem wollte ich ihnen meine Zeit schenken.

Ich selbst habe nur spärliche Erinnerungen an meine Großeltern. Die beiden Opas waren gestorben, bevor ich in die Schule kam. Die Schürers-Großeltern wohnten in der Wohnung unter uns und gehörten zum Familienalltag. Das klarste Bild, das ich vom Opa, jenem „Fürstlichen Hofklempnermeister", in mir trage, ist das eines respektablen alten Herren mit schlohweißem, akkurat gescheitelten Haar und einem ebenmäßig geschnittenen Gesicht, das in unerwartetem Kontrast stand zu der blauen Arbeitsschürze, die er trug, wenn er lange Birkenstämme auf seiner Schulter als Feuerholz nach Hause schleppte. Dieses Bild muss sich mir kurz vor seinem Tod eingeprägt haben, denn er starb im Dezember 1945. Vielleicht ist es aber auch nur aus meinen Vorstellungen entstanden, die ich mir aus den Erzählungen und Fotos bildete. Schürers-Oma starb zwei Jahre später. An sie erinnere ich mich vor allem, wie sie als abgemagerte, todkranke Frau in unserer Wohnung im Bett lag und vierzehn Tage lang mit jedem Atemzug laut nach meinem Bruder Heiner rief. Wenn er sie fragte, was sie wolle, hielt sie inne, lächelte müde und zufrieden und rief weiter nach ihm. Die Geyers-Großeltern wohnten in der Greizer Adelheidstraße, etwa vierzig Minuten Fußweg von uns entfernt. Wenn wir sie am Wochenende besuchten, saßen alle eng beisammen in der Küche, es war der einzige beheizte Raum. Oma brachte jedem Kind ein Tellerchen mit einem kleinen Häufchen Zucker und dazu ein Stück Brot, das wir in Malzkaffee eintauchen durften und anschließend in den Zucker, so dass sich eine warme süße weiche Masse im Mund ausbreitete. Es war köstlich. Auch Omas Nähkästchen habe ich in angenehmer Erinnerung. Ich durfte es ungefragt hervorholen und fand unterhaltsames Spielzeug in den Garnrollen und Knöpfen und dem sonstigen Zubehör. So war es mir eine vertraute Erinnerung, als meine Enkel sich stundenlang mit meinem Nähkästchen beschäftigten. Der Höhepunkt bei unseren Großeltern-Besuchen kam, wenn der Opa meinen Bruder Hans und mich auf den Schoß nahm und die Geschichte vom Affen und der Uhr vortrug. Dazu zog er mit bedeutungsschwerer Geste seine große Taschenuhr an der silbernen Kette aus der Weste und klappte sie mit einem leisen Klick auf, so dass das Zifferblatt und die drei Zeiger sichtbar wurden und wir anschaulich verfolgen konnten, was der Affe in der Geschichte mit der Uhr anstellte. Obwohl mir kein einziges Wort dieser Geschichte fremd war, hörte ich sie jedes Mal mit neuer Spannung und auch mit ein wenig Herzklopfen, weil der Affe eben gar zu dumm war. Gleich nach dem Ende der Geschichte begann der Opa sein Ritual für den Gang zur Toilette, die sich außerhalb der Wohnung befand. Als erstes holte er ein Buch, dann wurde der Schnauzer gekämmt und mit der Bartbinde in Form gehalten und schließlich die Petroleumlampe geputzt, aufgefüllt, angezündet und sorgfältig so lange am Docht gedreht bis die richtige Helligkeit eingestellt war. Schließlich verabschiedete er sich von allen, denn für ihn war unser Besuch beendet.

Geyers-Oma wohnte ab den 1950er-Jahren bei uns, aber ich kann mich nicht erinnern, dass wir auch nur einmal etwas zusammengespielt oder unternommen hätten. Von ihr habe ich moralische Sinnsprüche und Lebensregeln erhalten; manche sind mir noch heute Richtschnur. Mit leichtem Schmunzeln muss ich oft an ihr Verhältnis zum Fernseher denken. Ganz gebannt sah und hörte sie, was im Fernsehen geschah, dabei schaute sie immer wieder hinter das Gerät und suchte die Menschen. Wenn sie gehen wollte, forderte sie „die da" auf: „Geht nur heim, ich will ins Bett."

Mein Entschluss, meine Zeit den Enkeln zu widmen, war nicht ganz selbstlos. Nach Ottos Tod hatte ich Zeit im Überfluss, keine Verpflichtungen. Bei meinen Freunden bat ich um Nachsicht, wenn ich mich seltener als gewohnt sehen ließ. Sie signalisierten Verständnis, verhehlten jedoch nicht, dass sie mein Engagement für übertrieben hielten, wenn nicht gar für besessen. Ja, es stimmte, ich war besessen. Die Enkel hatten mich voll und ganz in Besitz genommen. Sie beherrschten mich, meinen Tagesablauf, mein Denken, vor allem mein Gefühlsleben. Verzweifelt versuchte ich zu erklären, dass ich nicht anders konnte. Es gab so viel zu erleben, zu beobachten mit ihnen, jeder Tag brachte neue Erkenntnisse, neues Staunen. Mein gesamtes Wissen musste ich umkrempeln. Ich war mir plötzlich sicher, dass die Kinder zwar hilflos auf die Welt kamen, aber dass sie alles in sich trugen, was sie brauchten, dass wir Erwachsenen nur aufpassen mussten, dass sich ihre Fähigkeiten entfalten konnten, dass wir sie nicht zu sehr behinderten oder gar in die falsche Richtung drängten. Ich wurde nicht müde, ihnen zuzuschauen. Ich wollte ihnen doch meine Welt zeigen! Vorerst nahmen sie mich mit in ihre Welt.

Es gab ungezählte Gelegenheiten, in denen mich meine Enkel in ihre Welt entführten, mich animierten, das auszuprobieren, was sie selbst gerade gelernt hatten. Es bedurfte keiner großen Überredungskünste, nichts bereitete mir mehr Vergnügen als mit ihnen zusammen zu sein. Ich war selbst ein ungestümes Kind gewesen, draufgängerisch, Ton angebend, neugierig, voller Ideen. Jetzt konnte ich trotz und samt meiner grauen Haare und meinem erwachsenen Aussehen herumtollen, im Sand spielen, das Klettergerüst erklimmen, Handstand unter Wasser üben, wieder alles tun, was Spaß macht, ohne darauf zu achten, ob sich das ziemt. Ich hatte ein akzeptiertes Alibi, war in bester Gesellschaft und hatte auch noch die Gewissheit, nützlich zu sein. Wir probierten alles aus, was möglich erschien: schwimmen, tauchen, klettern, Fußball spielen, balancieren, Boot fahren, Drachen steigen, reiten, turnen, angeln, bauen, schnitzen, schaukeln, verstecken, wettrennen. Je jünger die Enkel waren, desto leichter fiel es mir, ihnen etwas vorzumachen oder mit ihnen mithalten zu können. Allmählich zogen sie an mir vorbei, hatten ihre Freude daran, mich zu überholen. Eines Tages fassten sie mich an beiden Armen und rannten mit mir los mit der Begeisterung der Kinder, die merken, dass sie gewinnen: „Kommt, wir machen die Omi fit!" Viel konnten sie nicht mehr bewirken. Der Zeitpunkt war erreicht, an dem sich das Kräfteverhältnis umkehrte. Immer öfter blieb ich zurück, musste sie bremsen. Eine Weile halfen mir noch die Möglichkeiten einer Erwachsenen, die den Kindern interessant genug erschienen. Inzwischen brauchen alle drei ihre Omi nicht mehr. Sie haben genügend Selbstständigkeit gewonnen, haben Freunde und Hobbys, der Schulalltag hat die Regie übernommen.

Bis in die jüngste Vergangenheit waren die sogenannten Omi-Tage sehr beliebt. Es handelte sich um Erlebnistage als Geburtstagsgeschenke, die das jeweilige Alter und die unterschiedlichen Vorlieben der Kinder berücksichtigten und die dem Geburtstagskind das Vorrecht geben sollten, mit mir allein etwas zu unternehmen. Ich hatte gedacht, dass ich auf diese Weise jedem Kind besser gerecht werden könnte. Es war nicht immer leicht, geeignete Ziele zu finden, da ich ohne Führerschein auf öffentliche Verkehrsmittel angewiesen war. Aber die Kinder waren mit allen Vorschlägen einverstanden und nahmen allerlei unbequeme Umstände in Kauf. Doch bald merkte ich, dass sie mehr Freude hatten, wenn sie die Erlebnisse miteinander und nicht nur mit mir teilen konnten. So hatte jeder drei Omi-Tage im Jahr und ich die dreifache Freude an und mit ihnen.

Auch die gemeinsamen Urlaubswochen, die Petra, Christina, die drei Enkel und ich in den ersten Jahren miteinander verbrachten, haben mein Leben in ungeahnter Weise bereichert. Die Liebe und Zuneigung, von der ich mich umschlossen fühlte, gab mir so viel Schwung, Lust, Kraft. Ich hatte ja plötzlich wieder eine Familie um mich, war mit den Menschen zusammen, die mir immer am allerwichtigsten waren. Sicher holt meine Erinnerung wieder von allem nur die schönsten Augenblicke hervor; es gab natürlich auch Streit und schlechte Laune, das gehörte dazu, aber das war nicht bestimmend.

Wie gern denke ich daran, wenn ich im morgendlichen Halbschlaf das Tapptapptapp der nackten Füße hörte und wusste, dass gleich zwei kleine Frühaufsteher unter meine Bettdecke schlüpften mit der unwiderstehlichen Aufforderung ihnen vorzulesen. Wie ausgelassen sind wir am Strand oder im Schnee herumgetollt, haben Schneemänner (und Schneefrauen) gebaut, Pilze gesucht, sind Fahrrad oder Schlitten gefahren und mit dem Bollerwagen zum Leuchtturm spaziert. Es wunderte niemanden, dass alle drei Enkel sich immer wieder einen Urlaub an der Ostsee wünschten. Aber die Begründung dieser Wünsche war umwerfend. „Was hat Dir denn am besten gefallen an der Ostsee?“ „Der Erdbeerhof (ein großes Freizeitgelände mit allen denkbaren Vergnügungsangeboten) und der Brombeerjoghurt.“

Eine volle Dekade währte dieses Leben mit den Enkeln.

Ich wollte sie mit all meiner Liebe füttern, damit sie eines Tages aus diesem Fundus schöpfen könnten. Das tat ich auch, aber noch mehr Liebe bekam ich geschenkt.

Ausblick

Wohin soll ich blicken mit siebenundsiebzig Jahren? Was jetzt kommt, werden andere erzählen müssen. Oder? Die älteste Frau der Welt, die Französin Jeanne Calment, wurde einhundertzweiundzwanzig und ein halbes Jahr alt. Bis dahin hätte ich noch fünfundvierzig Jahre vor mir! Ich bin Realist genug, um diese Zeit nicht zu verplanen, aber ich will sie einbeziehen in mein Denken und Tun. Anders gesagt, ich muss über meine Zeit hinausblicken, wenn ich meiner Verantwortung gerecht werden will.

Ich wollte die Welt verbessern, ich konnte es nicht. Mir fehlte vor allem der Mut dazu. Ich erinnere mich an die Zeit, als die Kriege im zerfallenden Jugoslawien immer dramatischer und für mich immer unübersichtlicher wurden und das Elend der Bevölkerung bzw. die Verbrechen an den unschuldigen Menschen die Schlagzeilen unserer Nachrichten dominierte. Mein erster Impuls war der Gedanke, mich als Ärztin dort nützlich zu machen. Ich wusste, dass jede Hilfe gebraucht wurde. Einige Nächte schmiedete ich Pläne und überlegte die möglichen Wege. Doch je länger ich mich mit Einzelheiten beschäftigte, umso mehr innere Hindernisse bauten sich vor mir auf, machten das Vorhaben unwegsam. Alles berechtigte Ausreden. In Wahrheit war ich zu feige und zu bequem. Ich blieb in meiner zivilisierten, überschaubaren Welt. Es war ein trauriges Eingeständnis meiner Schwäche. Wieder war ich an eine meiner Grenzen gestoßen. Dennoch ließen sich die Gewissensfragen nicht zum Schweigen bringen. Sie drängen mich zum Aufbegehren und lassen mich die Resignation erleiden.

Als sich mein Charakter formte, war Orientierung leicht. „Meine“ Zeit verlangte nach Frieden. Auschwitz und Hiroshima, beide Orte standen und stehen beispielhaft für nicht vorstellbare, unsagbare Verbrechen, die sich niemals wiederholen sollten. Völkerfreundschaft statt feindseligem Gemetzel. Aufbau statt Zerstörung. Wohlstand statt Hunger. Deutschland einig Vaterland. Nie wieder Krieg! Nie wieder faschistische Diktatur! Diese unwidersprochenen Postulate, die solange herbeigesehnt worden waren, sie standen für meine Ziele und Wünsche. Ich habe sie bis heute nicht aufgegeben. Aber ich habe schmerzlich erfahren, dass hinter den wohlklingenden Parolen das Weltgeschehen seine eigenen Bahnen zieht. Inzwischen scheint Orientierung viel schwieriger geworden zu sein. Aus dem Schwarz-weiß-Muster meiner Kindheit ist eine undurchdringliche Fülle an Farben und Strukturen entstanden, unübersichtlich, verführerisch, beängstigend, herausfordernd. Die Virtuelle Realität und Künstliche Intelligenz stehen schon in der Tür! Frei nach Heinrich Heines „Nachtgedanken“ muss ich gestehen: Denk' ich an die Zukunft in der Nacht, so bin ich um den Schlaf gebracht. Ich kann nicht mehr die Augen schließen, denn meine Gedanken irren durch Raum und Zeit. Sie finden keinen Halt, sehen keinen Weg, sie suchen in der Hoffnung Trost. Dann haken sie sich bei den Enkeln fest. Ich hätte ihnen so gern eine bessere Welt hinterlassen! Dabei haben sie sich noch nie über unsere Welt beschwert, in der sie mit beiden Beinen stehen. Sie sprudeln nur so vor Lebendigkeit und Lebenslust, von Zukunftsangst keine Spur. „Ich werde Fußballer und kaufe dir von meiner ersten Million einen Hubschrauber mit Pilot, damit du überall hinkommst. Aber vielleicht werde ich auch Naturforscher." „Ich werde Erfinder! Oder Konstrukteur. Da habe ich nämlich schon eine Idee wie ich die Bühnentechnik verbessern kann." „Ich werde vielleicht Tierärztin. Oder Polizistin oder Lehrerin."

Sind solche Enkel nicht wirklich Trost und Hoffnung? Wenn ich an sie denke, bin ich ganz sicher: Sie werden ihr Leben mit dem gleichen Ziel gestalten, das ich mir geschworen hatte. Sie werden ihre Welt verbessern wollen. Die Hauptsache, wir hinterlassen ihnen eine Welt, in der sie noch leben können. Ich hatte Glück, dass ich nur einen sehr begrenzten Einfluss hatte. So konnte ich nicht allzu großes Unheil anrichten. Meine Investition in die Zukunft war vor allem Liebe. Mag sie in den Kindern und Enkeln wirken und ihnen festen Boden unter den Füßen geben.